中国抗癌协会环境肿瘤学专业委员会组织撰写

现代健康管理学丛书　　总主编　李玉民

慢性阻塞性肺疾病 健康管理学

Health Management of Chronic Obstructive Pulmonary Diseases

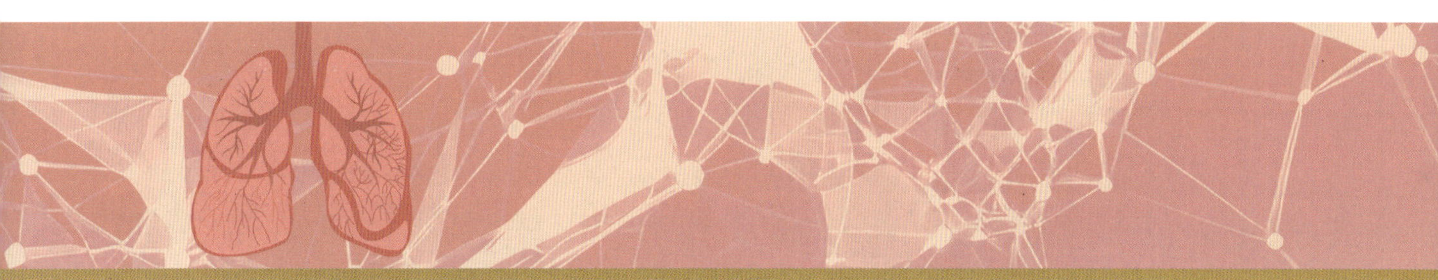

主编　石军年

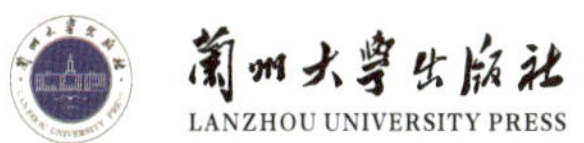

图书在版编目（CIP）数据

慢性阻塞性肺疾病健康管理学 / 石军年主编. 兰州 : 兰州大学出版社, 2025. 7. -- (现代健康管理学丛书 / 李玉民总主编). -- ISBN 978-7-311-06738-0

Ⅰ. R563.9

中国国家版本馆 CIP 数据核字第 2024FJ1061 号

项目负责 宋 婷
责任编辑 张 萍
封面设计 陈 欣

丛 书 名 现代健康管理学丛书
总 主 编 李玉民
本册书名 慢性阻塞性肺疾病健康管理学
MANXING ZUSEXING FEI JIBING JIANKANG GUANLIXUE
作 者 石军年 主编
出版发行 兰州大学出版社 （地址:兰州市天水南路222号 730000）
电 话 0931-8912613(总编办公室) 0931-8617156(营销中心)
网 址 http://press.lzu.edu.cn
电子信箱 press@lzu.edu.cn
印 刷 甘肃鑫统印务有限责任公司
开 本 880 mm×1230 mm 1/16
成品尺寸 210 mm×285 mm
印 张 14.5
字 数 412千
版 次 2025年7月第1版
印 次 2025年7月第1次印刷
书 号 ISBN 978-7-311-06738-0
定 价 88.00元

（图书若有破损、缺页、掉页,可随时与本社联系）

丛书编委会

李玉民　李宁荫　李则宣　李伟东　李兴杰　李红利　李志勇　李丽斐　李秀丽　李明鸣
李建雄　李俊峰　李彦妮　李桂香　李晓玲　李笑然　李海元　李雪梅　李彩娥　李福平
李嘉正　杨　飞　杨　立　杨　丽　杨　杰　杨　波　杨　柳　杨　菁　杨　晶　杨　斌
杨　婷　杨　静　杨　磊　杨　燕　杨一蕃　杨冬梓　杨永秀　杨旭龙　杨汝阳　杨利娟
杨含腾　杨忠霞　杨全伟　杨景茹　杨璐西　杨鑫娜　豆欣蔓　肖　楠　肖晓辉　吴　雪
吴　强　吴向阳　吴多明　吴庭恺　吴恭瑾　吴银瓶　吴锦涛　何　莉　何　晓　何亚娟
何佳静　何荣霞　何綦琪　余　静　余阳阳　谷有全　狄天宁　闵光涛　汪　维　汪小亚
汪五全　汪玉红　汪苑苑　沈海丽　宋飞雪　宋天亮　宋克薇　宋晓静　宋爱琳　宋润泽
张　兰　张　红　张丽(肾病)　张丽(精神)　张　洁　张　洲　张　莉　张　涛
张　朗　张　娟　张　通　张　辉　张　鹏　张　静　张　豪　张　磊　张燕(风湿)
张燕(健康管理中心)　张小卫　张小珍　张文君　张玉怀　张甲翠　张立婷　张亚敏
张成俊　张旭东　张亦舒　张军红　张军强　张红丽　张芮浩　张苍宇　张欣宗　张学红
张学良　张珊珊　张树泽　张思功　张耕源　张振祀　张莉莉　张晓芳　张爱萍　张海鸿
张海滨　张婉婉　张雅兰　张雅丽　张瑞芳　张翠莲　张德刚　张德奎　陈　刚　陈　军
陈　昊　陈　敏　陈　琳　陈　慧　陈江君　陈秀娟　陈思雨　陈雁飞　武　力　武　君
武国德　苟文婕　苟亚妮　范阿娇　范晟煊　林　欣　尚攀峰　呼永华　罗　晖　罗小峰
罗长江　罗志强　罗瑞英　岳　平　岳　鹏　岳秀宁　金　晶　周　栋　周小春　周文策
周心怡　周建平　周俊林　周晓伟　周海宇　周辉年　庞云清　郑　婷　郑鹏飞　屈　鹏
孟文勃　封昱辰　赵　龙　赵　达　赵　旭　赵　军　赵　艳　赵　桐　赵　敏　赵　琴
赵　锋　赵　斌　赵　媛　赵　磊　赵大成　赵月生　赵文君　赵兰婷　赵成基　赵宇昊
赵学文　赵思华　赵海燕　赵翀翀　赵瑜梨　郝晋雍　胡旭昌　胡丽娜　胡茂荣　胡建明
胡晓斌　胡钰敏　胡继科　胡雪剑　胡微薇　南　伟　柳　进　柳江燕　郜莉娜　侯博儒
俞泽元　姜　金　姜　程　宫玉哲　贺东强　贺志云　骆晓荣　秦立军　袁　月　袁　东
袁　新　袁　薇　袁若雯　热勒肯　耿　彬　桂惠明　夏　茸　夏亚一　原铂尧　顾　冰
柴尔青　党欣欣　党建中　党跃修　徐　献　徐义先　徐百成　徐学超　徐嘉宁　高　敏
高明霞　高莉萍　郭　梁　郭元成　郭少华　郭发才　郭柳青　郭莉莉　郭钰珍　郭凌云
郭继武　郭琎祎　席大勇　唐依苗　唐荣冰　姬　瑞　黄　昊　黄　莉　黄　越　黄卫东
黄泽平　黄晓俊　黄晖蓉　乾栋梁　曹宏泰　曹雨芬　曹菊玲　龚　霞　盛晓赟　常　鹏
常　鑫　崔　祥　崔鸿斌　康学文　商俊芳　阎丹峰　阎立新　梁　成　梁　伟　梁晓磊
梁海萍　梁耀军　彭正奎　彭雪彬　葛朝明　董　静　董治龙　董海涛　董强利　蒋　妮
蒋常莲　韩　清　韩　婕　韩兴文　韩彦明　景玉宏　景海雪　程志斌　傅松波　焦作义
舒　娟　鲁锦玥　曾　双　曾　嵘　曾晓丽　曾祥挺　谢小冬　谢广妹　谢亚东　谢泽慧
谢寒冰　靳佳欣　蒲建中　甄东户　路　锦　满江位　蔡宏斌　裴锡波　裴霞霞　廖　梅
谭季春　谭恩丽　谭继英　熊　彬　熊金涛　滕晓明　颜耀华　潘　青　潘晓婧　操慧颖
薛莉花　魏　宁　魏　丽　魏孔孔　魏丽娜　魏育才　魏晓瑞　魏海东　濮家源

本册编委会

主　编　石军年

编　委
（以姓氏笔画排序）

石军年　　兰州大学第二医院
闫晓霞　　兰州大学第二医院
苏晓路　　兰州大学第二医院
李兴杰　　兰州大学第二医院
肖晓辉　　甘肃省人民医院
张　燕　　兰州大学第二医院
张甲翠　　甘肃省人民医院
张德刚　　兰州大学第二医院
赵　敏　　兰州大学第二医院
赵兰婷　　兰州大学第二医院
党建中　　兰州大学第二医院
高莉萍　　兰州大学第二医院
曾　双　　兰州大学第二医院
魏海东　　兰州大学第二医院

总主编简介

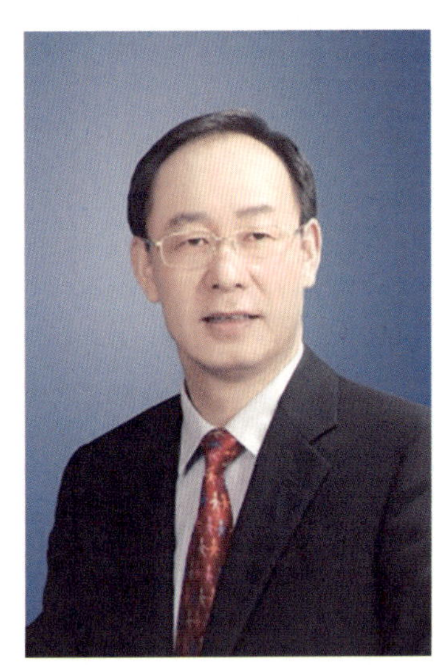

李玉民

李玉民，1962年12月出生，医学博士，兰州大学萃英二级教授，兰州大学第二医院普通外科主任医师，博士研究生导师，英国剑桥大学访问学者，澳大利亚昆士兰科技大学客座教授。从事肝胆胰外科、微创外科和消化系肿瘤的研究。发表学术论文360余篇，其中SCI论文140余篇。主编、参编国家级规划教材《外科学》和专著20余部。承担“国家863计划”“国际科技合作项目”和“科技部惠民计划”等科研项目31个。获“甘肃省科技进步一等奖”等奖项27个；担任国内外学术期刊主编及编委30余个，其中担任SCI杂志副主编及编委7个；担任中国抗癌协会环境肿瘤学专委会主任委员等学术职务70余个。被授予“国务院政府特殊津贴专家”“卫生部突出贡献中青年专家”“甘肃省优秀领军人才”等多项荣誉称号。

主编简介

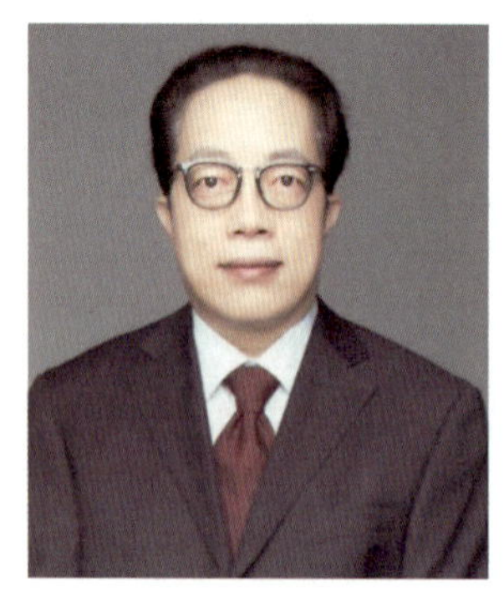

石军年

石军年，1969年出生，兰州大学第二医院主任医师，副教授，医学硕士。主要从事呼吸系统疾病诊断、治疗和科研教学工作。擅长慢性阻塞性肺气肿、支气管哮喘、间质性肺疾病、慢性肺源性心脏病、阻塞性睡眠呼吸暂停低通气综合征、呼吸系统感染性疾病、肺部肿瘤等常见病的诊治。完成6项省部级课题，发表论文30余篇，参编教材2部。被授予”甘肃省医德医风先进个人”“甘肃省抗击新冠疫情先进个人”及“甘肃省优秀医生”等荣誉称号。

序 一

随着现代经济社会飞速发展，人们的生活方式发生了变化，加之生态环境恶化、工业污染等诸多因素，全球多种疾病的发病率大幅增加，我国面临着巨大的健康压力和挑战。因此，不断创新现代健康管理的新理念，注重全生命周期的健康维护，建立现代健康管理的新体系，对于提升广大人民群众的健康水平意义深远。

兰州大学李玉民教授作为总主编，组织国内数百位具有丰富经验的临床专家撰写了“现代健康管理学丛书”，全面系统地介绍了常见多发疾病现代健康管理的新进展。丛书聚焦常见疾病诊疗和预防的热点问题，详细论述了饮食、生活习惯、心理精神等因素与疾病发生发展的关系；深入阐述了常见疾病发生的机制；重点突出了常见疾病现代健康管理的新方法和新策略。丛书强调多学科交叉融合，推动实行疾病的“早筛、早诊、早治、早康复”。

丛书还注重常见疾病全过程的健康管理，积极促进和创新现代健康管理体系，以常见疾病的诊疗为基础，向“上游”关注疾病病因，向“下游”关注疾病治疗后患者的康复与管理，高度重视影响健康的致病因素，强调防治并重，以预防为主，可有效指导健康生活方式并优化创新疾病防控模式。

丛书内容丰富、信息量大，兼具专业性和实用性，可为临床医生、预防医学医生、公共卫生工作者、健康管理工作者、科普工作者及医学生提供学术参考，也可为社会民众提供有益的健康指导，对提高广大人民群众的健康意识、促进建立现代健康管理新模式、维护全生命周期健康、服务健康中国战略具有重要意义。

我谨向广大读者推荐此丛书，以期有所裨益。

中国工程院院士

原国家卫生部副部长

中华预防医学会第四、五届会长

2024年3月

序　二

研究创新现代健康管理的新理论和实践是人类健康事业发展的必然需要，对提高人类的健康水平具有重要意义。

新时代的医学健康理念从以治病为中心，转向以健康为中心，维护全生命周期健康。此外，诞生了“群医学”的新理念，群医学是为恢复、维护、增强众生、生态的整体与长远健康而发展出的知识、技术、艺术和学术体系，提倡以人类为中心，实现“健康大同”。为顺应新时代健康理念的需要，推动群医学快速发展，“现代健康管理学丛书”应运而生，本丛书系统阐述了临床常见疾病的诊断、治疗、预防和康复的最新发展动态；同时，详细介绍了环境、饮食、生活习惯和心理精神等因素与疾病发生的关系，阐述了常见疾病发生的机制，重点突出了常见疾病健康管理的新技术、新方法和新理念，强调了群医学的“六域”，即促、防、诊、控、治、康（促进、预防、诊断、控制、治疗、康复）和“六宝”即语、药、械、食、居、环（语言、药材、器械、饮食、起居、环境），凸显了大健康的理念。

丛书对指导广大民众的健康生活方式、探索现代健康管理新方法、提高人民群众疾病预防意识、提升常见疾病诊疗能力、维护生命健康具有积极作用，希望能为临床医学、基础医学、公共卫生、预防保健、健康管理及科普等专业人员和医学生提供有益参考。

我特为此丛书作序。

中国工程院院士

中国工程院副院长

中国医学科学院院长

北京协和医学院校长

2024年7月

序　三

进入21世纪，健康已成为全球关注的重大课题，提升常见疾病的诊治和预防能力，推进健康管理的新技术、新方法和新理念，对维护全过程全生命周期的健康至关重要，对实施健康中国战略意义非凡。

为反映常见疾病的诊疗和现代健康管理发展的新动态和新进展，提高广大人民群众的健康水平，兰州大学李玉民教授携手数百位专家学者共同编写了“现代健康管理学丛书”。丛书详细阐述了临床常见多发疾病的病因学和发病机制，系统介绍了常见疾病的诊断、治疗、预防、康复及健康管理的最新成果；重点突出了常见疾病健康管理的新理念，强调疾病预防策略，详细介绍了常见疾病的诊疗新技术，倡导健康生活方式，既适用于专业人员，又能指导社会民众。阅读此丛书，对提高民众的健康意识、探索疾病的健康管理新模式、提升常见疾病的诊疗水平、维护广大人民群众全生命周期健康具有十分积极的作用。

丛书汇集了数百位临床专家的智慧，具有先进性、科学性和实用性，是临床医生、健康管理工作者以及医学生的良师益友。

我谨为此丛书作序，并向广大读者推荐此丛书。

中国工程院院士

2024年7月

序　四

维护全生命周期健康是21世纪医学发展的重大使命。促进临床医学、基础医学、预防医学和公共卫生多学科交叉融合，推广常见疾病诊疗和预防新技术、创新全过程全周期的健康管理新理念，对推动实施健康中国战略具有重要意义。

由兰州大学李玉民教授作为总主编、数百位优秀专家共同参与编写的“现代健康管理学丛书”，荟萃了最前沿的健康管理理论与实践；结合专家团队多年丰富的临床经验和研究成果，全面系统地阐述了常见疾病的病因学，生理病理学，诊断、治疗、康复及预防的现状和新进展；涵盖了健康管理、健康促进、健康评估以及健康教育等多个方面的内容；系统介绍了现代健康管理学的发展趋势和临床研究动态，强调防治并重，突出了现代健康管理的新技术和新理念。

丛书的知识传递方式较为科学，既适合专业人士深入学习，又适合普通读者获取健康管理知识，这符合现代人对于全民健康管理的迫切需要，这也正是丛书的重要价值所在。

丛书立意新颖、系统全面、图文并茂，具有实用性、专业性和指导性，可使临床医学、基础医学、全科医学、健康管理、公共卫生和预防医学的相关工作者及医学生等全面系统地了解健康管理的新理念。同时，也可使民众提高自身的健康管理意识和防病治病能力。

人民的终极福祉就是健康。我很荣幸为此丛书作序，谨向读者推荐此丛书，以期广大读者从中有所受益。

中国工程院院士
中国医师协会常务副会长
清华大学临床医学院院长
清华长庚医院院长

2024年7月

序　五

为推进实施健康中国战略，维护全生命周期健康，充分反映常见疾病健康管理的最新发展动态和研究成果，“现代健康管理学丛书”全面系统地阐述了临床常见多发病的流行病学、病因学、发病机制、病理生理学、诊断、治疗、预防和康复等的新进展；详细论述了饮食、生活习惯和心理精神及环境因素与疾病发生的关系；重点突出了常见疾病现代诊疗的新方法和新策略，着重强调了常见疾病预防和康复的新理念。

丛书针对常见疾病诊断治疗和预防的关键问题，强调疾病全过程全生命周期的健康管理，重点突出疾病预防，关注影响健康的现代危险因素，注重疾病的预防、诊断、治疗和康复有机衔接；丛书涵盖了各系统常见疾病的健康管理理念，信息量大，图文并茂，实用性和指导性强，对于推广常见疾病早筛、早诊、早治的新理念、新技术，普及广大民众防病治病的知识，改善民众的生活方式，建立健康管理的新模式具有指导作用。

丛书面向人民生命健康，对于提高广大人民群众的健康水平具有重要意义，是从事临床医学专业、健康管理专业、公共卫生和预防医学专业、基础医学专业的工作者及医学生的良好参考用书。

是为序！

中国工程院院士
北京大学心血管研究所所长
北京大学博雅讲习教授
血管稳态与重构全国重点实验室主任
中国康复大学校长

2024年3月

序　六

21世纪的医学理念发生了重大变化，从以治病为目的对高科技的无限追求，逐渐转向以疾病治疗和预防并重；从以治病为中心，转向以健康为中心，重视全生命周期的健康管理。

“现代健康管理学丛书”聚焦常见疾病的现代诊疗和健康管理发展的前沿问题，总结归纳了最新的研究进展，结合专家团队丰富的临床经验，全面系统地阐述了临床常见多发病的流行病学、病因学、发病机制、病理学、诊断、治疗、预防及康复的现状和新进展，反映了常见疾病现代健康管理和诊疗技术的新动态。

丛书主要突出了现代健康管理的多学科交叉融合特征，关注影响健康的危险因素，强调预防为主，注重现代康复管理的新技术，以期促进常见疾病的诊治、预防和健康管理能力的提升。

丛书面向临床医学、全科医学、健康管理、公共卫生、预防医学、基础医学等专业工作者及医学生，使读者能全面系统地了解常见病的现代健康管理理念，掌握常见疾病诊疗和现代健康管理的新技术和新方法，提高对疾病防治的整体认识，树立健康管理新理念和新模式，这对提高全民的健康管理水平和防病治病能力具有重要意义。

我特为此丛书作序，希望为其出版能够起到一定的积极作用。

中国科学院院士　窦以峰

2024年3月

序　七

随着经济的飞速发展，生态环境和生活方式的不断变化，人类健康面临着巨大挑战，常见多发疾病的发病率越来越高，健康问题也越来越受到全球的高度重视。加速推进现代健康管理的理论和实践，提高广大人民群众的健康水平，是促进健康事业发展和实施健康中国战略的必然需要。

为顺应生命健康维护的时代需求，“现代健康管理学丛书”阐述了临床常见多发病的流行病特征、病因、发病机制、诊断、治疗、预防和康复的最新发展动态，重点突出了常见疾病诊疗和健康管理的新技术、新方法和新理念。

丛书对提高医生对常见疾病的诊疗能力，推广普及常见疾病的现代健康管理新技术、新方法，提高广大人民群众的健康水平，维护全生命周期健康，具有积极作用。

丛书系统全面，兼具实用性、专业性和指导性，是广大医生和医学生的有益参考书。

谨以此作序！

中国工程院院士　陈香美

2024年3月

序　八

现代健康管理学是关于健康管理的学科理论体系，它已经成为当代医学中非常重要的一部分。

世界卫生组织发布的《2020年全球卫生统计报告》指出，全球十大死因中，心血管疾病、癌症、糖尿病和慢性呼吸道疾病均在榜中。2021年，我国65岁及以上的老年人口达2亿人，占总人口的14.2%，按照联合国的标准，中国正式进入"老龄社会"。

慢性病的高发、老龄化社会的到来、亚健康人群比例的增高等都凸显了发展健康管理学的紧迫性、必要性。开展健康管理，用现代健康管理理念和新的医学模式作为指导，通过现代医学和现代健康管理学的技术手段，对个体和群体健康状况及影响健康的危险因素进行评估，并给予有效医学干预，可以此来预防和控制疾病的发生与发展，提高生命质量，降低全社会的疾病治疗费用。因此，健康管理学在疾病的预防和诊疗研究中的重要意义日益受到学者关注。

为此，由兰州大学李玉民教授作为丛书总主编，近百位临床专家作为分册主编共同编写的"现代健康管理学丛书"，涉及心血管、呼吸、普外、骨科、妇产科、儿科、口腔、生殖等多个临床学科，是国内首套对健康管理进行系统阐述的丛书，从基础到临床、从管理体系到大数据应用，为提高健康管理水平、助力健康中国战略具有重要的价值和意义。

我谨推荐此套丛书，希望相关读者能有所收获。

中国科学院院士　陈钟江

2024年夏

总　序

随着经济社会飞速发展，人们的生活方式发生了重大变化；同时，生态环境恶化、工业污染、人口老龄化、不良生活习惯以及心理精神等诸多因素引发的健康问题越来越多。常见疾病多发和重大疾病发病低龄化情况日趋严重，使人类面临巨大的健康压力和挑战。全球范围内对健康问题也越来越重视，从医学教育到临床实践，从疾病预防到诊疗，从卫生健康到国家安全，健康理念均发生了深刻变化，疾病诊疗方式也随之改变，为此，创新现代健康管理模式是人类社会发展的必然要求。

世界卫生组织在《迎接21世纪的挑战》的报告中指出，21世纪的医学不应该以疾病为主要研究对象，应该以人类健康为研究的主要方向。由治病医学转向预防保健医学，由关注人的疾病转向关注人的健康；在重视科技的同时，更加重视人文关怀，推动现代健康管理新理念是医学发展的必由之路。

一人之健康是立身之本，人民之健康是立国之基。“十四五”规划和2035年远景目标纲要提出，全面推进健康中国建设，坚持预防为主的方针，为人民提供全方位全生命周期健康服务。增进人民健康福祉，事关人的全面发展和社会全面进步，事关“两个一百年”奋斗目标的实现。党的二十大报告也提出，推进健康中国建设，把保障人民健康放在优先发展的战略位置，完善人民健康促进政策。

坚持预防为主，减少疾病发生。从以“疾病”为中心转为以“健康”为中心，关键是加强对疾病预防的重视，这是健康中国战略发展的必然选择。科学证明，大部分慢性病都可以通过改变饮食和生活方式进行早期预防，做好疾病预防工作，要从普及健康知识做起，从环境安全开始落实；要重视重大疾病防控，倡导健康文明的生活方式；建立健全健康教育体系，提升全民健康素养；强化慢性病筛查和早期发现；坚持防治并重，以防为主，全生命周期的健康管理，建立和发展健康管理新理念是实施健康中国战略的必然要求。

20世纪70年代末，美国提出了“健康管理”的概念，主要是医疗保险机构通过对其医疗保险客户（包括疾病患者或高危人群）开展系统的健康管理，达到有效控制疾病的发生或发展、减少医疗保险赔付损失的目的。经过数十年的发展，健康管理学已发展成为一门学科，它通过信息和医疗技术对个人的健康状况以及影响健康的风险因素进行全面检查监测，分析评估影响健康的生理、心理及行为风险因素，提供咨询、干预和指导健康生活方式等，建立科学的健康服务流程，实施慢病综合防治策略，充分发挥个体和社会群体的健康潜能，以期提高个体的健康意识和防病治病能力，目的是恢复健康、维护健康、促进健康。

随着科技进步和社会发展、人类疾病谱和死亡谱转变、人口老龄化加速、医疗费用支出快速增长、生活水平提高以及健康意识增强，人们对健康服务的需求已经发生重大变化，从过去被动式、应对性的就医诊疗逐渐转变为主动性、常态化追求健康、预防疾病，有力促进了健康管理学的快速发展。但是，常见多发病的防治能力和健康管理水平距离健康中国战略的要求还有较大差距。就目前来讲，无论从学科、人才、技术以及投入方面，还是在理念、资源分配方面，重视疾病的诊治都远大于重视疾病的预防。因此，包括疾病诊断、治疗、预防和康复体系化的现代健康管理理念亟待加强。

“群医学”理念的诞生，即疾病的“促、防、诊、控、治、康（促进、预防、诊断、控制、治疗、康复）”，创新了医学思维，是临床医学、基础医学、预防医学和公共卫生等多学科交叉融合形成的一个创新体系，为发展现代健康管理学新理念提供了有力支撑，以期适应新时代医学健康观的重要变化，扩展健康服务的内涵，提高健康管理的效能。现代健康管理学是将疾病诊疗与预防康复有机结合起来，以疾病诊疗为基础，既向“上游”关注病因和预防，又向“下游”关注疾病治疗后的康复和管理，突出疾病的预防、诊断、治疗、康复和管理的有机衔接，强调防治并重，以防为主，促进疾病全过程全生命周期的健康管理和健康维护。

基于现代健康管理学的理念，我们从2021年3月启动，邀请了临床医学、基础医学、预防医学和健康管理学等多学科的数百位知名专家学者，编写了“现代健康管理学丛书”，旨在全面反映现代健康管理学发展的最新动态，深入阐述常见疾病从预防到康复全过程的关键问题，推广常见疾病现代健康管理学的理念和新技术，促进多学科交叉融合，以期提高常见疾病“促、防、诊、控、治、康”的能力，服务健康中国战略。

本丛书聚焦常见疾病现代健康管理学的前沿问题，分析归纳海量信息数据和研究成果，结合专家团队丰富的临床实践经验，全面系统地阐述了生殖系统、心血管系统、呼吸系统、神经系统、血液系统、内分泌系统、风湿免疫系统、消化系统、骨骼系统、泌尿系统、宫颈疾病、乳腺疾病、口腔疾病及精神心理等常见多发病的流行病学、病因学、发病机制、诊断、治疗、三级预防、康复及健康管理的发展动态。从流行病学、预防医学、临床医学、康复医学、社会学以及管理学等多学科概述了常见疾病的病因及其临床特征；从细胞生物学、分子生物学、病理学、免疫学及生物信息学等多维度解析了疾病发生发展的分子机制；重点突出了疾病的现代诊疗、预防康复和健康管理的新方法和新策略。

丛书立意新颖、学科全面、内容丰富、信息量大、图文并茂，具有创新性、专业性、系统性、完整性和实用性，面向临床专业医生、全科医生、健康管理医生，以及从事基础研究、公共卫生和预防医学、科普、公共管理等的工作者和医学生。通过阅读本丛书，希望广大读者更加全面地了解现代健康管理学的新理念，了解常见疾病现代诊疗的新技术、新方法，掌握现代健康管理学的研究方向，促进常见疾病早筛早诊早治新技术的推广应用，提高广大群众治“未病”的预防意识。

丛书编写过程中得到了王陇德院士、王辰院士、董家鸿院士、李兆申院士、窦科峰院士、董尔丹院士、陈子江院士、陈香美院士、尚永丰院士、王坤正教授等著名专家的亲切指导和帮助，在此向他们表示由衷的感谢！丛书的指导专家和各分册主编都是长期工作在临床一线的专家，他们既有扎实的理论知识又有丰富的临床经验，反复讨论丛书的目录确定、章节结构、逻辑关系、重点问题、研究进展以及创新点等关键环节，能够把握常见疾病诊疗和健康管理的热点和难点，充分展示了现代健康管理学的新进展和新理念。

由于丛书涵盖了近年来多学科多领域有关健康管理学的最新研究成果，分册较多，信息量大，工作任务重，时间紧，加之编者水平有限，错误和不足在所难免，恳请各位同道批评指正。

李玉民

2024年8月

目　录

第一章 概 论

慢性阻塞性肺疾病（chronic obstruction pulmonary disease，COPD），是一种常见的、可防可治的疾病。其特征是持续的呼吸道症状和气流受限，气流受限不完全可逆，且呈进行性发展，主要与气道和/肺泡对有害颗粒、有害气体的慢性炎症反应增强息息相关，同时也受宿主肺部发育异常的影响。有害物质如粉尘、烟雾的累积暴露会进一步加速COPD的进展。在没有气流限制的情况下，对COPD患者进行肺功能检查，提示可能有严重的肺部病变，如严重肺气肿。在我国，COPD患者存在高患病率、高致残率、高死亡率和高疾病负担的特点。随着民众健康意识的不断增强，应进一步提升公众对COPD的认知和重视度，不断完善呼吸慢病管理体系，从而提高民众的健康水平。

一、慢性阻塞性肺疾病的认识发展史

COPD于20世纪50年代被提出，但直至20世纪90年代才被研究者重视，在此期间，对COPD患者的建议仅仅是“停止吸烟”，治疗药物主要借鉴支气管哮喘的治疗药物。当时医学界普遍认为，COPD是一种使患者备受折磨的疾病，且治疗方案非常有限。因此，1997年发布了《慢性阻塞性肺疾病全球倡议》（*Global Initiative for Chronic Obstructive Lung Disease*，GOLD），以期提高临床医生对COPD的认识，规范诊断并激励开展预防和治疗研究。经过多次协商会议，2000年9月开始实施GOLD计划，并在当时最有声望的《呼吸病学》杂志发表了执行摘要，出版了美国国立卫生研究院（National Institutes of Health，NIH）文件和医生护士口袋指南，以及给患者和家属的小指南。2001年发布了第一份GOLD报告，该报告具有很多突出特征。首先，它提出了一个新的基于肺功能和动脉血气的COPD严重程度分级；其次，设立GOLD 0级，给存在风险的个体进行早期识别和早期干预提供了依据，虽然在后来的GOLD文件里删除了这个概念，但这对于肺功能正常而有慢性呼吸道症状患者的临床意义至今仍在探索。随后，依据最新的研究结果，在2006年、2011年、2017年、2023年对GOLD进行了一些重大更新，逐步加深了对其异质性和复杂性的认识。

我国是COPD患病率较高的国家之一，许多人多年患有这种疾病，并因其他合并症而过早死亡。现在COPD已成为我国第三大致死病因，给国家带来严重的经济和社会负担，对公共卫生也是一项重大的挑战。我国每年约有100万人死于COPD，约有500万人因COPD致残。2015年我国≥20岁人群中有8.6%的人患有COPD，≥40岁人群COPD患病率高达13.7%。我国≥40岁人群COPD患病率为9.9%（95% CI：8.8%～11.0%）。其中男性患病率为13.0%（95% CI：11.5%～14.4%），高于女性的5.8%（95% CI：4.9%～6.6%）；COPD患病率随年龄增长而上升，由40～49岁的3.2%（95% CI：2.5%～3.9%）上升至≥70岁的20.3%（95% CI：18.2%～22.4%）；提示我国40岁以上人群COPD患病率呈现缓慢上升趋势。国内有研究提示，男性COPD患者死亡风险更高，更应该加强和重视对导致男性COPD患者疾病快速进展的危险因素的控制，这将有助于降低我国COPD疾病负担。对抽烟的COPD人群来说，戒烟是最主要的干预手段。空气污染物通常由颗粒物（particulate matter，PM）、臭氧、氮或硫的氧化物、重金属和其他温室气体组成，占COPD归因风险的50%。空气污染对个人呼吸系统的风险是剂量依赖性的，没有明显的“安全”阈值。即使在环境空气污染水平较低的国家，长期暴露于$PM_{2.5}$和二氧化氮环境中也会显著损害儿童的肺生长，加速成人肺功能下降，特别是那些有其他COPD危险因素的患者。由于男性更容易从事长期接触粉尘的工作，长期吸入高浓度细颗粒物的可能性较高，我国男性吸烟率一直居高不下，这些因素增加了COPD男性患者的死亡风险。据估计，到2060年，中低收入国家吸烟流行率的增加，加上高收入国家人口的老龄化，每年将导致540多万人死于COPD和相关疾病。我国COPD流行病学最新研究表明，目前COPD患者群体可达1亿人，在40岁以上人群中COPD发病率甚至高达13.7%。对健康构成严重威胁的患者数量和公众知晓率低已成为必须紧急纠正的严重公共卫生问题。我国COPD防控形势严峻，有效预测COPD疾病负担发展趋势可为COPD防控策略的制定提供理论支持。

到目前为止，COPD的病因仍未有准确叙述，可能与数种环境因素与机体自身因素的长期相互作用有关。吸烟、职业性粉尘等有害气体或颗粒物接触史，长期接触燃油烟雾、空气污染以及感染是COPD的重要危险因素及主要诱因；当然个体基因多态性、支气管哮喘和气道高反应、肺的生长发育、家族聚集倾向、性别与年龄因素、社会经济地位以及营养不良、过敏、免疫功能下降和自主神经功能紊乱也是引起COPD的重要因素。根据最新的COPD研究，GOLD 2023报告更新了背景信息，强调其他危险因素在COPD发展中的影响，提出了基于不同危险因素的COPD分类及相关术语（见表1-1）。

表1-1　基于不同危险因素的COPD分类及相关术语

COPD分类	危险因素
遗传决定的COPD（COPD-G）	α-1抗胰蛋白酶缺乏，其他较小影响的基因变异共同作用
肺发育异常导致的COPD（COPD-D）	早期生活事件（包括早产、低体重等）
环境相关的COPD	
吸烟相关（COPD-C）	烟草暴露（包括母胎/被动吸烟）、电子烟、大麻
生物燃料与污染暴露相关（COPD-P）	室内污染、大气污染、野火烟雾、职业因素
感染导致的COPD（COPD-I）	儿童时期感染、结核相关COPD、HIV相关COPD
COPD合并哮喘（COPD-A）	（尤其是）儿童时期哮喘
不明原因的COPD（COPD-U）	

引自：AGUSTÍ A，CELLI B R，CRINER G J，et al. Global Initiative for Chronic Obstructive Lung Disease 2023 Report：GOLD executive summary[J]. European Respiratory Journal，2023，61（4）：2300239.

二、慢性阻塞性肺疾病的研究现状与思考

COPD是复杂的、累积的、动态的基因和环境相互作用的最终结果，这些相互作用可以损害肺部和/或改变其正常的发育或衰老过程。宿主的遗传背景与各种环境风险因素之间的关系和相互作用还需要进一步研究。其主要机制有弹性蛋白酶-抗弹性蛋白酶失衡机制、氧化-抗氧化失衡

机制、炎症机制、糖皮质激素抵抗机制、免疫机制、迷走神经兴奋、肺炎衣原体慢性感染、气道重塑以及其他一些可能的机制，如COPD发展的表观遗传学变化和COPD发病过程中微生物变化等。迄今为止发现的与COPD最相关的遗传风险因素是*SERPINA1*基因突变，导致α1-抗胰蛋白酶缺乏。但其他具有低个体效应大小的遗传变异，如编码基质金属蛋白酶12（matrix metalloproteinase-12，MMP-12）、谷胱甘肽S-转移酶、尼古碱乙酰胆碱受体和刺猬因子相互作用蛋白（Hedgehog-interacting protein，HHIP）的基因，也与肺功能降低和COPD风险相关。COPD是一种致命且高度病态的疾病，吸烟等环境因素不能完全解释COPD的易感性和异质性。基于家庭和人群的研究表明，COPD风险与遗传变异有关。遗传关联研究已经确定了数百种影响COPD风险、肺功能下降和其他COPD相关特征的遗传变异。这些变异与其他肺部和非肺部特征相关，总体上对COPD风险有实质性影响，这些变异与COPD发病机制中的早期生活事件有关，并且通常涉及先前未被怀疑在COPD中起作用的基因。

COPD病变主要发生在气道、肺实质和肺血管，以慢性支气管炎和肺气肿为特征，病理表现为支气管表面上皮细胞有多种炎症细胞（主要是中性粒细胞和淋巴细胞）浸润。当晚期COPD患者并发肺心病时，可出现多发性肺小动脉原位血栓；长期的炎症反应导致气道结构重塑、胶原蛋白含量增加和瘢痕组织形成。这些病理变化导致气道变窄，引起固定性气道阻塞，从而损伤细支气管，肺泡腔扩大，肺泡弹性纤维断裂，进而引起阻塞性肺气肿，病情严重时，可累及全肺。肺部炎症可以通过尚未明确的机制持续存在，尽管自身抗原和肺部微生物群的干扰机制可能发挥作用，全身性的炎症也可能合并存在，并在COPD常见的共病中发挥作用，而非吸烟相关的COPD的炎症反应的性质尚不明确。氧化应激也可导致COPD，氧化应激的生物标志物在COPD患者呼出的呼吸冷凝物、痰液和体循环中是增加的，氧化应激在疾病加重期间可进一步增加，氧化剂是由香烟烟雾和其他吸入的颗粒产生的，并由活化的炎症细胞，如巨噬细胞和中性粒细胞释放。

呼吸急促是COPD患者的特征性症状，尤其是在运动后，通常早期多在体力活动或运动后出现，然后逐渐加重，直至患者在日常生活中无法自己照顾自己，如不能独立完成穿衣、洗漱或上厕所，最后严重到静息时也能感到明显呼吸困难，影响吃饭、说话，这也是大多数患者焦虑和寻求治疗帮助的主要原因；临床上最常用的评估运动相关呼吸困难程度和严重程度的方法是mMRC（Modified British Medical Research Council）问卷（英国医学研究委员会呼吸困难问卷的修订版）和CAT问卷（COPD Assessment Questionnaire）。GOLD 2021年报告首次提及世界卫生组织关于COPD的基本诊断要点：①既往诊断为COPD；②长期重度吸烟史，即>15年，每天吸烟>20支；③长期粉尘接触史；④40岁以后开始；⑤症状进行性恶化；⑥长期咳嗽、咳痰并逐渐气短；⑦症状持续，昼夜变化不大。如果满足上述条件，则应考虑可能诊断为COPD，并应进行肺功能检查：吸入支气管扩张剂后FEV1/FVC<0.7，证实存在持续性气流受限，需同时排除其他已知病因。

COPD必须与支气管哮喘、慢性支气管炎、肺结核、弥漫性泛细支气管炎、支气管肺癌以及其他原因引起的呼吸气腔扩大或其他劳累性呼吸急促的疾病相鉴别。临床上最常见的是COPD与支气管哮喘的鉴别。支气管哮喘（哮喘）和COPD虽然都是气道的慢性炎症性疾病，在一些COPD患者中，使用目前的成像和生理检测技术，很难与哮喘进行明确的区分，因为这两种疾病有共同的特征和临床表现。部分哮喘患者可能随着病情进展出现进行性的气道重塑，尤其是当哮喘长期未得到有效控制时，非特异性炎症反复刺激气道黏膜，导致气流受限的可逆性显著降低，鉴别诊断更加困难。因此，临床上已知或怀疑是COPD的新患者，应询问一下详细病史：

（1）既往病史，包括早期生活事件（早产、低出生体重、母亲怀孕期间吸烟、婴儿期被动吸烟）、哮喘、过敏、鼻窦炎或鼻息肉；儿童呼吸道感染；艾滋病病毒；结核病。

（2）有COPD或其他慢性呼吸道疾病的家族史。

（3）症状发展模式：COPD通常在成年后发病，大多数患者感到呼吸困难增加，更频繁或更长期的“冬季感冒”，以及在寻求医疗帮助前多年的一些社会限制。

（4）有病情加重史或既往因呼吸系统疾病住院史。患者可能会意识到症状的周期性恶化，即使这些发作尚未被确定为COPD的恶化。

（5）存在共病，如心脏病、骨质疏松症、肌肉骨骼疾病、焦虑症和抑郁症，以及恶性肿瘤，也可能导致活动受限。

（6）疾病对患者生活的影响，包括活动受限、失去工作和经济影响、对家庭日常生活的影响、抑郁或焦虑感、幸福感和性活动。

（7）为患者提供的社会和家庭支持。

（8）减少风险因素，特别是戒烟。

COPD是一种以慢性炎症为特征的全身性疾病，常与其他疾病（合并症）并存，包括心血管疾病（心力衰竭、高血压、缺血性心脏病、外周血管疾病等）、精神心理疾病（焦虑、抑郁）、代谢性疾病（骨质疏松、糖尿病、高脂血症、肥胖）、其他呼吸系统疾病（肺癌、肺动脉高压、肺栓塞、支气管扩张）、胃食管反流病及慢性疼痛等。COPD早期患者可患心脏病等严重并发症，从而导致死亡率增加。抑郁症在COPD患者中很常见，因为COPD患者的抑郁症与较差的自我保健相关，例如肺康复治疗参与率低和药物治疗的依从性低，抑郁症还与许多合并的不良疾病结局相关，包括急性加重和入院率增加、再入院率增加、身体机能下降、生活质量下降和死亡率增加，其机制可能是多因素的。

在COPD的严重合并症中，心血管疾病患病率占有非常高的比例，临床医生应该对COPD患者进行早期评估，依据患者存在的危险因素诊断是否合并心脏疾患。目前，缺血性心脏病、卒中和COPD是全球三大主要死因，这些疾病具有共同的风险因素。多数慢性阻塞性肺疾病加重（acute exacerbation of chronic obstructive pulmonary disease，AECOPD）事件是由感染引发的。研究数据显示，感染与随后发生心血管疾病事件的风险增加显著相关，具有统计学意义。因此，无论是患者还是临床医生，都应对AECOPD后的早期心血管疾病事件保持高度警惕，患者出现相关症状时应及时就诊，争取做到早发现、早诊断、早治疗，从而提高患者的生活质量。

肺癌也是COPD患者的常见合并症，也是导致患者死亡的重要原因。GOLD 2021报告增加了COPD和肺癌的常见共同危险因素，包括：①年龄> 55岁；②吸烟史>30包年；③CT扫描发现肺气肿；④明确的气流受限（FEV1/FVC<0.7）；⑤体重指数<25 kg/m^2；⑥肺癌家族史。以上因素均可能促成COPD患者发生肺癌。研究还表明，遗传易感性、DNA甲基化、肺局部慢性炎症和异常修复机制也是非常重要的潜在危险因素。数项研究表明，将年龄、吸烟史、体重指数、气道阻塞和/或肺气肿病史以及肺癌家族史等其他变量添加到当前筛查标准中，或许可以提高诊断性CT的筛查率，这也提示临床医生应对上述高风险人群进行早期低剂量螺旋CT筛查。

GOLD 2011报告最早提出了基于患者主观症状、急性加重风险以及肺功能检查的ABCD分组综合评估法。随着临床应用的普及，临床实践中发现症状少、高风险的C组患者所占比例较低。因此，GOLD 2023报告将ABCD分组评估工具修订为ABE分组评估工具，以识别独立于症状严重程度的、与临床相关的急性加重。A组和B组没有变化，将原有的C组和D组合并为E组，即AECOPD高风险人群不再按照症状程度进行区分，统一治疗策略。A组：较少症状，低风险；B组：较多症状，低风险；E组：高风险。

COPD易感基因的早期筛查（如炎症反应相关基因、蛋白酶/抗蛋白酶相关基因、氧化/抗氧化失衡相关基因）以及全基因组关联分析研究对于早期诊断和预防COPD的发生、发展有重要意义。

COPD的治疗包括药物治疗、吸氧、无创通气治疗以及内科介入治疗和外科手术治疗等。常用治疗药物仍然以支气管舒张剂和糖皮质激素为主，其他药物有祛痰药（黏液溶解剂）、抗氧化剂、免疫调节剂、中药、疫苗以及戒烟药物等。存在长期慢性缺氧的COPD患者，提倡长期家庭氧疗（long-term oxygen therapy，LTOT），存在二氧化碳潴留和呼吸肌疲劳的患者，则要尽早使用家庭无创呼吸机通气治疗。有手术指征的COPD患者，应积极给予外科手术如肺减容术、肺移植术及内科介入治疗，以期改善COPD患者的症状及生活质量。终末期COPD患者，内科治疗效果往往欠佳，应行肺移植术、肺减容术等干预治疗，尤其是胸腔镜下肺减容术可以作为补充的潜在治疗手段，以期让患者获得更长的生存期，改善患者的生活质量。外科干预治疗对终末期COPD患者具有重大意义。

目前还不清楚COPD是否会影响SARS-CoV-2感染的风险，也没有研究评估吸烟对SARS-CoV-2感染风险的影响。但有数据表明，吸烟与新冠感染住院患者的疾病严重程度和死亡风险增加有关。通过患者的症状来区分新冠肺炎和COPD可能具有挑战性。超过60%的新冠感染患者出现咳嗽和呼吸困难，但通常还伴有发热（超过60%的患者）以及疲劳、精神错乱、腹泻、恶心、呕吐、肌肉酸痛、嗅觉障碍、口臭和头痛。COPD患者感染新冠病毒后的持续症状可能导致诊断困难，只有少部分的患者在SARS-CoV-2检测呈阳性后14～21天可以恢复至之前的健康水平，一些患者可持续数周出现咳嗽、疲劳和呼吸困难，少数患者甚至可以持续数月。在患有多种慢性疾病的人群中，延迟恢复更为常见，但与COPD可能无关。

三、慢性阻塞性肺疾病预防及健康管理进展

目前国内COPD健康管理模式主要包括：基于医联体的多方环环相扣的、紧密的多级管理体系；结合营养学的综合干预，开展多学科的协同合作；基于微信小程序、公众号等媒介，开发COPD云平台；借助医护人员参与的自我管理，激发患者主动学习健康管理知识的意愿。多学科协同合作及干预的主体主要包括呼吸科的责任医生和护士、心理咨询师、呼吸康复治疗师和营养师等团队，他们各司其职并共同合作，以达到个体化治疗方案的制订。患者自我管理本质上多是在医护人员的反复指导教育下的自我探索，或被动接受互联网的部分知识宣传，这与绝大多数患者并不具备相关的疾病专业知识有关，甚至部分患者会受到互联网的错误引导，我们应完善COPD健康管理的体系规范，配合吸入器装置使用、肺呼吸康复锻炼以及疾病期间社会关系的维持，提升患者的社会价值感，同时扩大后续的随访渠道，除常规电话和微信随访外，还可以定期组织“社区医护—患者”双方座谈会，与患者进行现场交流，争取获得真实、持续的反馈，为COPD健康管理体系注入新的活力。

COPD目前还没有根治的办法，肺康复治疗在COPD治疗领域的疗效和科学性已被证明，其可以明显改善患者的呼吸道不适症状，提高患者的运动耐力和生活质量，同时还可以改善患者的精神心理状态，提高社会适应能力。这是一种基于循证医学的治疗方法，通过多学科、全方位的干预，制订个性化的治疗方案。欧盟共同体等发达国家早已开始注重社区医疗干预，通过健康教育、健康科普、引入新的效能管理模式等方法，减少患者的急性加重次数和需入院系统治疗的频率，减轻患者的经济负担，节省社会医疗资源支出，其中健康管理包括：健康教育和心理社会支持、运动训练、呼吸肌训练、长期家庭氧疗、营养治疗等，以提高COPD患者综合治疗的疗效。

我国COPD的疾病负担仍然呈持续上升趋势，COPD当前防控形势依然严峻。推动COPD患者全生命周期的健康管理，为COPD患者提供全方位的健康服务，可显著提高患者的生活质量。建立完善、全面的健康管理体系，既有利于患者生理和心理康复，也有利于医务人员进行医学指导和研究，同时也可以减轻社会经济负担和节约医疗资源，是一个长期、互利共赢、利国利民的举措。

基层医疗卫生机构既是整个医疗体系的基石，也是核心，在实现COPD可防、可治、可控的健康管理目标的过程中扮演着重要的角色。目前我国基层医疗卫生机构的COPD防治存在明显的

"短板"，卫生行政部门可综合协调各方面医疗力量以提升基层医疗卫生机构对COPD的筛查和干预能力；推动地县级医院甚至社区卫生服务中心和乡镇卫生院配备肺功能检查仪等设备，加强对基层医务人员肺功能基础检查的培训，在做好肺功能检查结果质量控制的基础上保障肺功能检查技术在基层医疗卫生机构中的应用和推广。对高风险COPD患者实施医联体分级诊疗模式规范化管理，增进患者对自身疾病的认识与了解，提高患者的依从性，改善患者的肺功能，提升患者的生活质量，降低因急性加重导致的入院治疗次数，延缓患者肺部小气道损害的进展，改善预后。基层医疗卫生机构应组建专业的健康管理团队，构建COPD健康教育管理模式，鼓励健康管理团队对服务范围内的COPD患者及高危人群进行长期随访、定期健康宣教，并为其提供多途径、多学科的健康咨询服务；也可通过举办COPD专题讲座，组织社区义诊活动和发放科普资料等方式，提高居民对COPD的认知水平，扩大戒烟服务的覆盖范围，减少吸烟和被动吸烟对居民健康造成的损害。

（曾双、石军年）

参考文献

[1] 包鹤龄，方利文，王临虹.1990～2014年中国40岁及以上人群慢性阻塞性肺疾病患病率Meta分析[J].中华流行病学杂志，2016，37(1)：119-124.

[2] HALPIN D M G，CRINER G J，PAPI A，et al. Global initiative for the diagnosis，management，and prevention of chronic obstructive lung disease. the 2020 GOLD science committee report on covid-19 and chronic obstructive pulmonary disease[J]. American Journal of Respiratory and Critical Care Medicine. 2021，203(1)：24-36.

[3] 孙娴雯，李庆云.新型冠状病毒疫情时期的慢性阻塞性肺疾病管理策略——2022版慢性阻塞性肺疾病全球倡议解读[J].诊断学理论与实践，2022，21(1)：32-37.

[4] HALPIN D M G，CELLI B R，CRINER G J，et al. The GOLD summit on chronic obstructive pulmonary disease in low-and middle-income countries[J].International Journal of Tuberculosis and Lung Disease，2019，23(11)：1131-1141.

[5] CELLI B，FABBRI L，CRINER G，et al. Definition and nomenclature of chronic obstructive pulmonary disease：time for its revision [J].American Journal of Respiratory and Critical Care Medicine，2022，206(11)：1317-1325.

[6] MEGHJI J，MORTIMER K，AGUSTI A，et al. Improving lung health in low-income and middle-income countries：from challenges to solutions [J]. The Lancet，2021，397(10277)：928-940.

[7] PENG L，XIAO S，GAO W，et al. Short-term associations between size-fractionated particulate air pollution and COPD mortality in Shanghai，China [J]. Environment Pollution，2020，257：113483.

[8] STOLZ D，MKOROMBINDO T，SCHUMANN D M，et al. Towards the elimination of chronic obstructive pulmonary disease：a Lancet Commission [J]. The Lancet，2022，400(10356)：921-972.

[9] AGUSTí A，MELéN E，DEMEO D L，et al. Pathogenesis of chronic obstructive pulmonary disease：understanding the contributions of gene-environment interactions across the lifespan [J]. The Lancet Respiratory Medicine，2022，10(5)：512-524.

[10] CHO M H，HOBBS B D，SILVERMAN E K. Genetics of chronic obstructive pulmonary disease：understanding the pathobiology and heterogeneity of a complex disorder [J]. The The Lancet Respiratory Medicine，2022，10(5)：485-496.

[11] BERG K，WRIGHT J L. The pathology of chronic obstructive pulmonary disease：progress in the 20th and 21st centuries [J]. Archives of Pathology and Laboratory Medicine，2016，140(12)：1423-

1428.

[12] HIGHAM A, QUINN A M, CANçADO J E D, et al. The pathology of small airways disease in COPD: historical aspects and future directions [J]. Respiratory Research, 2019, 20(1): 49.

[13] SAKORNSAKOLPAT P, PROKOPENKO D, LAMONTAGNE M, et al. Genetic landscape of chronic obstructive pulmonary disease identifies heterogeneous cell-type and phenotype associations [J]. Nature Genetics, 2019, 51(3): 494–505.

[14] SMITH M C, WROBEL J P. Epidemiology and clinical impact of major comorbidities in patients with COPD [J]. International Journal of COPD, 2014, 9: 871–888.

[15] BLAKEMORE A, DICKENS C, CHEW-GRAHAM C A, et al. Depression predicts emergency care use in people with chronic obstructive pulmonary disease: a large cohort study in primary care [J]. International Journal of COPD, 2019, 14: 1343–1353.

[16] HALPIN D M G, CELLI B R, CRINER G J, et al. Global, regional, and national age-sex specific mortality for 264 causes of death, 1980–2016: a systematic analysis for the Global Burden of Disease Study 2016 [J]. The Lancet, 2017, 390(10100): 1151–1210.

[17] KWONG J C, SCHWARTZ K L, CAMPITELLI M A. Acute myocardial infarction after laboratory-confirmed influenza infection [J]. The New England Journal of Medicine, 2018, 378(26): 2540–2541.

[18] KUNISAKI K M, DRANSFIELD M T, ANDERSON J A, et al. Exacerbations of chronic obstructive pulmonary disease and cardiac events: a post hoc cohort analysis from the summit randomized clinical trial [J]. American Journal of Respiratory and Critical Care Medicine, 2018, 198(1): 51–57.

第二章
慢性阻塞性肺疾病的流行病学

COPD是危害人类健康的最常见的呼吸系统疾病之一，严重影响人们的工作能力和生活质量，造成巨大的经济和社会负担，并成为发病和死亡的主要原因之一。COPD已经是全球40岁以上人群的第四大死因，患病率为9%～10%，预计到2030年将上升为第三大死因，并成为第三大经济负担。

第一节　全球慢性阻塞性肺疾病流行病学

一、患病率

由于经济条件、生活方式、环境污染和教育水平等情况的不同，各国和各地区对该疾病的认识也存在差异。COPD是长期不断接触有害气体和颗粒，加上多种宿主因素等的互作效应的结果，如气道高反应性、儿童肺部发育状况和基因遗传。

随着世界人口的老龄化、风险因素的不断暴露和COPD的不断发展，预计未来COPD的患病率和社会负担将继续增加。在当今社会，由于COPD的诊断是基于肺功能测试，而不是结合症状和肺活量来定义，造成COPD的发病率被低估。对COPD认识缺乏和诊断不足是降低其死亡率准确性的主要原因。多数国家的数据显示，仅有不到6%的成年人报告有COPD。经各项报道统计，近年来，全球COPD患病率处于不断上升的趋势。1990年，30岁及以上人群中COPD患者约有2.273亿，该年龄组的全球患病率为10.7%（7.3%～14.0%）；2010年，COPD患者数量增至3.84亿，全球患病率为11.7%（8.4%～15.0%）。1990—2010年，COPD病例不断增加，增幅最高的是东地中海区域（118.7%），其次是非洲区域（102.1%），欧洲区域的增幅最低（22.5%）。随着COPD患病率的增加，疾病负担和经济负担日益突出。GOLD 2022报告的系统回顾和荟萃分析证据表明，吸烟者和曾经吸烟者的COPD患病率明显高于非吸烟者，≥40岁的人群患病率高于<40岁的人群，男性高于女性。一项涉及5个拉丁美洲国家的研究报告显示，COPD的患病率随着年龄的增长而急剧增加，在60岁及以上的人群中最高，一般人群的患病率从墨西哥城的7.8%到乌拉圭的蒙得维的亚的19.7%不等，男性的患病率明显高于女性。近年来，阻塞性肺病的负担项目使用标准化的方法，包括问卷调查和支气管扩张前和支气管扩张后的肺活量测量，来评估全世界40岁及以上人群的COPD的流行率和风险因素。GOLD 2022报告显示，2级或2级以上COPD的总患病率为10.1%（SE 4.8），男性为11.8%（SE 7.9），从不吸烟者为8.5%（SE 5.8）。

二、发病率

现有COPD发病率的统计源主要是门诊、急诊及住院数据。虽然发病率有可能被低估，但仍可以看出COPD的发病率随着年龄的增长而增加。资料显示，COPD发病年轻化，发病率随着年龄的增长而增加，且合并症也在更早期出现。COPD的发病率受吸烟、衰老和其他与COPD相关的慢性病（如肌肉骨骼疾病、心血管疾病、糖尿病）的影响。在疾病的进展过程中，这些慢性病可能干扰COPD患者的治疗，还可能进一步损害患者的健康，导致疾病急性加重而需要住院治疗，增加额外的经济负担。

三、死亡率

COPD死亡率数据的准确性需进一步验证。目前，死亡率数据主要来自国际疾病统计分类第10版（ICD-10），其中因COPD或慢性气道阻塞而导致的死亡被纳入“COPD及相关疾病”这一大类。在一些地区，可能只记录了住院数据，从而低估了COPD的负担率，COPD死亡率的可靠性也有待商榷。COPD或作为死亡的主要诊断，或在死亡证明上被列为主要死因，也可能完全被遗漏。

四、经济负担

2015年，全球约有1.75亿名COPD患者，其中320万名患者死亡，该疾病的经济负担估计已超过2万亿美元，俨然已成为一个不容忽视的全球公共卫生问题。COPD的护理费用与严重程度呈显著正相关，而且费用的分布情况随着病情的发展而变化。有报告显示，年度医疗总预算的6%为呼吸系统疾病的总直接成本，其中COPD占呼吸系统疾病成本的56%（约386亿欧元）。在美国，治疗COPD每年的直接成本估计为320亿美元，间接成本为204亿美元。在发展中国家，医疗单位可能不会为严重残疾的患者提供长期的支持性护理，COPD对家庭生产力的影响巨大，治疗COPD的间接成本对经济构成严重威胁。

五、社会负担

研究表明，COPD对全世界残疾率和死亡率的影响逐年上升。2005年，COPD是造成人类寿命损失以及残疾的第八大原因，截至2013年，它是造成人类寿命损失以及残疾的第五大原因。在美国，COPD是造成人类寿命损失以及残疾的第二大原因，仅次于缺血性心脏病。

第二节　中国慢性阻塞性肺疾病流行病学

COPD是一种可预防和治疗的常见慢性气道炎症性疾病。中国20岁及以上的成年人中，患有COPD的人数已接近1亿，60岁及以上人群的患病率超过27%。近年来，中国的COPD发病率和死亡率逐年上升，2017年COPD已经成为死亡的第四大病因，给患者及其家庭和社会带来了巨大的经济负担。

一、患病率

2002—2004年，一项基于20 245名年龄≥40岁的成年人肺功能测试的全国性COPD研究表明，中国COPD的患病率达8.2%。2014—2015年，中国40岁以上人群的COPD患病率迅速上升至约13.6%。2017年，中国因COPD导致的残疾调整寿命年限占全球残疾调整寿命年限总数的25.02%，其中95.29%的为40岁及以上的中老年人。在中国COPD是造成人类死亡的三大原因之一，COPD患者生活质量低下，合并抑郁症的风险更高；COPD患者的年人均直接医疗费用占当地人均年收入的33.33%～118.09%。

二、发病率

调查显示，我国40岁及以上人群COPD患病率为9.9%，总体患病率为8.6%，其中男性患病率为11.9%，女性患病率为5.4%。受生活方式、地理环境与分析方法的影响，不同地区对COPD患病率的研究结果也不尽相同。在长沙，18岁及以上居民的COPD总体患病率为3.88%；在重庆渝中区，40岁及以上居民的患病率为12.50%；在上海浦东新区，40岁及以上社区居民的COPD患病率为4.67%。甘肃临夏的COPD患病率高于全国平均水平（9.9%）。有研究表明，少数民族地区的COPD患病率低于全国平均水平。

三、死亡率

由于人口老龄化、空气污染和吸烟人数增加等因素，中国COPD的发病率和死亡率不断上升，形势不容乐观。虽然国家出台了一系列针对恶性肿瘤、高血压和糖尿病的政策，但COPD等呼吸系统疾病并没有得到足够重视，公众对COPD的认识仍存在不足。近年来，随着社会对COPD的认识加深，COPD给社会、经济及家庭带来的负担越来越重，COPD逐渐引起国家的重视。2014年发布了《中国居民慢性病与营养监测工作方案（试行）》，提出了“分地区、分年龄、分性别确定中国高血压、糖尿病、COPD等主要慢性病的流行或发病现状”的目标。

四、经济负担

2008—2017年，我国每例COPD急性加重患者的年均住院费从15 953.5元增长到19 874.5元，增长率为24.6%，COPD严重影响了患者的生活质量，造成了巨大的社会经济负担。

五、社会负担

我国幅员辽阔，且为人口大国，COPD的发病率和死亡率呈逐年增高的趋势。COPD导致的呼吸衰竭、肺心病，以及肺功能进行性减退等，往往导致患者丧失或部分丧失劳动能力，造成了严重的社会负担。

第三节　慢性阻塞性肺疾病高危人群

一、遗传因素

研究发现，某些遗传因素可能会增加患COPD的风险。一个已知的遗传因素是α1-抗胰蛋白酶缺乏症。在我国人群中，α1-抗胰蛋白酶缺乏症在肺气肿发展中的作用还有待明确。但欧洲和美国的研究表明，严重的α1-抗胰蛋白酶缺乏症与肺气肿形成有关。遗传多态性在COPD的发病机制中起着重要作用，在吸烟者和严重COPD患者的兄弟姐妹中观察到明显的气流受限家族史，这表明遗传因素和环境因素均会产生这种易感性。现代分子生物学研究表明，编码MMP-12和谷胱甘肽S-转移酶的基因与肺功能下降和COPD患病风险有显著关系。通过遗传关联分析已证实，基因组中有数个区域可能含有COPD易感基因，包括染色体2q。

二、年龄与性别

年龄通常被认为是COPD的一个危险因素。目前还不清楚健康衰老是否会直接导致COPD。在气道损伤模式和免疫途径中会观察到性别差异。以往大量研究报告说明，男性的COPD患病率和死亡率高于女性，但后期数据报告称，目前男性和女性的COPD患病率大致相等，该情况的出现与吸烟模式的变化息息相关。

三、肺的生长发育

怀孕期、分娩期以及儿童期和青少年时期的暴露会影响肺部生长。怀孕期和儿童期人群肺部生长的任何不良影响因素都会使个体患COPD的风险上升。大型研究和荟萃分析表明，出生体重与成年后的第一秒用力呼气容积（forced expiratory volume in the first second，FEV1）呈正相关关系。

四、环境因素

（一）吸烟

吸烟是患COPD的最常见的危险因素。被动接触烟草烟雾，也称为环境烟草烟雾（environmental tobacco smoke，ETS），会增加吸入的颗粒和气体，使肺部的总负担加重，从而导致呼吸道症状和COPD。怀孕期间吸烟会影响子宫内胎儿肺部的生长和发育以及免疫系统的激活，从而给胎儿带来严重风险。

（二）职业性粉尘和化学物质

COPD可由吸入或长期暴露于过高浓度职业性粉尘、有机和无机粉尘、化学品和其他有害烟气引起。$PM_{2.5}$日均浓度每增加10 μg/m^3，COPD急性加重的住院率就会增加3.1%。$PM_{2.5}$通过触发和加剧气道和系统的炎症反应，以及引起免疫系统的不平衡，导致氧化应激和损害肺泡巨噬细胞的吞噬能力，从而加速COPD的发展。

（三）室内、室外空气污染

在农村燃烧木材、动物粪便、农作物秸秆、煤炭等，以及通风不良的烟囱会造成严重的室内空气污染，这也是患COPD的风险因素之一。严重的城市空气污染是患COPD的一个重要风险因素，但空气污染在COPD发病机制中的作用还不清楚。

五、社会经济地位

患COPD的风险与社会经济地位呈负相关关系，当社会经济地位下降时，患COPD的风险就有所增加。这可能与社会经济地位低的群体暴露于室内外空气污染、狭窄不通风的住房条件和营养不良等情况有关。

六、感染

在COPD的患病与病情发展过程中，感染（细菌或病毒）有着一定作用。儿童时期的严重呼吸道感染与成年后较差的肺功能和呼吸道症状存在一定关联。有证据表明，HIV感染者与HIV阴性对照组相比，其患COPD的风险有所增加；结核病也被认为是COPD的一个危险因素。

七、哮喘与气道高反应

气道阻塞性疾病流行病学研究中的一项纵向队列研究报告称，在排除了吸烟因素后，随着时间的推移，患有哮喘的成年人患COPD的风险比没有患哮喘的成年人高12倍。另一项对哮喘患者的纵向研究表明，大约20%的受试者出现了不可逆的气流限制和传输系数降低的状况。慢性气道限制的病例在哮喘和非哮喘的吸烟者之间有明显的不同，这表明即使肺功能同样下降，这两种疾病的实体也可能是一样的。即使没有哮喘的临床诊断，气道高反应性也可能存在。研究表明，气道高反应性是COPD患者死亡的独立预测因素，也是轻度COPD患者肺功能受损的风险指标。

八、慢性支气管炎

年轻的吸烟者患COPD可能性的增加与慢性支气管炎存在一定关联，而且慢性支气管炎还与总体严重程度和病情进展的风险增加有关。此外，病原体感染、空气污染、吸烟和过敏因素都与慢性支气管炎的发生和发展密切相关。慢性支气管炎向COPD的进展直接影响慢性支气管炎发病后的免疫功能状态。

（赵兰婷、石军年）

参考文献

[1] 张荣葆，谭星宇，何权瀛，等.从流行病学调查结果看我国慢性阻塞性肺疾病诊断不足问题[J].中华健康管理学杂志，2013，7(1)：44-47.

[2] LANGE P，CELLI B，AGUSTI A，et al. Lung-function trajectories leading to chronic obstructive pulmonary disease [J]. New England Journal of Medicine，2015，373(2)：111-122.

[3] ADELOYE D，CHUA S，LEE C W，et al. Global and regional estimates of COPD prevalence：systematic review and meta-analysis [J]. Journal of Global Health，2015，5(2)：186-202.

[4] LANDIS S H，MUELLEROVA H，MANNINO D M，et al. Continuing to confront COPD international patient survey：methods，COPD prevalence，and disease burden in 2012-2013 [J]. International Journal of Chronic Obstructive Pulmonary Disease，2014，9：597-611.

[5] ADELOYE D，CHUA S，LEE C，et al. Global and regional estimates of COPD prevalence：systematic review and Meta-analysis [J]. Journal of Global Health，2015，5(2)：20415.

[6] VARMAGHANI M，DEHGHANI M，HEIDARI E，et al. Global prevalence of chronic obstructivepulmonary disease：systematic review and and Meta-analysis [J]. Eastern Mediterranean Health Journal，2019，25(1)：47-57.

[7] ZAFARI Z，LI S，EAKIN M N，BELLANGER M，et al. Projecting long-term health and economic burden of COPD in theUnited States [J]. Chest，2021，159(4)：1400-1410.

[8] RITCHIE A I，WEDZICHA J A. Definition，causes，pathogenesis，and consequences of chronic obstructive pulmonary disease exacerbations FJ[J]. Clinical Chest Medicine，2020，41(3)：421-438.

[9] GBD 2015 Chronic Respiratory Disease Collaborators. Global，regional，and national deaths，prevalence，disability-adjusted life years，and years lived with disability for chronic obstructive pulmonary disease and asthma，1990-2015 ：asystematic analysis for the Global Burden of Disease Study 2015 [J]. Lancet Respiratory Medicine，2017，5(9)：691-706.

[10] MURRAY C J，ATKINSON C，BHALLA K，et al. The state of US health，1990-2010：burden

of diseases, injuries, and risk factors [J]. JAMA, 2013, 310(6): 591-608.

[11] DING Z, WANG K, LI J, et al. Association between glutathione S-transferase gene M1 and T1 polymorphisms and chronic obstructive pulmonary disease risk: a Meta-analysis [J]. Clinical Genetics, 2019, 95(1): 53-62.

[12] MERCADO N, ITO K, BARNES P J. Accelerated ageing of the lung in COPD: new concepts [J]. Thorax, 2015, 70(5): 482-489.

[13] LANGE P, CELLI B, AGUSTI A, et al. Lung-function trajectories leading to chronic obstructive pulmonary disease[J]. New England Journal of Medicine, 2015, 373(2): 111-122.

[14] LI M H, FAN L C, MAO B, et al. Short-term exposure to ambient fine particulate matter increases hospitalizations and mortality in COPD: a systematic review and Meta-analysis [J]. Chest, 2016, 149(2): 447-458.

[15] MA J H, SONG S H, GUO M, et al. Long-term exposure to $PM_{2.5}$ lowers influenza virus resistance via down-regulating pulmonary macrophage Kdm6a and mediates histones modification in IL-6 and IFN-β promoter regions [J]. Biochemical & Biophysical Research Communications, 2017, 493(2): 1122-1128.

第三章
呼吸系统的解剖生理

呼吸系统分为上呼吸道和下呼吸道。上呼吸道包括鼻部、咽部和喉部，下呼吸道包括左右支气管及肺。肺包括肺实质和肺间质。肺实质包括支气管树和肺泡，肺间质由结缔组织、血管、淋巴管、淋巴结和神经等组成。呼吸系统连接体外环境，成人在静息状态下，每天进出呼吸道的气体约有10 000 L，呼吸就是机体和外界环境进行气体交换的过程。呼吸分为内呼吸和外呼吸。外呼吸指的是外界环境和肺毛细血管血液之间进行气体交换的过程，包括肺通气和肺换气。内呼吸指的是组织毛细血管血液和组织细胞之间进行气体交换、组织细胞内氧化代谢的过程。因此，内呼吸发生在呼吸系统之外。呼吸系统的功能主要是从外界环境中摄取氧气，以及将代谢过程中产生的二氧化碳排出体外。

第一节　气管与支气管

气管是一种软骨管状结构，将喉部与主支气管相连通，气管自环状软骨下缘（约平第6颈椎）起始，末端为隆突（见图3-1）。气管以胸廓上口为分界，分为气管颈部及气管胸部。正常气管的平均直径在男性中为22 mm，在女性中为19 mm；在男性中，冠状直径为13～25 mm，矢状面直径为13～27 mm；在女性中，平均冠状直径为10～21 mm，矢状面直径为10～23 mm；女性的气管与男性相比往往较短。气管于隆突处（即胸骨角平面，约平第4胸椎下缘）分叉，形成左、右主支气管。在气管分叉处的内面，有一个矢状位向上凸出的半月状嵴，称为气管隆嵴，稍偏向左侧，是支气管镜检查时判断气管分叉的重要标志。

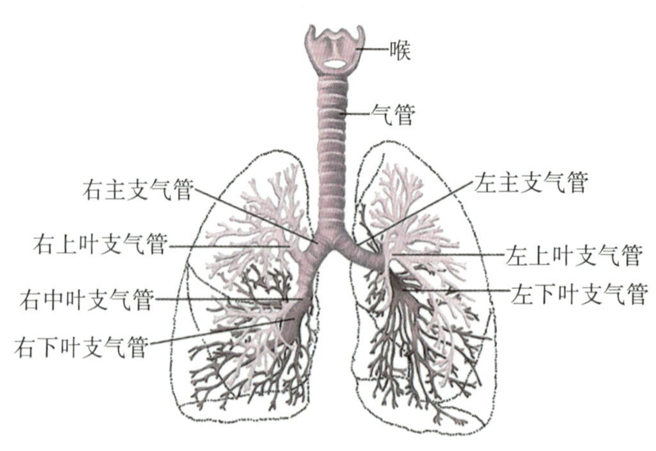

图3-1　气管与支气管示意图（原创）

气管包括黏膜、气管软骨、平滑肌和结缔组织等。气管由14～17个软骨环组成，软骨环呈C形，缺口向后，每厘米气管大约有2个软骨环，每个软骨环的平均高度约为4 mm，气管壁的平均厚度为3 mm。气管软骨后壁缺口由气管的膜壁所封闭，膜壁由弹性纤维和平滑肌构成，这些平滑肌纤维又称为气管肌。气管的管腔黏膜存在假复层上皮，黏膜下层含有分泌黏液的杯状细胞，黏液与气管管腔黏膜的纤毛协同作用，捕获和清除进入气道内的颗粒或微生物。

隆突是呼吸道的敏感部位，如果受到刺激，很容易引发咳嗽反射；气管在隆突处分叉成两个主支气管，右主支气管的直径比较宽、短；左主支气管直径比较细、长，呈斜行，因此，坠入气管的异物多进入右主支气管。男性气管和左主支气管长度显著长于女性。左、右主支气管在肺门位置分支出2级支气管，进入肺叶，称为肺叶支气管：左肺分为上、下叶支气管；右肺分为上、中、下叶支气管，分别供应肺的主叶；肺叶支气管进入肺叶后，继续分支出3级支气管，称为肺段支气管，供应肺部的各个支气管肺段。细支气管壁较小（直径<2 mm），呼吸道无环状软骨，管腔黏膜的假复层纤毛柱状上皮逐渐变成柱状上皮，也无黏液腺分泌黏液，细支气管分为传导细支气管、终末细支气管、呼吸细支气管。肺泡是气道的最后部分，靠近毛细血管。

第二节　肺

肺位于胸腔内，纵隔的两侧，呈灰粉色海绵状质地，表面覆盖脏胸膜。一般成人肺的重量约1 kg，其中40%～50%是血液。健康成年人在呼气末肺内含有约2.5 L空气，在完全充气时肺内含有6 L空气。肺呈圆锥形，包括1尖、1底、3面、3缘。肺尖是肺的上端，形态钝圆，通过胸廓上口向颈根部突出，至锁骨内侧1/3段上方2～3 cm。肺底是肺的下面，与横膈相贴，受膈肌的压迫，肺底呈半月形凹陷。肺的3缘包括前缘、后缘和下缘。肺的前缘为肋面和纵隔面在前方的移行处，并在左肺有心切迹形成。心切迹是肺部容纳心脏而形成的凹陷。下缘很薄，将肺的底部与肋面分开。后缘较厚，从C7椎延伸到T10椎，位于脊柱两侧。肺的3个表面包括肋面、纵隔面（内侧面）和膈面。肋面沿胸骨和肋骨被覆肋胸膜，并且沿前缘和后缘连接内侧表面，在下缘连接膈肌表面。内侧面紧邻纵隔，中央的椭圆形凹陷称为肺门。膈面是肺底的一部分，毗邻膈面，右膈高于左膈。

右肺由3个叶组成：右上叶（RUL）、右中叶（RML）和右下叶（RLL）；右叶被斜裂和水平裂分开，其中水平裂将上叶和中叶分开，斜裂将中叶和下叶分开。左肺由2个肺叶组成：左上叶（LUL）和左下叶（LLL）；上下叶由斜裂分开。支气管肺段为一个在结构和功能上都具有独立性的肺组织单位，右肺有3个叶，分为10个节段：右上叶由尖段、后段和前段组成，右中叶由内侧段和外侧段组成，右下叶由上段和4个基底段（内、前、外、后基底段）组成；左肺有8个节段，左上叶由左固有上叶及左舌叶组成，其中左固有上叶包括前段和尖后段（尖段和后段共干），左舌叶分为上舌段和下舌段，左下叶包括上段和3个基底段（内前、外、后基底段，其中内基底段和前基底段共干）（图3-2）。

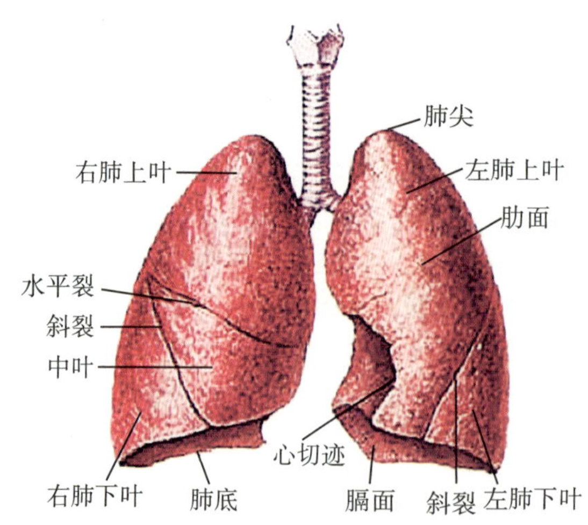

图3-2 肺正面观（原创）

支气管、血管、神经、淋巴管等出入的门户称作肺门。肺动脉、主支气管和肺静脉之间的关系是明确且恒定的，肺门自前向后依次为：肺静脉、肺动脉、主支气管。两个肺门内的结构从上至下排列各不相同，左肺门内的结构从上到下依次为左肺动脉、左主支气管、左肺下静脉等；右肺门内的结构自上而下依次为右肺上叶支气管、右肺动脉、右肺下静脉。

肺循环由肺动脉、毛细血管网和肺静脉组成。肺动脉起源于右心室流出道，走行于主动脉左侧和后方，在主动脉下方、隆突水平分为左、右肺动脉，随后伴行于肺叶，肺段支气管继续走行，分支到达肺泡隔，包裹肺泡壁，形成肺泡毛细血管网，大量毛细血管网增加了气体交换的表面积；肺毛细血管壁薄，平滑肌少，因此对血流的阻力小，使肺循环成为一个低压高容的系统，有利于肺泡与毛细血管网进行气体交换。肺泡与毛细血管网进行气体交换后，含氧血液分别由两侧的上肺静脉和下肺静脉流入左心房。

肺通气指的是气体在外界大气和肺泡之间交换的过程，肺通气的阻力和动力的相互作用是气体进出肺的关键。肺通气的直接动力：肺泡气与外界大气之间的压力差。肺的扩张和缩小决定了肺内压在呼吸过程中的变化，但肺自身并不具有主动舒张和收缩的能力，其舒张和收缩依赖于胸廓有节律的扩张和收缩，而胸廓的扩张和收缩是呼吸肌的收缩和舒张作用的结果。故呼吸肌的收缩与舒张产生节律性的呼吸运动为肺通气提供了原动力。呼吸肌的收缩和舒张可引起肺内压变化。肺内压：肺泡内气体的压力。该压力在呼吸过程中发生周期性变化，吸气时，肺容积增大，肺内压随之降低，当其低于大气压时，外界气体进入肺，随着肺内气体量的增加，肺内压也逐渐升高，至吸气末，肺内压升高到与大气压相等，气流便暂停吸入；呼气时，肺容积减小，肺内压随之升高，当高于大气压时，气体流出，随着肺内气体量的减少，肺内压也逐渐降低，至呼气末，肺内压又降到与大气压相等，气流便暂停吸出。平静呼吸时，肺内压变化较小，较大气压变化1～2 mmHg[①]；用力呼吸或呼吸道不够通畅时，肺内压将大幅波动，如紧闭声门并尽力进行呼吸运动，吸气时肺内压可低于大气压30～100 mmHg，呼气时可高于大气压60～140 mmHg。

肺表面活性物质是由肺泡Ⅱ型上皮细胞所合成并分泌的含脂质和蛋白质的混合物，其中脂质成分约占90%，表面活性物质结合蛋白（surfactant-associated protein，SP）约占10%，脂质中60%以上是二棕榈酰基卵磷脂（dipalmitoyl phosphatidyl choline，DPPC）。DPPC具有双嗜性分子的特点，一端为非极性疏水的脂肪酸，不溶于水，另一端是极性的，易溶于水。因此，DPPC分子垂直排列于肺泡内液-气界面，极性端插入液体层，非极性端朝向肺泡腔，形成一层能降低表

①1 mmHg=0.133 kPa。

面张力的DPPC单分子层，并且其密度可随肺泡的张缩而改变。SP包括SP-A、SP-B、SP-C和SP-D四种，它们对维持DPPC的功能以及在DPPC的分泌、清除和再利用等过程中发挥重要作用。SP-B和SP-C是小疏水蛋白，而SP-A和SP-D是大亲水蛋白。肺表面活性物质持续更新，才能维持其正常功能。肺表面活性物质的主要作用是降低肺泡表面张力，减小肺泡的回缩力。肺表面活性物质具有重要的生理意义：减小吸气阻力，减少吸气做功；使不同大小的肺泡维持稳定性。肺表面活性物质的密度可随肺泡半径的变小而增大，也可随肺泡半径的增大而减小，所以在肺泡缩小（或呼气）时，肺表面活性物质的密度增大，降低表面张力的作用加强，肺泡表面张力减小，因而可防止肺泡萎陷；而在肺泡扩大（或吸气）时，肺表面活性物质的密度减小，肺泡表面张力增加，因而可防止肺泡过度膨胀。防止肺水肿：由于肺表面活性物质可降低肺泡表面张力，减小肺泡回缩力，减弱表面张力对肺毛细血管血浆和肺组织间液的“抽吸”作用，阻止液体渗入肺泡，从而预防肺水肿的发生。

第三节 胸 膜

胸膜为被覆于胸壁内面、膈上面、纵隔两侧面及肺表面的一层浆膜。外层附着在胸壁上，称为壁胸膜；内层覆盖肺、血管、神经和支气管，称为脏胸膜。脏、壁两层胸膜间的腔隙称为胸膜腔，左右胸膜腔之间无解剖学联系（图3-3）。胸膜腔内有少量浆液，这一薄层浆液具有两方面的作用：浆液分子之间的内聚力使得两层胸膜贴在一起，不易分开，产生表面张力，参与胸膜腔负压的形成，因而肺可随胸廓的运动而张缩；薄层浆液在两层胸膜之间起到润滑的作用，可减小呼吸运动时两层胸膜之间的摩擦。胸膜腔的某些部位并未被肺充满，而留有一定间隙，称为胸膜隐窝，包括肋膈隐窝、肋纵隔隐窝和膈纵隔隐窝。肋膈隐窝位于膈肌和肋胸膜之间，左右各一，是诸胸膜隐窝中位置最低、容量最大的部位，其深度可达两个肋间隙。胸膜腔积液常先积存于肋膈隐窝。肋纵隔隐窝位于纵隔胸膜与肋胸膜相互移行处；膈纵隔隐窝位于膈胸膜与纵隔胸膜之间，仅存在于左侧胸膜腔。脏胸膜的血液供应来自支气管动脉，而壁胸膜的血液供应来自肋间动脉。

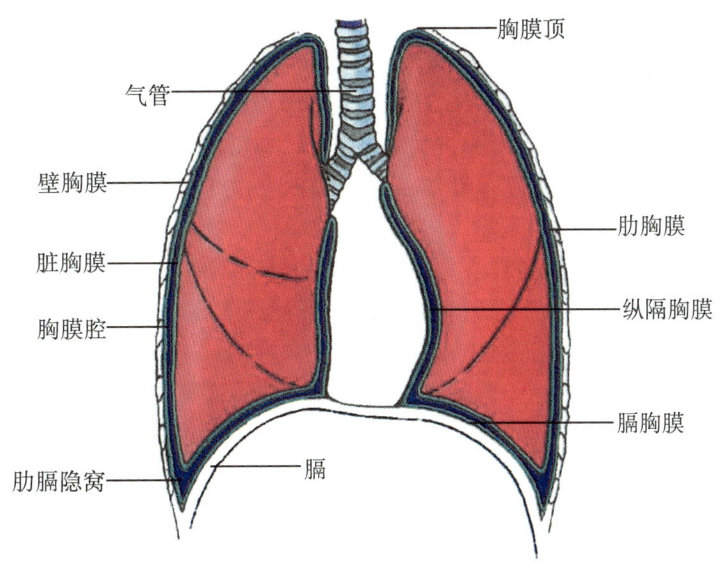

图3-3 胸膜及胸膜腔（原创）

胸膜腔内的压力称为胸膜腔内压或胸内压。呼吸运动时随着胸廓运动，胸膜腔内压随之变化。平静呼气末胸膜腔内压低于大气压3～5 mmHg，吸气末胸膜腔内压较大气压低5～10 mmHg。可见，胸膜腔内压在平静呼吸时总是低于大气压，若以大气压为0计，则胸膜腔内压为负压，故称为胸膜腔负压或胸内负压。而在用力呼吸时，胸膜腔内压波动将大幅增加。例如，在关闭声门用力吸气时，胸膜腔内压可降至低于大气压90 mmHg；而当关闭声门用力呼气时，胸膜腔内压可高于大气压110 mmHg。

维持胸膜腔内压具有重要意义：能扩张肺，使肺能随胸廓的张缩而张缩；使腔静脉和胸导管扩张，有利于静脉血和淋巴液回流。保持胸膜腔内压的一个重要前提是胸膜腔须保持密闭性。临床上，一旦密闭的胸膜腔与大气相通，空气便进入胸膜腔而形成气胸，此时胸膜腔负压减小或消失，肺依其自身的弹性而回缩，造成肺不张，不仅影响肺通气，也阻碍静脉血和淋巴液回流；气胸严重时，不但患侧呼吸和循环功能发生障碍，纵隔向健侧移位，甚至出现纵隔摆动，累及健侧的呼吸和循环功能，此时若不紧急处理，将危及生命。

胸膜腔内压受胸壁运动动力学的影响。身体姿势的变化和运动会影响胸膜腔内压。胸膜腔内压的大小主要取决于肺回缩压。气道压力和胸膜腔压力的差异称为跨肺压。在自主呼吸期间，经肺压维持继发于胸膜压周期性变化的潮气通气。对于机械通气的患者，决定潮气通气的跨肺压由平均气道压力的周期性变化控制。确定患者自主呼吸或机械通气时的跨肺压需要测量胸内压，可以在食管远端1/3处使用食管球囊导管来测定，气道压力可以通过测量口腔或气管插管附近的压力来确定，肺体积可以使用体积描记法测量。

第四节 纵　隔

纵隔位于胸膜腔之间，上窄下宽，前短后长，呈矢状位，一般以胸骨角与第四胸椎下缘分界，将纵隔分为上纵隔和下纵隔两部分。下纵隔以心包为界，分为前纵隔、中纵隔和后纵隔三部分（图3-4）。

上纵隔位于胸骨角平面以上。上纵隔的上界为胸廓上口，下界为胸骨角到第4胸椎体下缘的平面，前方是胸骨柄，后方是第1～4胸椎体。上纵隔内自前向后有胸腺、左右头臂静脉、上腔静脉、膈神经、迷走神经、喉返神经、主动脉弓及其三大分支，以及后方的气管、食管、胸导管等。下纵隔是指胸骨角平面以下的纵隔部分。上界是上纵隔的下界，下界是膈，两侧是纵隔胸膜。下纵隔分为3部分，心包前方与胸骨体之间是前纵隔，心包连同其包裹的心脏所在的部位是中纵隔，心包后方与脊柱胸段之间是后纵隔。前纵隔容纳胸腺或胸腺遗迹、纵隔前淋巴结、胸廓内动脉纵隔支、疏松结缔组织和胸骨心包韧带等。中纵隔容纳心及出入心的大血管，如升主动脉、肺动脉干、上腔静脉根部、左右肺动脉、左右肺静脉、奇静脉末端、心包、心包膈动脉、膈神经和淋巴结等。后纵隔容纳左右主支气管、食管、胸主动脉、奇静脉、半奇静脉、胸导管、交感干胸段和淋巴结等。

上纵隔本质上是一个导管空间，是气管、食管等结构在头部、颈部和胸部通过的结构。前纵隔充满了结缔组织和脂肪组织，用以缓冲和支撑胸腺以及心脏。中纵隔内为人体最重要的器官：心脏。后纵隔可认为是上纵隔的延续，也可以作为导管，为胸腔和腹腔之间的结构。纵隔内结缔组织及间隙向上经胸廓上口与颈部的结缔组织及间隙相互延伸，向下经主动脉裂孔及食管裂孔与腹部的结缔组织及间隙相互延伸。因此，纵隔气肿可向上蔓延达颈部，向下蔓延至腹膜后间隙。

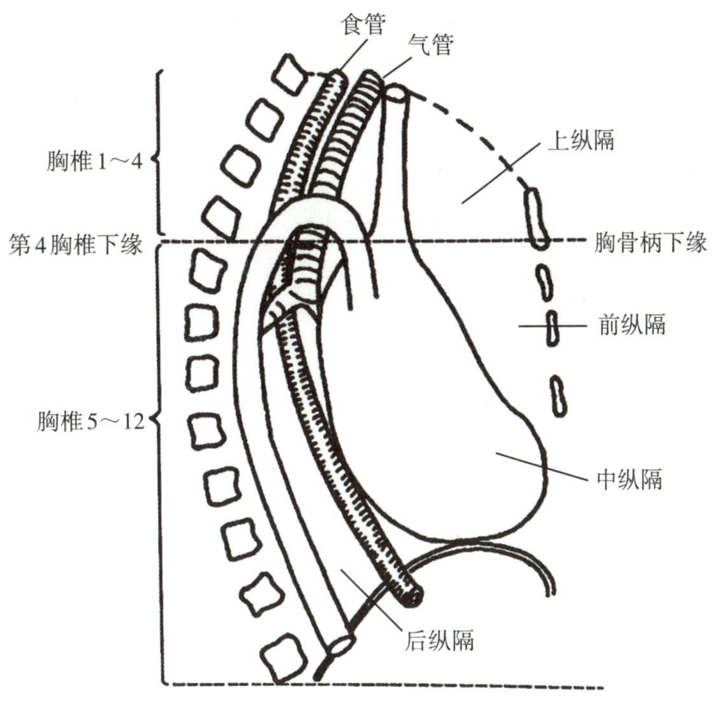

图3-4 纵隔（原创）

第五节 呼吸肌

肋间外肌位于各肋间隙的浅层。起自上位肋骨下缘，肌束斜向前下，止于下位肋骨的上缘，其前部肌束仅达肋骨与肋软骨的结合处，在肋软骨间隙处，移行为一片结缔组织膜，称肋间外膜。肋间外肌作用时提肋，扩大胸廓前后径及横径，有助于吸气。肋间内肌位于肋间外肌的深面。起自下位肋骨的上缘，肌束斜向前上，止于上位肋骨下缘，其后部肌束仅达肋角，自此向后移行为一片结缔组织膜，称肋间内膜。肋间内肌与肋间外肌作用相反，作用是降肋，有助于呼气。肋间最内肌位于肋间隙中份、肋间内肌深面。肌束方向和作用与肋间内肌相同。胸横肌位于胸前壁的内面，起自胸骨下部，纤维向上外，止于第2～6肋的内面，其作用是降肋，有助于呼气。

膈肌是向上膨隆呈穹窿形的扁薄阔肌，用于分隔胸腔和腹腔，构成胸腔的底和腹腔的顶；膈肌是参与呼吸的主要肌肉，也是分隔胸腔和腹腔的重要解剖标志。膈肌的周边是肌性部，中央为腱膜，称中心腱。肌性部纤维起自胸廓下口的周缘和腰椎前面，可分为3部分：胸骨部，起自剑突后面；肋部，起自下6对肋骨和肋软骨；腰部，以左右两个膈脚起自上2～3个腰椎以及内外侧弓状韧带。各部肌束均止于中心腱。膈肌上有3个裂孔：主动脉裂孔，位于第12胸椎前方，左右2个膈脚与脊柱之间有主动脉和胸导管通过；食管裂孔，位于主动脉裂孔左前上方，约平第10胸椎水平，有食管和迷走神经通过；腔静脉孔，位于食管裂孔右前上方的中心腱内，约平第8胸椎水平，有下腔静脉通过。膈肌的3个起始部之间常留有三角形的小间隙，无肌纤维，仅覆盖结缔组织，为薄弱区。其中，位于胸骨部与肋部起点之间的间隙称为胸肋三角，有腹壁上血管和来自腹壁及肝上面的淋巴管通过；位于腰部与肋部起点之间的尖向上的三角形区域称为腰肋三角。腹部脏器若经上述的三角区突入胸腔，则形成膈疝。

膈肌为主要的呼吸肌，收缩时，膈肌穹窿下降，胸腔容积扩大，以助吸气；松弛时，膈肌穹窿上升恢复原位，胸腔容积减小，以助呼气，呼气时膈肌穹窿可以上升到第4肋间隙水平（乳头水平）。膈肌与腹肌同时收缩，则能增加腹压，协助排便、呕吐、咳嗽、打喷嚏及分娩等活动。

呼吸肌的收缩和舒张所引起的胸廓节律性扩大和缩小称为呼吸运动，包括吸气运动和呼气运动。吸气时胸廓扩大，呼气时胸廓缩小，主要吸气肌是膈肌和肋间外肌，主要呼气肌为肋间内肌和腹肌。在平静呼吸时，吸气肌收缩，肋间外肌收缩时，肋骨和胸骨上举，同时肋骨下缘向外侧偏转，从而增大胸腔的前后径和左右径，膈肌收缩时，穹窿下移，从而增大胸腔的上下径，吸气时，胸腔的上下径、前后径和左右径都增大，引起胸腔扩大，肺的容积随之增大，肺内压降低。当肺内压低于大气压时，外界气体流入肺内，这一过程称为吸气。平静呼气时，呼气肌不参与运动，是一个被动过程。当膈肌和肋间外肌舒张时，肺依其自身的回缩力而回位，并牵引胸廓，使其上下径、前后径和左右径缩小，从而引起胸腔和肺容积减小，肺内压升高。当肺内压高于大气压时，气体由肺内流出，这一过程称为呼气。斜角肌和胸锁乳突肌作为辅助呼吸肌，只在用力呼吸时参与呼吸运动。

（夏苴、石军年）

参考文献

[1] MCLAFFERTY E, JOHNSTONE C, HENDRY C, et al. Respiratory system part 1: pulmonary ventilation [J]. Nursing Standian, 2013, 27(22): 40-47.

[2] FURLOW P W, MATHISEN D J. Surgical anatomy of the trachea [J]. Annals of Cardiothoracic Surgery, 2018, 7(2): 255-260.

[3] GE X, HUANG H, BAI C, et al. The lengths of trachea and main bronchus in Chinese Shanghai population[J]. Scientific Reports, 2021, 11(1): 2168.

[4] PENG Y, ZHONG H, XU Z, et al. Pulmonary lobe segmentation in CT images based on lung anatomy knowledge[J]. Mathematical Problems in Engineering, 2021.

[5] KANDATHIL A, CHAMARTHY M. Pulmonary vascular anatomy & anatomical variants [J]. Cardiovascic Diagnostic Therapy, 2018, 8(3): 201-207.

[6] WHITSETT J A, WERT S E, WEAVER T E. Diseases of pulmonary surfactant homeostasis [J]. Annual Review of Pathology-Mechanisms of Diseases, 2015, 10: 371-393.

第四章
慢性阻塞性肺疾病的病因学及危险因素

第一节 吸 烟

[illegible]是慢性支气管炎、肺气肿和慢性气道阻塞性疾病常见且重要的危险因素和主要[illegible]因之一。[illegible]烟者慢性支气管炎患病率为非吸烟者的3～8倍，且与吸烟数量和吸烟年龄[illegible]比。吸烟数[illegible]越多、吸烟年龄越长，即吸烟指数越大，COPD患病率越高。香烟燃烧[illegible]的烟雾中约含[illegible]00种化学物质，主要有烟碱（尼古丁）、丙酮、铝、氨、砷、苯、丁[illegible]镉、二氯甲烷、[illegible]氧化碳、氰化物/氰化氢、乙醇、铅、甲醛、甲醇、汞、石油、焦[illegible]硝酸钾等。这些化学[illegible]质可从气道上皮细胞损伤、纤毛运动低下、巨噬细胞吞噬功能[illegible]等多个环节促进COPD的[illegible]病，导致气道净化功能下降；同时刺激黏膜下感受器，引[illegible]交感神经功能亢进，支气管平[illegible]肌收缩，腺体分泌增多，杯状细胞增生，黏液分泌增[illegible]气道阻力增加。烟草烟雾还可增[illegible]氧自由基的产生，诱导中性粒细胞释放蛋白酶，[illegible]抗胰蛋白酶系统，从而破坏肺弹性纤[illegible]引起肺气肿。肺功能检查通常显示气道阻塞[illegible]应性降低、通气和肺弥散以及动脉氧分[illegible]降低。即使是年轻的、无症状的吸烟者也[illegible]现有肺功能的轻度下降。中国医科大学呼吸[illegible]研究所的一项研究发现，吸烟者下呼[illegible]中巨噬细胞、中性粒细胞和弹性蛋白酶的数量[illegible]高于非吸烟者。其机制可能是烟[illegible]粒和有害气体的刺激，导致下呼吸道单核-巨噬细[illegible]系统被激活。

目前，全[illegible]世界约有13亿吸烟者，每年[illegible]万人死于烟草相关疾病。我国是世界上最大的烟草生产国、消[illegible]和受害国。据统计，[illegible]烟草的产量和销量每年都在增长，目前我国吸烟者超3亿，每年有10[illegible]万人死于烟草[illegible]疾病，且人数还在不断增长，预计到2030年将增至每年200万人。水烟，在[illegible]西南部[illegible]称为黄烟或刀烟，是一种来自中东的烟草产品，用水（或其他液体）过滤后放在[illegible]。水烟通常由新鲜的烟叶、干果和蜂蜜制成。水烟也是COPD的重要危险因素，对肺部的损害更大。

第二节　职业性粉尘与化学物质

高浓度或长时间接触职业性粉尘和化学品，如烟雾、过敏原、工业废气以及室内空气污染，可能会促进慢性支气管炎的发病。煤矿工人、金矿工人、水泥工人、隧道施工工人和硬岩工人的FEV1明显下降。吸入刺激性气体、粉尘、棉尘等有机粉尘也可促进COPD发病。当这些有害颗粒或气体进入气道时，首先引起气道上皮的防御反应，刺激上皮细胞产生炎症介质，诱导炎症细胞浸润肺组织和气道，从而引起组织炎症和损伤。反复的炎症刺激导致反复的组织损伤和异常的修复过程，最终导致不完全可逆的气流受限。职业暴露是易被忽视的COPD危险因素，包括采矿、采石、水泥粉尘、铸造、粮食粉尘、油漆、化工等职业粉尘或气体烟雾暴露。随着工业化的发展，刺激性烟雾、粉尘、空气污染（如二氧化硫、二氧化氮、氯气、臭氧等）越来越严重。这些因素对人类呼吸道形成慢性刺激，可诱发COPD，并可使已有COPD的患者病情恶化。一项基于美国人口调查的研究发现，19.2%的总人口和31.1%的非吸烟者因工作环境而患COPD。但目前国内外关于职业暴露与COPD发生、发展及患者疾病负担关系的研究较少，仍需更多大规模的流行病学研究予以证实。

第三节　空气污染与生物燃料

空气污染是导致COPD的重要因素之一。城市的空气污染主要是由石油的燃烧引起的，主要来自机动车排放的废气。其主要成分有一氧化碳、碳氢化合物、氮氧化物、二氧化硫、烟尘颗粒(一些重金属化合物、铅化合物、黑烟、油雾等)、甲醛等。研究发现，当空气中烟尘或二氧化硫明显增加时，COPD急性加重患者明显增加。汽车尾气中的二氧化硫和悬浮颗粒可对肺功能造成持续性损伤，增加慢性呼吸系统疾病的发病率。当空气中有害成分浓度明显升高时，也会导致COPD急性加重的发生率明显增加。近年来，生物燃料在COPD的发病机制中也发挥着非常重要的作用。生物燃料燃烧造成的家庭空气污染可能与吸烟有协同作用。一项大规模的流行病学研究显示，我国农村女性COPD的发病率主要与生物燃料的使用有关。木材、动物粪便、农作物残留物和煤炭在明火或通风不良的炉灶中燃烧，可造成严重的室内空气污染。在许多发展中国家，尤其是在女性家庭成员中，家庭空气污染也是COPD的一个重要危险因素。从未吸烟但长期接触木柴、木材、玉米和其他作物秆等生物燃料的农村妇女患COPD的风险也显著较高。因此，生物燃料产生的空气污染和烟尘都与COPD的发生有关。

第四节　感　染

感染是COPD急性加重的重要原因之一。气道微生态与慢性气道疾病的发生、发展及急性加重相关。由于冬季气温较低，部分老年、体弱的慢性病患者鼻咽部抵抗力较弱，增加了呼吸道病毒的流行，导致COPD急性加重的发生率增加。已证实超过10种病毒感染与慢性支气管炎相关。老年人、慢性疾病患者及体质不强健者的鼻咽部阻力较低，一些寄生菌，如溶血性A型链球菌、奈瑟球菌等，会突破黏膜屏障，引起继发性细菌感染，并扩散至下呼吸道，导致急性支气管炎甚至肺炎。如果急性支气管炎没有得到及时、适当的治疗，症状就会长期存在，变成慢性支气管炎。呼吸道感染一直是COPD急性加重的重要因素。大量统计数据提示，约80% COPD急性加重由呼吸道感染引起。对1980—2018年118项研究的Meta分析显示，细菌感染占AECOPD患者的49.59%。研究表明，儿童期反复呼吸道感染可能与成年期COPD的发生有关。下面具体说明呼吸系统常见病原微生物学的特点。

一、细菌感染

稳定期COPD患者急性加重期下呼吸道定植菌数量明显增加。当机体免疫力下降时，栖息于上呼吸道的细菌可向下呼吸道的黏膜内皮细胞迁移。

（一）革兰阳性球菌

与人类感染相关的需氧或兼性厌氧革兰阳性球菌有触酶阳性微球菌科和触酶阴性链球菌科。触酶阳性微球菌科包括葡萄球菌属、微球菌属和罕见的口球菌属、动球菌属。触酶阴性微球菌科包括链球菌属、肠球菌属等。

1. 葡萄球菌属（*Staphylococcus*）

呼吸道标本中以金黄色葡萄球菌（*Staphylococcus aureus*）、表皮葡萄球菌（*Staphylococcus epidermidis*）、溶血葡萄球菌（*Staphylococcus haemolyticus*）、人葡萄球菌（*Staphylococcus hominis*）、腐生葡萄球菌（*Staphylococcus saprophyticus*）等常见。其中，金黄色葡萄球菌是最重要的致病性葡萄球菌。根据是否产生凝固酶将细菌分为凝固酶阳性葡萄球菌（coagulase-positive staphylococcus，CPS）和凝固酶阴性葡萄球菌（coagulase-negative staphylococcus，CNS）。无论是否产生溶血素或金色素，从人体标本中分离的CPS均可鉴定为金黄色葡萄球菌。葡萄球菌的致病性取决于其产生毒素和酶的能力。金黄色葡萄球菌的致病性最强。致病菌株可产生溶血素（α、β、γ、δ）、杀白细胞素、肠毒素、血浆凝固酶、DNA酶、纤溶酶、透明质酸酶等。葡萄球菌属是最常见的化脓性球菌，可引起皮肤、血液、呼吸道、泌尿道、消化道等部位感染。

2. 链球菌属（*Streptococcus*）

引起人类感染的常见链球菌主要有A、B、C、D、F和G群。链球菌属的许多种属是人类正常菌群的组成部分，但不同种属的常见定植部位和频率差异较大。A群链球菌是人类重要的病原体，可产生透明质酸酶、链激酶、链通道酶等多种酶，以及溶血素O、S、rubetoxi等外毒素。急性咽炎和急性扁桃体炎是由A群链球菌引起的常见感染。肺炎链球菌在体内可形成荚膜，荚膜是一种多糖聚合物，可保护细菌不被吞噬细胞吞噬。

3. 肠球菌属（*Enterococcus*）

肠球菌是兼性厌氧、过氧化氢酶阴性和无孢子的革兰阳性球菌。通常不溶血，但可以有β溶血，很少有α溶血。根据目前的分类方法，肠球菌属有12种：粪肠球菌、屎肠球菌、坚韧肠球菌、鸟肠球菌等。引起感染的肠球菌按种分类以粪肠球菌居多，约占80%。肠球菌属是一种致病性较低的条件致病菌，但由于其耐药性较高，临床检出率较高。肠球菌在免疫正常人群和社区获得性感染中较罕见。

（二）革兰阴性球菌

1. 奈瑟菌属（*Neisseria*）

奈瑟菌是一种需氧革兰阴性球菌，其主要致病因素为细菌内毒素。它对干、冷、热和常见消毒剂非常敏感，因此送检的疑似脑膜炎奈瑟菌和淋病奈瑟球菌感染的标本需要保暖。因为这两种细菌会产生自溶酶，如果不及时接种，培养基中的细菌会在几天内死亡。脑膜炎奈瑟菌携带者如缺乏特异性杀菌抗体或细菌毒力强，可通过鼻咽黏膜进入血流，引起一过性菌血症。

2. 莫拉菌属（*Moraxella*）

莫拉菌是一种需氧革兰阴性球菌，呈单株或双株排列，氧化酶和过氧化氢酶阳性，无鞭毛，无孢子，DNA酶阳性。过去认为这种细菌是人体正常菌群，不具有致病性。越来越多的研究认为该菌是致病菌。

（三）革兰阳性杆菌

与人类相关的革兰阳性杆菌主要包括棒状杆菌属、李斯特菌属、丹毒杆菌属、乳杆菌属和芽孢杆菌属等。

1. 棒状杆菌属（*Corynebacterium*）

棒状杆菌属是一组革兰阳性杆菌，其两侧不对称，其中一侧或两侧肿大呈杆状，呈直线或微弯曲。细菌常聚集成簇，呈V形、L形、Y形、网格状或汉字线状排列，着色不均，有异染颗粒。棒状杆菌属代表白喉棒状杆菌，是一种绝对致病菌。白喉棒状杆菌主要通过分泌外毒素致病。临床常见的外毒素类型为咽型白喉、喉型和支气管型白喉，鼻型白喉和皮肤或伤口型白喉较少见。外毒素释放到血液中可引起心肌炎、周围神经麻痹和中毒性肾病。白喉棒状杆菌一般停留在局部病灶内，不进入血流。假膜涂片中发现的白喉棒状杆菌可作为初步诊断依据，培养阳性可基本确诊。

2. 李斯特菌属（*Listeria*）

李斯特菌是一种革兰阳性、无孢子的短芽孢杆菌或球芽孢杆菌，单核细胞增生李斯特菌48 h培养可为革兰阴性。它有一个周围鞭毛，有运动性。单核细胞增生李斯特菌是人类的主要致病菌。以往对这种细菌知之甚少，实验室分离的菌株常被误认为是其他容易与之混淆的细菌，如棒状杆菌、肺炎链球菌、流感嗜血杆菌等。单核细胞增生李斯特菌是一种细胞内寄生虫。免疫过敏反应和细菌毒力是致病的主要机制。

3. 芽孢杆菌属（*Bacillus*）

芽孢杆菌是一种革兰阳性细菌，需氧和产孢。该属有10余种。除了毒力强的炭疽芽孢杆菌外，还有许多非致病性炭疽芽孢杆菌或假炭疽芽孢杆菌，包括蜡样芽孢杆菌、枯草芽孢杆菌和嗜热芽孢杆菌。炭疽杆菌是炭疽的病原体，是绝对致病菌，正常人体不携带。它主要通过受损的皮肤、胃肠道黏膜或呼吸道进入体内。炭疽毒素是主要的致病因素。

（四）革兰阴性杆菌

需氧或兼性厌氧革兰阴性杆菌是临床实践中最多样化的细菌群，包括肠杆菌目细菌、非发酵菌、嗜血杆菌、军团菌和弧菌科细菌，涉及至少数百种细菌。

1. 肠杆菌目细菌

肠杆菌目细菌分为致病菌和条件致病菌两大类。传统上，致病菌主要是志贺菌、沙门氏菌和耶尔森菌，后来发现某些大肠杆菌菌株也可以侵入肠黏膜或产生毒素，如产肠毒素大肠杆菌（enterotoxigenic escherichia coli，ETEC）、产志贺毒素大肠杆菌（shiga toxin-producing escherichia coli，STEC）。致病性肠杆菌目细菌的致病性主要与细菌的内毒素和侵袭性有关，少数菌株可产生外毒素。临床上最常见的是腺鼠疫，其他还包括肺鼠疫、暴发性鼠疫（又称败血症鼠疫）和脑膜鼠疫。当机体局部或全身抵抗力下降时，细菌可在呼吸道移位、定植，引起感染，加重COPD病情。

2. 非发酵菌群

非发酵菌是一类不能以发酵形式将碳水化合物分解为能量的革兰阴性杆菌。非发酵菌是医院感染和免疫功能低下患者感染的常见病原菌。总体上，非发酵菌的致病性弱于肠杆菌目细菌，但耐药性高于肠杆菌目细菌。由于经济和医疗发展水平参差不齐，不同地区的细菌耐药性存在较大差异。

铜绿假单胞菌曾是最常见和最重要的非发酵菌。许多研究发现铜绿假单胞菌是一种常见的致病菌，不仅对机体组织有很强的黏附力，而且其内毒素可引起发热、休克和ARDS，并可产生蛋白酶、磷脂酶和外毒素A，导致组织变性和组织坏死。

不动杆菌是一种条件致病菌，它们的临床分离株，特别是来自呼吸道标本的分离株，在大多数情况下是定植菌。

嗜麦芽窄食单胞菌（*Stenotrophomonas maltophilia*）被很多医院列为常见的不发酵菌，在2017年临床分离的不发酵菌中排名第三，可引起菌血症和肺炎。多数患者在痰培养时被检出，但需鉴别其是否为真正的感染病原菌。

3. 其他

（1）嗜血杆菌

流感嗜血杆菌、副流感嗜血杆菌和溶血嗜血杆菌为临床相关菌株。内毒素是流感嗜血杆菌的主要致病因素。成人社区获得性肺炎中流感嗜血杆菌占所有细菌的20%～30%。我国细菌检出率较低，可能与临床细菌实验室检测技术缺乏有关。由b型流感嗜血杆菌引起的侵袭性感染在成人中罕见。近年来，有报道称副流感嗜血杆菌也是呼吸道感染的常见病原体。

（2）军团菌

军团菌有58种3亚种，目前已从人类中分离到约20种。临床分离菌株以嗜肺军团菌为主。军团菌是革兰阴性杆菌，但颜色浅，无孢子，无包膜，有末端或侧鞭毛。自然水体中存在少量军团菌。军团菌一旦进入城市自来水管网等人工水管系统，可引起定植并加速生长和增殖。已知促进定植和增殖的因素包括适宜的温度（25～42 ℃）、水淤滞、水垢、生物膜以及可与之共存的微生物。社区获得性军团菌病与军团菌在住宅建筑、酒店和工业用水系统中的定植有关。人类和动物都不是军团菌的宿主。冷却塔和蒸发冷凝设备可能是军团菌的主要来源。1990—2001年，上海市疾病预防控制中心对酒店、地铁、商场和中央空调的冷却塔进行了军团菌的种类调查。1 388份标本中666份分离出军团菌，检出率为48%。军团菌是一种兼性细胞内病原体，对多种不能穿透宿主细胞膜的抗菌药物具有耐药性。青霉素类和头孢菌素类药物难以进入巨噬细胞，即使在体外具有抗菌活性，但在临床治疗中仍然无效。军团菌感染细胞模型显示，红霉素和利福平可抑制细菌生长，但停药后细菌又恢复增殖。

（五）厌氧菌

厌氧菌是一种只能在无氧或低氧分压下生长的细菌。根据细菌形态、革兰染色特征、有无产芽孢，厌氧菌分为革兰阳性厌氧菌、革兰阴性厌氧菌、革兰阳性杆菌、革兰阳性非杆菌。厌氧菌引起的下呼吸道感染多为内源性感染，常为混合感染，包括厌氧菌和需氧菌感染，或多种厌氧菌混合感染。厌氧菌在老年人肺炎感染菌中也占相当大的比例，是感染的常见病原体。

（六）分枝杆菌属

分枝杆菌需氧，无孢子（海分枝杆菌除外），不动，微弯曲或直，有时有分枝。分枝杆菌属有许多重要的菌种，其中最重要的是结核分枝杆菌（*Mycobacterium tuberculosis*）复合群、麻风分枝杆菌和溃疡分枝杆菌。此外，还有150多种环境分枝杆菌，也称为非结核分枝杆菌，具有不同程度的致病性和毒力。

1. 结核分枝杆菌复合群

它属于放线菌目、分枝杆菌科和分枝杆菌属，包括结核分枝杆菌、牛分枝杆菌、非洲分枝杆菌和田鼠分枝杆菌。其中前三种对人类具有致病性。结核分枝杆菌的致病性最高。

2. 与人类疾病有关的缓慢生长的非结核分枝杆菌

近年来，非结核分枝杆菌的检出率逐渐提高，且非结核分枝杆菌引起的病变为结核样病变。通常引起人类疾病的非结核分枝杆菌包括：鸟-细胞内分枝杆菌复合体、日内瓦分枝杆菌、嗜血分枝杆菌、旱獭分枝杆菌、堪萨斯分枝杆菌、海分枝杆菌、simitis分枝杆菌、skrseri分枝杆菌、溃疡分枝杆菌和蟾蜍分枝杆菌。临床标本抗酸染色发现的抗酸杆菌不能区分非结核分枝杆菌和结核分枝杆菌。非结核分枝杆菌的确定和细菌类型的鉴定依赖于细菌培养。非结核分枝杆菌是一种条件致病菌，当机体抵抗力下降时可引起人类疾病。

二、真菌感染

真菌种类繁多，根据侵袭人体组织器官的不同，临床上将其分为浅表真菌和深部真菌。深部真菌是指侵袭表皮外组织器官的真菌，包括念珠菌属、隐球菌属、曲霉菌属、孢子菌属、暗菌属、毛霉菌属、粪霉菌属、青霉属、地霉属、组织胞浆菌属、球孢子菌属等。其致病作用可能与真菌在体内增殖引起的机械损伤以及酶和酸性代谢物的产生有关。菌体及其代谢产物具有较弱的抗原性，可引起过敏反应导致人体组织损伤。大多数深部真菌的致病性较弱，只有当机体抵抗力降低时，才能侵入组织并繁殖致病。近年来，由于广谱抗生素的广泛应用、肿瘤化疗和器官移植导致免疫抑制宿主增多，血管内置管、气管插管、留置导尿等侵入性操作，导致深部真菌感染明显增加。

（一）念珠菌属

念珠菌属子囊菌纲酵母目，是最常见和最重要的深部真菌，占临床标本的50%～80%。

支气管肺念珠菌病常继发于结核、支气管扩张等其他肺部疾病，但支气管肺念珠菌病的诊断必须谨慎。单纯从痰液中分离出念珠菌不能作为念珠菌病的诊断依据，尤其是使用广谱抗生素治疗的患者，其上呼吸道念珠菌定植明显增加。痰标本直接镜检可见大量菌丝和芽生孢子，提示念珠菌处于活跃生长状态，但不能据此判断是否为肺念珠菌病。只有支气管黏膜或肺活检标本的组织病理学检查显示组织中存在念珠菌孢子或假菌丝才能确诊，但不能鉴别真菌的种类。

（二）隐球菌属

隐球菌是一种土壤、鸽子粪、牛奶、水果等的腐生菌，可侵入人和动物。新生隐球菌格鲁比变种、新生隐球菌变种和格特隐球菌被认为是可以感染人类的病原体。隐球菌是一种条件致病菌，多进入呼吸道，在肺部引起轻度炎症或隐性感染。隐球菌也可以通过受损的皮肤和肠道传播。当机体免疫功能下降时，隐球菌可向全身蔓延。虽然隐球菌病是一种全身性感染，但肺部感染和中枢神经系统感染最为常见。隐球菌感染在免疫功能低下患者中的发生率为5%～10%，在艾滋病患者中可高达30%。免疫缺陷是某些类型格特隐球菌感染的重要危险因素。在北美，38%～59%的格特隐球菌感染患者免疫功能低下。

（三）曲霉属

目前已鉴定出250多种曲霉菌。其中，主要病原菌有烟曲霉、黑曲霉、黄曲霉、土曲霉、米曲霉、锁骨曲霉、花斑曲霉、巢氏曲霉、萨克森曲霉、灰绿曲霉等10种。在已知的曲霉菌中，引起人类感染的最常见曲霉菌是烟曲霉。

曲霉菌是一种环境腐生真菌，在潮湿腐烂的谷物、稻草或腐烂的枯叶中迅速生长。谷仓、土壤和空气中常存在大量曲霉孢子，可引起原发性肺曲霉病。曲霉菌可以通过释放真菌毒素或其他代谢物致病，吸入孢子可以引起过敏性或侵袭性疾病。曲霉菌最常累及肺部，但在初次感染后，由于持续播散，也可扩散到几乎所有器官。侵袭性曲霉菌病是仅次于侵袭性念珠菌病的第二大医院获得性真菌感染。近年来，随着对深部真菌感染认识和诊断的提高，在包括支气管扩张和COPD在内的慢性肺部疾病患者中，甚至在免疫功能正常的人群中也发现了许多肺曲霉感染。

（四）毛霉菌

毛霉菌常见的临床分型有4种。

1. 心肺型

病原菌通过呼吸道直接侵入气管、支气管、肺，引起支气管炎、肺炎症状，也可引起肺栓塞并发肺梗死。病原菌以毛霉菌为主。

2. 胃肠型

常腹痛、腹泻、呕吐、褐色便或黑便等。病原菌多为根瘤菌。

3. 皮肤类型

原发感染以大面积烧伤患者为主。继发感染多见，中央可见坏死斑块，外周可见红环。病原菌以根瘤菌属为主。

4. 鼻脑型

经皮肤黏膜或由结膜进入鼻腔，经眼眶、鼻窦或腭到达脑部，形成鼻脑综合征。主要病原体为根毛霉属。

（五）肺孢子菌

卡氏肺孢子菌含有滋养体和包囊，曾被归类为原生动物。然而，对其超微结构和核糖体RNA系统发育的研究表明，它应该被归类为真菌。肺孢子菌是一种酵母样真菌，具有宿主特异性，通常被认为局限于哺乳动物的肺组织。大量研究表明，它可以由健康人群携带，主要存在于肺组织中，只有在免疫功能极低时才会引发肺炎。肺孢子菌肺炎是免疫抑制患者肺部感染和死亡的重要原因。核酸序列分析表明，在人体与动物体中分离出的卡氏肺孢子菌差异较大。因此，在人类中检测到的病原体已被重新命名为耶氏肺孢子菌，卡氏肺孢子菌在国际上已停止使用。

肺孢子菌肺炎的诊断依赖于病原学诊断。涂片染色是最基本、最重要的方法之一。染色和观察方法较多，推荐使用5分钟银染色、GMS染色和richs-gimsa染色。几种染色方法可以同时进行，以提高诊断的可靠性。银染细胞外可见直径6～8 μm的深褐色圆形或卵圆形囊肿。PCR不仅可用于诊断耶氏肺孢子菌感染，还可检测亚临床感染和播散性肺外感染，并可检测耐药基因。巢式PCR的检出率和特异度较高，灵敏度为100%，特异度为93%。

三、病毒感染

病毒感染主要针对支气管上皮细胞。急性病毒感染可引起呼吸道上皮细胞损伤，有利于继发细菌感染，导致COPD急性加重。近年来，病毒和细菌共感染在COPD急性加重中的作用越来越受到关注。对人类重要的医学病毒包括DNA病毒7个家族和RNA病毒16个家族，其中一些与人类呼吸道感染密切相关。据统计，90%～95%的急性呼吸道感染由病毒引起。多种病毒可引起人类呼吸道感染，引起从普通感冒到重症肺炎等疾病。

（一）正黏病毒

根据两种主要结构蛋白（基质蛋白M和核蛋白N）的抗原性，流感病毒可分为甲型、乙型、丙型和丁型病毒。甲型流感病毒根据其主要的两种表面糖蛋白血凝素（hemagglutinin，HA）和神经氨酸酶（neuramidinase，NA），可分为几个亚型。到目前为止，甲型流感病毒可分为18个HA亚型和11个NA亚型。流感病毒外膜含有NA、HA和少量基质蛋白M2。HA含有抗原区和唾液酸残基结合位点，与病毒吸附和细胞侵袭有关。NA主要作用于病毒颗粒的释放和传播。M2蛋白存在于甲型流感病毒中，具有离子通道活性，与病毒脱壳组装有关。

流感病毒对电离辐射、离子和非离子洗涤剂、氯化剂、醚和热敏感。流感病毒的一个重要特征是易发生抗原结构变异，从而导致流感病毒的多样性，进而引起周期性流行。有两种类型的抗原变异。一种是抗原漂移，是基因组复制过程中HA或NA基因发生点突变，导致抗原结构发生相对较小的变化。该亚型频繁的抗原变异导致每1～3年中度流感暴发。另一种称为抗原转移，即病毒株HA或NA的表面抗原结构发生变化，形成新的亚型，导致抗原发生显著变化，常引起周期性的世界大流行。

对甲型和乙型流感病毒敏感的细胞为原代猴肾细胞及MDCK、MRC-5、RD和A549细胞。在培养基中加入少量蛋白酶（如胰蛋白酶）裂解HA，形成HA1和HA2亚单位，可感染细胞。在较敏感的猴肾细胞和MDCK细胞中，细胞病变效应通常在接种后1周至10天内出现。新型离心瓶培养法比传统试管培养法产生结果更快，通常在2～3 d内完成。然而，流感病毒的细胞病变效应不具有特异性，因此不能仅通过细胞病变效应进行流感病毒的诊断，通常还需要血凝或血液吸附试验来帮助初步诊断，再通过免疫荧光染色进一步鉴定。

（二）副黏病毒

人副黏病毒包括麻疹病毒、腮腺炎病毒、呼吸道合胞病毒、副流感病毒、人偏肺病毒等。呼吸道合胞病毒具有融合表面抗原，可与受感染的宿主细胞融合形成多核巨细胞，但缺乏血凝素和神经氨酸酶活性。一般可采用细胞培养结合血液吸附试验进行初步诊断，进一步采用免疫荧光染色和酶联免疫法进行确诊，也可采用核酸扩增法直接检测呼吸道样本中的病毒核酸。

1. 副流感病毒（parainfluenza virus，PIV）

副流感病毒可分为4型：PIV-1、PIV-2、PIV-3和PIV-4。PIV-4进一步分为4A和4B。病毒粒子的直径为150～250 nm。血凝素-神经氨酸酶蛋白（HN蛋白）具有血凝素、神经氨酸酶和细胞融合活性。PIV可具有多种不同的形态，包括球状和丝状。HN蛋白和融合蛋白（F蛋白）位于病毒包膜上；HN蛋白与病毒吸附和进入细胞有关，F蛋白与融合有关。M蛋白位于包膜内并与病毒组装相关。衣壳直径约18 nm，由核蛋白（nuclear protein，NP）结合RNA、聚集的P蛋白和L蛋白组成。其中，P和L蛋白具有RNA依赖性RNA聚合酶活性。HN和F蛋白刺激免疫系统的免疫原性最强。人副流感病毒、腮腺炎病毒和新城疫病毒之间存在交叉抗原。PIV对外界因素敏感，可通过低pH、高温及洗涤剂、甲醛、乙醇等有机溶剂快速灭活。

2. 呼吸道合胞病毒（respiratory syncytial virus，RSV）

RSV不具有血凝素或神经氨酸酶活性。基因组编码9种结构蛋白［N（核蛋白）、P（磷蛋白）、M（基质蛋白）、SH（短疏水表面蛋白）、G（主要黏附蛋白）、F（融合蛋白）、M2-1、M2-2和L（聚合酶蛋白）］和2种非结构蛋白（NS1和NS2）。其中L蛋白具有RNA依赖性和RNA聚合酶活性。根据RSV的抗原性，可将RSV分为A型和B型两种亚型，两种亚型的主要区别是黏附型糖蛋白G的抗原特性不同，而融合型糖蛋白F是相同的。RSV-A共有10个基因型，包括GA1～GA7、SAA1、NA1和NA2。RSV-B共有13个基因型，包括GB1～GB4、SAB1～SAB3和BA1～BA6。

3. 人偏肺病毒（human metapenumovirus，hMPV）

hMPV是由荷兰的范·登·霍根在2001年首次发现的。与hMPV最接近的人类病毒是RSV，属于肺炎病毒科。hMPV在常用的细胞系中生长不良。由于hMPV培养困难，临床检测依赖于逆转录聚合酶链式反应（RT-PCR）。

（三）腺病毒

人腺病毒属于腺病毒科，首次发现于1953年。脊髓灰质炎病毒在腺样组织中增殖。病毒颗粒无包膜，直径65～80 nm，由蛋白衣壳和核蛋白核心组成。衣壳由252个壳粒组成，其中240个壳粒构成二十面体结构，12个壳粒位于病毒粒子的顶端。每个顶角有一个纤毛结构向外突出。纤毛的长度因血清型而异，纤毛的尖端含有与病毒受体结合的决定群。病毒基因组是30～38 kb的线性双链DNA，编码11～15个肽，其中11个肽最终进入病毒颗粒。早期基因负责主要非结构蛋白和调节蛋白的表达，这些蛋白可改变对DNA合成必不可少的宿主蛋白的表达，激活其他基因，并防止因免疫防御而导致的感染细胞过早死亡。生命周期的后期主要生产足够的结构蛋白来包装基因组DNA。腺病毒相对稳定，对离子洗涤剂、有机溶剂、多种蛋白酶具有抵抗力。

（四）冠状病毒

冠状病毒在电子显微镜下具有特殊的球形表面，有一些大而规则的包膜突起。目前已知的人呼吸道冠状病毒有6种，OC43、229E、NL63和HKU1冠状病毒一般引起人类上呼吸道感染和轻中度季节性流感样症状。相比之下，严重急性呼吸综合征冠状病毒（severe acute respiratory syndrome coronavirus，SARS-CoV-2）和MERS冠状病毒（middle east respiratory syndrome coronavirus，MERS-cov）主要感染下呼吸道，引起重症肺炎、致死性急性肺损伤和呼吸窘迫综合征。COPD稳定期患者也需要采取基本的感染防控措施，包括保持有效的社交距离、经常洗手、正确佩戴口罩。严格遵守上述感染控制措施可有效降低感染传播风险。疫情控制期间，COPD患者应避免外出旅行或人群聚集。必要时应吸氧、戴口罩，并保持安全距离。正确有效的隔离和防护是严重感染患者自我防护和控制感染的有效策略。

（五）鼻病毒

鼻病毒是小核糖核酸病毒科病毒。这些病毒被称为鼻病毒，因为它们特别适合在鼻腔内生长，是引起普通感冒的主要病原体。流行病学研究表明，在大多数情况下，同一时期、同一地区总是有几种不同的血清型是主要流行类型。然而，不同地区的流行类型往往差异很大。鼻病毒是引起普通感冒最具代表性的病原体之一。鼻病毒还可引起幼儿或老年人下呼吸道感染，加重慢性支气管炎和COPD。

（六）巨细胞病毒（cytomegalovirus，CMV）

该病毒感染在人群中高度流行。发达国家老年人易感，发展中国家年轻人易感。多数人在初次感染时无明显症状。免疫功能低下患者感染该病毒可导致严重的终末器官疾病。

在实验室诊断中，实时荧光PCR已成为检测hCMV的最新金标准。由于hCMV感染终身存在，高敏感的技术（如巢式PCR）能够检测潜伏的hCMV、低水平复制和无症状的病毒。组织病理学提供了一种特殊的诊断方法：细胞核内存在典型的“猫头鹰眼”包涵体。hCMV培养物一般为人成纤维细胞，致细胞病变效应一般出现缓慢，为14～16天。血清学检测hCMV IgG和IgM抗体可用于快速诊断。

（七）重症禽流感病毒

SARS、H5N1、H7N9等新发呼吸道病毒感染性疾病重症患者体液中产生并释放大量白细胞介素-6、单核细胞趋化蛋白-1等细胞因子（细胞因子风暴），可引起过度炎症反应，对肺部等器官造成损害。因此，细胞因子水平检测可作为患者预后的参考依据。细胞因子风暴与H7N9禽流感患者预后相关，肝细胞生长因子（hepatocyte growth factor，HGF）、干细胞生长因子-β等细胞因子表达水平与H7N9疾病严重程度相关。巨噬细胞移动抑制因子、干细胞因子、单核细胞趋化蛋白-1（monocyte chemotactic protein-1，MCP-1）、HGF、干细胞生长因子-β（stem cell growth factor-β，SCGF-β）、干扰素诱导蛋白10、白细胞介素-18和γ-干扰素可相对独立地预测疾病转归。

四、非典型病原体感染

非典型病原体包括肺炎支原体、肺炎衣原体和嗜肺军团菌。

（一）肺炎支原体感染

不同地区AECOPD患者肺炎支原体检出率差异较大。国内报道的AECOPD肺炎支原体感染率为14.35%～26.5%，明显高于国外。我国与其他国家检出率的差异可能与地区、样本量、检测方法和诊断标准的差异有关。有研究发现，我国农村AECOPD患者肺炎支原体感染率明显低于郊区和城市。在人员密集、医疗卫生条件差、预防措施不完善的地区，病原微生物可能更容易传播和致病。

（二）衣原体感染

目前认为肺炎衣原体是导致COPD患者急性加重的重要原因。肺炎衣原体引起的COPD急性加重患者比例明显高于健康人群。感染肺炎衣原体后产生的免疫是有限和短暂的，经常发生反复感染，这种反复感染可能刺激免疫反应。多项研究证实，无论是急性加重期还是稳定期，COPD患者的免疫功能均存在异常。体内外研究表明，衣原体感染可能参与了COPD患者的慢性支气管炎和肺气肿两个主要病理阶段。研究表明，COPD患者的IgA和IgG抗体阳性率高于正常对照组，且与疾病严重程度呈正相关，因此衣原体感染也是COPD中不可忽视的因素。

第五节　个体因素

一、基因多态性

目前已发现几种可能增加COPD风险的基因多态性。多个基因已被选为候选基因进行COPD的分子遗传学研究。编码α1-抗胰蛋白酶（alpha-1 antitrypsin，AAT）的基因（*AAT*或*α1-AT*）是第一个被发现的COPD相关基因，位于14q32.1，基因符号为*SERPINAl*。其遗传变异主要分为F、M、S和Z型，其中M为野生型，主要存在于90%的人群中。携带*ZZ*纯合突变的个体，尤其是吸烟者，可能存在严重的AAT缺乏症，并在早期发展为COPD，称为α1-抗胰蛋白酶缺乏症（a1-antitrypsin deficiency，AATD）。据研究，*ZZ*基因型在人群中的频率为0.3%～4.5%，主要发生在白种人中，在COPD患者中仅占1%～2%。AATD是全球最常见的遗传性疾病之一。该病为常染色体隐性遗传病，主要表现为肺气肿、肝硬化、肝癌等。AAT缺乏是导致COPD肺气肿的原因之一。AAT主要抑制肺组织弹性蛋白酶活性，保护肺弹性纤维不被蛋白酶水解，预防肺气肿发生。AAT由一组常染色体共显性等位基因编码。编码AAT的基因座称为Pi，目前已鉴定出至少90个等位基因。常见的正常等位基因为*PiM*，表现为血清AAT正常。最常见的AAT缺乏症类型为Z型和s型。*PiZZ*突变是AAT缺乏症最常见的病因，约占96%。编码产物的第342位由带负电荷的谷氨酸变为带正电荷的赖氨酸，导致AAT在ER内无法糖基化而错误折叠、沉积在ER内并被降解，无法转运到细胞表面。这导致血清AAT水平比正常水平低85%～90%，常导致阻塞性肺气肿和青少年肝硬化。其余4%与*PiSZ*基因型相关。*PiM*与AAT缺乏无相关性。*PiMZ*和*PiSS*是否会导致AAT缺乏症仍存在争议。一般情况下，根据基因产物的变化，*AAT*突变主要有三种类型：导致蛋白酶表达丧失的突变、改变基因产物功能的突变和导致蛋白酶无功能的突变。

编码*MMP-9*的基因和编码金属蛋白酶组织抑制因子-2（*TIMP-2*）的基因在COPD的发展中受到越来越多的关注。*MMP-9*可损伤气道和肺组织结构，包括细胞外基质和基底组织，加重肺气肿，引起不可逆的气流受限。*TIMP-2*基因启动子区和编码区多态性可能与COPD的发生有关。

全基因组关联研究（genome-wide association studies，GWAS）发现了许多与COPD发病相关的基因区域。GenKOLS、NETT/NAS、COPDGene、Eclipse等多个大型队列研究发现，染色体15q25上存在一个SNP（rs8034191），其附近有多个基因，包括*CHRNA3*、*CHRNA5*和*IREB2*基因。*CHRNA3/5*基因与COPD肺气肿、肺癌和尼古丁成瘾相关。*IREB2*基因编码铁结合蛋白，调节细胞铁代谢和氧供应，在COPD组织中呈高表达，但其作用机制仍不十分清楚。有研究发现，*IREB2*与COPD患者肺动脉高压相关。此外，*CHRNA3/5*和*IREB2*可能与COPD患者的血液和痰标本结果有关。位于染色体4q31的*HHIP*基因与肺气肿程度和肺功能密切相关，可能是COPD的重要风险位点。*FAM13A*位于染色体4q22，是COPD的另一个重要候选基因，对COPD肺气肿有影响，与慢性支气管炎型COPD的关系更为密切。*FAM13A*在信号转导中发挥作用。有研究表明，*FAM13A*通过增强β-catenin的稳定性来激活*Wnt*信号通路。*FAM13A*的磷酸化受*Akt*的调控，通过*Akt*信号通路参与COPD的发病过程。染色体6p21区域存在*TNXB*、*PPT2*、*AGER*、*NOTCH4*等多个位点。研究最多的*AGER*基因与COPD肺气肿和肺功能相关，可能通过调节COPD炎症和细胞凋亡发挥作用。*AGER*基因产物RAGE蛋白在COPD气道和肺泡组织中高表达。吸烟可减轻*RAGE*基因敲除小鼠肺泡巨噬细胞的炎症反应。其他候选基因包括染色体19q13的*CYP2A6*、*RAB4B*、*MIA*和

EGLN，染色体4q24的*GSTCCD*和*INTS12*，它们在肺组织和气道细胞中表达，并可在气道平滑肌细胞中被TGF-β1改变。染色体5q33的*ADAM19*与肺功能相关。通过GWAS筛选候选基因的研究仍在进行中，有望为寻找COPD的药物靶点提供依据。

COPD的表观遗传修饰主要集中在组蛋白乙酰化和DNA甲基化。在COPD的发病机制中，组蛋白去乙酰化酶（histone deacetylase，HDAC）和组蛋白乙酰转移酶（histoneacetyltransferase，HAT）的失衡可能是COPD的发病机制之一。吸烟可上调HAT的表达，下调HDAC-2的表达和转录后修饰，启动后续的炎症反应。在COPD肺组织中，*HDAC-2*、*HDAC-3*、*HDAC-5*、*HDAC-8*表达降低，*HDAC-4*、*HDAC-6*表达升高。*HDAC-2*与吸烟、巨噬细胞TNF-α和CXCL8的表达及对地塞米松的敏感性有关，并与疾病的严重程度密切相关。在DNA甲基化研究中，330个基因的349个CpG岛发生了甲基化状态改变，与COPD疾病状态和肺功能异常相关。例如，在编码α1抗胰蛋白酶的*SERPINAl*基因的CpG岛附近，存在去甲基化状态。目前也发现一些非编码rna与COPD的发病机制有关，主要是*miRNA*，包括*miR146a*、*miR135b*、*miR101*、*let-7*、*miR452*等。*let-7*在COPD中表达降低，且与肿瘤坏死因子受体2（tumor necrosis factor receptor-2，TNFR2）呈负相关。*miR146a*与细胞炎症和糖皮质激素反应有关，可增加环氧合酶-2（Cyclooxygenase-2，COX-2）的表达。*miR452*低表达与*MMP12*表达增加相关。

二、支气管哮喘和气道高反应

哮喘也可能是慢性气流阻塞和COPD发展的危险因素。图森气道阻塞性疾病流行病学研究（tucson epidemiology study of airway obstructive diseases，TESAOD）表明，吸烟校正后，被诊断为哮喘的成人患COPD的风险是无哮喘的成人的12倍。另一项对哮喘患者的纵向研究发现，约20%的患者出现不可逆的气流受限和弥漫性肺容积降低。第三项纵向研究发现，在一般人群中，自我报告的哮喘与FEV1的过多丢失相关。一项研究调查了哮喘儿童肺发育障碍的模式，发现11%的儿童在成年早期出现肺功能损害，这与COPD的肺活量测定分类一致。在欧洲共同体呼吸健康调查中，气道高反应性是COPD的主要危险因素，仅次于吸烟，占人群归因危险度的15%（占吸烟人群归因危险度的39%）。慢性气流阻塞的病理在有哮喘的非吸烟者和无哮喘的吸烟者之间有明显的不同，这表明即使在肺功能下降相似的情况下，这两种疾病可能仍然是不同的。然而，在临床上区分成人哮喘和COPD可能比较困难。此外，儿童及青少年期肺发育异常可导致哮喘样症状。鉴于肺发育不全与成年期COPD相关，这些婴儿和青少年可能被错误地诊断为患哮喘。另一方面，气道高反应性已被证明是COPD和呼吸系统死亡率的独立预测因子，也是轻度COPD患者肺功能过度下降风险的指标。

支气管哮喘本身是COPD的重要易感因素。支气管哮喘人群发生慢性支气管炎的风险是健康人群的10倍，发生肺气肿的风险是健康人群的17倍。在临床诊断为COPD和哮喘的人群中，有高达30%的重叠。如果出现以下情况，高度提示COPD的可能性：①65岁以上发生支气管哮喘；②肺部CT表现为肺气肿、气道壁增厚；③长期哮喘可导致慢性气流受限，老年哮喘患者可逆性气流受限可变为不完全可逆性；④支气管哮喘严重程度明显增加。气道高反应性人群患COPD的风险高。气道高反应性个体可能更容易受到环境危险因素的影响，而环境危险因素也可能是气道高反应性的原因。然而，气道高反应性导致COPD发生的机制尚未完全明确。

三、肺脏的生长发育

由于各种原因，尤其是胎儿期、新生儿期、婴儿期或儿童期肺发育或生长不良的个体，成年后罹患COPD的风险显著增加。先天性肺异常（congenital lung anomalies，CLA）是胎儿肺发育过程中由于肺实质、支气管和肺血管系统异常而引起的一组疾病。

任何影响胚胎期和儿童期肺生长的因素都有可能增加患COPD的风险。例如，一项大型研究证实，出生体重与成年期FEV呈正相关；另一项研究发现，儿童早期的肺部感染也会影响成年期的肺功能。生命早期出现的危险因素被称为"儿童期不利因素"，该因素对预测成年期的肺功能有重要意义。医学研究委员会对43岁成人的健康和发展进行的全国调查发现，早期接触烟草、婴儿期呼吸道感染以及家庭成员生活过度拥挤之间存在协同作用，可导致肺功能下降。

四、家族聚集倾向

有COPD家族史者患COPD的风险是无COPD家族史者的2倍以上，且家庭成员患病人数越多，其他家庭成员患病的风险越大。近年来，大量研究提示基因或基因多态性与COPD密切相关，也可以从分子角度解释COPD家族聚集性的原因。也就是说，COPD具有遗传易感性。各级COPD患者亲属的COPD患病率均高于一般人群。父亲患COPD是其子女患COPD的独立危险因素。Patel等通过大规模调查表明，COPD患者的气道壁厚度和肺气肿具有独立的家族聚集性。国内研究也显示，有COPD家族史（指父母和兄弟姐妹有慢性支气管炎、肺气肿、哮喘和COPD史）的人群患COPD的风险是无家族史人群的2倍以上。父亲有COPD病史且自己吸烟的人群患COPD的风险更高，同卵双胞胎吸烟者发生气道阻塞的风险均高于异卵双胞胎吸烟者，提示COPD和肺功能受损具有家族聚集性倾向。COPD是可以遗传的，但其遗传易感性不如哮喘高。

原发性纤毛运动障碍（primary ciliary dyskinesia，PCD）是一种由纤毛结构的多种异常或功能缺陷引起的遗传性疾病。该病最早由Kartagener描述，被认为是一种常染色体隐性遗传病，因此也被称为Kartagener综合征（Kartagener syndrome，KS）。随着研究的深入，发现KS只是该疾病的一个亚型，且KS特指内脏转位性鼻窦炎-支气管扩张综合征的PCD患者。近亲结婚子代PCD的临床表现常包括支气管扩张、内脏转位、慢性鼻窦炎、中耳炎和男性不育。目前已鉴定出30多种PCD，以常染色体隐性遗传为主。X染色体上常见的突变基因包括*DNAH5*、*DNAI1*、*DNAH11*、*OFD1*、*TNXDC3*、*RSPH9*等。纤毛结构缺陷导致纤毛运动异常，纤毛运动异常导致纤毛清除功能障碍，从而导致反复呼吸道感染。

第六节　其　他

一、性别与年龄因素

年龄和性别也是COPD的独立危险因素。我国COPD流行病学调查显示，老年人患COPD的风险较青年人增加，70岁以上人群患COPD的风险是40～49岁人群的9.94倍。男性患COPD的风险高于女性。这与吸烟模式和职业暴露有关。随着年龄的增长，衰老细胞数量增加，肺结构和功能发生改变，如肺功能下降，呼吸肌萎缩，肺弹性下降，肺免疫屏障退行性改变。研究表明，当肺泡细胞进入衰老阶段时，增殖细胞不足以补充凋亡细胞，可导致肺泡结构丧失，出现类似肺气肿的病理特征和通气功能障碍（如气流受限）。许多研究发现，端粒缩短、衰老相关分泌表型表达、氧化应激、免疫衰老抑制、线粒体功能障碍等COPD的发病机制大多与衰老密切相关。除了肺衰老导致的肺结构和功能异常增加COPD易感性外，衰老还增加了个体对香烟、空气污染等外界环境中有害物质的暴露，导致气道持续的氧化应激和炎症。流行病学调查结果一致表明，年龄是COPD的重要危险因素。

二、社会经济地位

社会经济地位低和缺乏教育的人群患COPD的风险明显较高，这可能是由于这些人在工作和生活环境中经常接触灰尘和生物燃料烟雾等有害物质，生活条件差，缺乏卫生保健知识。社会经济地位较低的急性支气管炎患者，若因经济条件差、健康意识差而得不到及时治疗，可能会转变为慢性支气管炎，进而发展为COPD。

三、营养不良、过敏、免疫功能降低和自主神经功能紊乱

营养不良、过敏、免疫功能下降和自主神经功能障碍，潮湿、寒冷和多雾的气候，均与慢性支气管炎的发病有关。

（一）营养不良、免疫力下降

营养不良可导致COPD患者的免疫力下降。COPD晚期患者易伴发营养不良。此时由于机体免疫力下降，患者更容易并发呼吸道感染，发生COPD急性加重甚至急性呼吸衰竭，导致严重后果。此外，营养不良还可引起COPD患者呼吸肌萎缩，影响患者肺功能，导致胸闷、呼吸困难、活动耐力下降。

（二）温度和湿度

研究表明，COPD的发病率与平均温度和平均相对湿度密切相关。有学者对温度与COPD急性加重的关系进行了详细的研究，发现温度每下降1 ℃，COPD急性加重率增加0.80%。以往的研究一致发现，秋冬季是COPD的高发季节，这可能是因为冷空气刺激呼吸道，引起支气管收缩。以往的研究发现，气象因素与空气污染物之间存在强关联，如气温与颗粒物PM_{10}和$PM_{2.5}$的日平均浓度普遍呈负相关。秋冬季，由于取暖燃料燃烧，环境中颗粒物浓度明显高于春夏季。因此，寒冷季节与COPD发病或加重的关联可能受到空气污染物暴露的影响。

（三）气候

气候是某一地区各种天气过程的综合表现，其中地理因素起着决定性作用。在一项覆盖北京、天津和辽宁（中国北部）、上海（中国东部）、广东（中国南部）以及山西和重庆（中国西部）的研究中，COPD的地区患病率为8.2%。结果显示，温带气候地区COPD的平均患病率为7.63%，亚热带气候地区COPD的平均患病率为9.87%。上述两种气候地区COPD患病率的巨大差异可能与亚热带地区持续高温高湿的气候特征有关。

（四）心理因素

部分COPD患者伴有一些心理健康问题，如焦虑、抑郁等心理障碍，担心疾病恶化而使治疗费用增加，担心疾病急性发作时呼吸困难等，而抑郁、焦虑会进一步增加COPD患者住院和病情加重的风险。

（高莉萍、魏海东）

参考文献

[1] 庞红燕，杨汀，王辰.2016年更新版GOLD慢性阻塞性肺疾病诊断、治疗和预防的全球策略简介[J].中国医学前沿杂志，2016，8(7)：28-32.

[2] 肖建，杜春玲.慢性阻塞性肺疾病病因及发病机制研究进展[J].中国老年学杂志，2014，6(34)：3191-3194.

[3] YU G, GAIL M H, CONSONNI D, et al. Characterizing human lung tissue microbiota and its relationship to epidemiological and clinical features[J]. Genome Biology, 2016, 17(1): 163.

[4] MURARO A, LEMANSKE R F J R, HELLINGS P W, et al.Precision medicine in patients with allergic diseases: airway diseases and atopic dermatitis—PRACTALL document of the European Academy of Allergy and Clinical Immunology and the American Academy of Allergy, Asthma& Immunology[J]. Journal of Allergy and Clinical Immunology, 2016, 137(5): 1347–1358.

[5] HUANG Y J, ERB-DOWNWARD J R, DICKSON R P, et al. Understanding the role of the microbiome in chronic obstructive pulmonary disease: principles, challenges, and future directions [J]. Translational Research, 2017, 179: 71–83.

[6] WANG Z, BAFADHEL M, HALDAR K, et al. Lung microbiome dynamics in COPD exacerbations[J]. European Respiratory Journal, 2016, 47(4): 10824092.

[7] ZEIGER R S, SCHATZ M, LI Q, et al. High blood eosinophil count is a risk factor for future asthma exacerbations in adult persistent asthma [J]. Journal of Allergy and Clinical Immunology-In Practice, 2014, 2(6): 741–750.

[8] ILUST J N. Microbial dysbiosis in bronchiectasis [J]. The Lancet Respiratory Medicine, 2014, 2(12): 945–947.

[9] MOGHOOFEI M, JAMALKANDI S A, MOEIN M, et al.Bacterial infections in acute exacerbation of chronic obstructive pulmonary disease: a systematic review and Meta-analysis[J].Infection, 2020, 48(1): 19–35.

[10]陈荣昌，钟南山，刘又宁．呼吸病学[M].3版．北京：人民卫生出版社，2022：94–119.

[11]曹金钟，李津娜，曹洁，等．天津部分地区AECOPD住院患者血清MP-gM阳性检出情况及临床特征分析[J]．中国实验诊断学，2020，24(9)：1439–1444.

[12] FENG C, XU M, KANG J, et al. Atypical pathogen distribution in Chinese hospitalized AECOPD patients: a multicenter cross-sectional study[J].International Journal of COPD, 2021, 16: 1699–1708.

[13] LEE J H, CHO M H, HERSH C P, et al. IREB2 and GALC are associated with pulmonary artery enlargement in chronic obstructive pulmonary disease [J]. American Journal of Respiratory Cell and Molecular Biology, 2015, 52(3): 365–376.

[14] CHO M H, CASTALDI P J, HERSH C P, et al. A genome-wide association study of emphysema and airway quantitative imaging phenotypes[J] .American Journal of Respiratory and Critical Care Medicine, 2015, 192(5): 559–569.

[15] LUTZ S M, CHO M H, YOUNG K, et al. A genome-wide association study identifies risk loci for spirometric measures among smokers of European and African ancestry [J].BMC Medical Genetics, 2015, 16(3): 138.

[16] JIN H L, CHO M H, HERSH C P, et al. Genetic susceptibility for chronic bronchitis in chronic obstructive pulmonary disease[J]. Respir Research, 2014, 15(21): 113.

[17] HANSEL N N, PARE P D, RAFAELS N, et al. Genome-wide association study identification of novel loci associated with airway responsiveness in chronic obstructive pulmonary disease[J]. American Journal of Respiratory Cell and Molecular Biology, 2015, 53(2): 226–234.

[18] MCGEACHIE M J, YATES K P, ZHOU X, et al. Patterns of growth and decline in lung function in persistent childhood asthma [J]. The New England Journal of Medicine, 2016(37419): 1842–1852.

[19] TO T, ZHU J, LARSEN K, et al. Progression from asthma to chronic obstructive pulmonary disease[J].American Journal of Respiratory and Critical Care Medicine 2016, 194(4): 429–438.

第五章
慢性阻塞性肺疾病的发病机制

COPD病理表现为气道和肺实质的进行性破坏，气道因肺泡附着丧失、黏膜炎症和管腔黏液阻塞而造成完全不可逆的气流阻塞。其中，弹性蛋白酶-抗弹性蛋白酶失衡在COPD的发病机制中起着重要作用。研究表明，COPD发病过程涉及三类弹性蛋白酶，即丝氨酸蛋白酶类、MMPs类和半胱氨酸蛋白酶类。

第一节　弹性蛋白酶-抗弹性蛋白酶失衡

一、丝氨酸蛋白酶在COPD中的作用

丝氨酸蛋白酶（或丝氨酸内肽酶）属于PA和S1（胰蛋白酶/糜蛋白酶）家族的蛋白水解酶，包括中性粒细胞弹性蛋白酶（neutrophil elastase，NE）、蛋白酶3和组织蛋白酶G。其中，中性粒细胞弹性蛋白酶在COPD发病过程中起着重要作用。这些酶在内质网中以前体的形式存在，当受到刺激后，通过组织蛋白酶C的剪切形成具有特定活性的蛋白酶。研究表明，丝氨酸蛋白酶主要存在于单核细胞、肥大细胞和中性粒细胞中。活化后的中性粒细胞和巨噬细胞释放中性粒细胞弹性蛋白酶，可以分泌大量黏液阻塞肺泡和气道，加重COPD患者气流的受限程度。此外，NE可以诱导小气道和肺泡上皮细胞凋亡，减缓丝氨酸/苏氨酸蛋白激酶的磷酸化，激活蛋白酶激活受体-1（proteinase activated receptor-1，PAR-1），最后通过caspase-3进入凋亡通路，从而造成肺组织和细胞破坏。

二、基质金属蛋白酶在COPD中的作用

MMPs是基质降解酶家族，可降解细胞外基质的蛋白成分。MMPs能够对受损伤的组织发育、重塑和修复发挥重要作用。MMPs主要由中性粒细胞和肺泡巨噬细胞等炎症细胞产生。MMPs根据其主要底物分为不同的亚组，如胶原酶，包括MMP-1和MMP-13。研究表明，COPD患者肺组织中的MMP-13表达增高。MMP-13是一种主要的蛋白水解酶，与组织损伤和重塑有关，主要在肺泡巨噬细胞和Ⅱ型肺泡细胞中表达。COPD患者痰中MMP-12的表达量与肺功能和计算机断层扫描测量的肺气肿程度直接相关。MMP-12中A/A等位基因*rs652438*纯合的个体易患严重COPD。研究还发现，*rs652438 SNP*改变了COPD患者肺部MMP-12活性，增加了巨噬细胞浸润和肺气肿形成。

MMP-2和MMP-9主要降解纤维连接蛋白等细胞外基质成分。单核细胞、中性粒细胞、巨噬

细胞和成纤维细胞是MMP-2和MMP-9的主要分泌细胞。MMP-9在COPD的细胞迁移和气道炎症反应中发挥重要作用，其机制为MMP-9在嗜酸性粒细胞迁移过程中影响COPD的严重程度。COPD患者血清中的MMP-9浓度高于非COPD患者的，咳嗽的发生和FEV1的降低与COPD患者的MMP-9相关。MMP-9通过重塑临时的细胞外基质来修复人支气管上皮细胞的迁移，而伤口愈合、血管生成以及在细胞中建立更稳定的含纤维连接蛋白的接触物则促进了重塑。MMP-9在各种肺部疾病如哮喘、特发性肺纤维化和COPD中分泌增加，而在正常人类肺组织中的浓度很低。这表明它在基质重塑中的作用使其成为COPD形成的重要因素。

三、半胱氨酸蛋白酶在COPD中的作用

半胱氨酸蛋白酶（包括caspase-3、caspase-8和caspase-9）通过调控细胞凋亡机制参与COPD的发生。COPD患者肺部肺泡上皮细胞和内皮细胞的凋亡增加，并且半胱氨酸蛋白酶mRNA在COPD细胞中表达升高。其内在机制主要是激活caspase-8的受体介导的外源性途径诱导COPD患者支气管上皮细胞凋亡。COPD中的炎症反应和氧化应激信号通过Fas配体结合死亡受体（Fas）相关死亡结构域，形成死亡诱导信号复合物，招募procaspase-8，导致caspase-8激活，最后通过caspase-3引发细胞凋亡。因此，在COPD发病过程中，半胱氨酸蛋白酶家族在细胞凋亡中起着至关重要的作用。

四、COPD发病机制中的蛋白酶-抗蛋白酶失衡

在COPD中，过量的中性粒细胞积累和激活破坏蛋白酶-抗蛋白酶平衡并触发肺破坏过程。内源性分泌的中性粒细胞弹性蛋白酶抑制剂中和中性粒细胞弹性蛋白酶的蛋白水解活性，这些抑制剂大量存在于控制中性粒细胞弹性蛋白酶活性的呼吸道中。α-1抗胰蛋白酶是其中最主要的蛋白酶抑制剂，在控制蛋白酶活性方面起着重要作用。这种抑制性蛋白酶对中性粒细胞弹性蛋白酶、蛋白酶-3、组织蛋白酶G和中性粒细胞丝氨酸蛋白酶-4的蛋白水解活性起到负反馈调节作用。缺乏α-1抗胰蛋白酶可导致肺气肿，并且通过外源性补充α-1-抗胰蛋白酶可成功治疗肺气肿。研究表明，对α-1抗胰蛋白酶缺乏的COPD患者进行治疗，可降低死亡率，减缓肺气肿的进展。分泌性白细胞蛋白酶抑制剂（secretory leukocyte protease inhibitor，SLPI）和弹力素能够抑制NE并控制蛋白酶水解活性。由于SLPI和弹力素主要由呼吸道上皮细胞产生，故在COPD形成过程中起着重要作用。

α-1抗胰蛋白酶水平降低、遗传缺陷引起的α-1抗胰蛋白酶产量不足或吸烟产生的氧化剂使α-1抗胰蛋白酶失活影响了蛋白酶-抗胰蛋白酶的平衡。先天α-1抗胰蛋白酶缺乏导致COPD的发生。α-1抗胰蛋白酶的缺乏使中性粒细胞弹性蛋白酶过度表达，导致肺实质破坏。除基因缺陷外，环境毒素和吸烟通过肺组织和细胞释放大量的弹性蛋白酶，减弱了肺间质和肺泡细胞中α-1抗胰蛋白酶的功能活性，导致蛋白酶-抗蛋白酶失衡。氧化应激也损害抗蛋白酶如α-1抗胰蛋白酶和SLPI的功能，从而加速肺实质中弹性蛋白的破坏。

第二节 氧化-抗氧化失衡

COPD是一种常见的可预防和可治疗的疾病，其特征是持续的气流受限，通常是进行性的，并且与气道和肺部对有害颗粒或气体的慢性炎症反应增强有关。许多研究已经证明，COPD的主

要危险因素是接触烟草烟雾，也是暴露于肺部活性氧（reactive oxygen species，ROS）的主要来源。因此，氧化-抗氧化失衡被认为是COPD发病机制的重要因素之一，正是这种来自吸烟和持续性炎症反复氧化应激导致广泛的组织损伤和疾病恶化。COPD的病理生物学中存在大量的内源性ROS，ROS主要由超氧自由基$O_2^{\cdot-}$、过氧化氢（H_2O_2）、ONOO—和OH—等组成。其来源是线粒体氧化-还原反应。有多种细胞内和细胞外因素会导致线粒体功能失调，机体氧化-抗氧化功能失衡，从而导致COPD的发生。

一、吸烟对COPD患者氧化-抗氧化平衡的作用

吸烟会改变氧化和抗氧化之间的正常平衡，从而影响肺部和全身的氧化应激。烟草烟雾中的ROS可以直接伤害细胞和组织，使机体防御机制失活，引发一系列炎症反应，从而进一步加重氧化应激。

研究表明，吸烟者的吞噬细胞（包括巨噬细胞和中性粒细胞）在肺部和全身的数量都增加，并大量产生ROS。ROS的主要来源于线粒体能量代谢中烟碱腺嘌呤二磷酸核苷酸（nicotinamide adenine dinucleotide phosphate，NADPH）氧化还原酶。戒烟患者体内的过氧化氢酶，作为负责分解H_2O_2的抗氧化酶类，表达下降。体外研究证实，与非吸烟者相比，吸烟者身上收集的吞噬细胞会自发释放更多的氧化产物，如$O_2^{\cdot-}$和H_2O_2。进一步研究发现，吸烟患者支气管肺泡灌洗液和收集的呼出气冷凝物中H_2O_2水平明显升高，这与吸烟者下呼吸道巨噬细胞数量增加及其释放$O_2^{\cdot-}$有关。中性粒细胞、巨噬细胞和上皮细胞中NADPH氧化酶2（NADPH oxidase 2，Nox2）的激活可产生$O_2^{\cdot-}$。在超氧化物歧化酶（superoxide dismutase，SOD）的作用下，$O_2^{\cdot-}$与一氧化氮（NO）形成过氧亚硝酸盐，或迅速形成H_2O_2。在正常情况下，H_2O_2通过谷胱甘肽过氧化物酶（glutathione peroxidases，Gpxs）、过氧化氢酶和Prdx6代谢生成水和氧气。但在老年COPD患者中，Gpxs和过氧化氢酶水平严重下降，导致H_2O_2水平进一步升高。吸烟引起的氧化应激可产生过多的脂质过氧化物、氢过氧化物、丙二醛、乙烷和戊烷。

吸烟可导致机体抗氧化防御能力降低，这跟抗氧化相关蛋白浓度下降有关。研究表明，吸烟会导致机体抗氧化剂抗坏血酸和维生素E浓度显著降低。吸烟者的血清抗坏血酸浓度比不吸烟者下降15%～20%。与吸烟产生的氧化应激相比，抗坏血酸和维生素E表达显著下降，戒烟后其水平恢复正常。谷胱甘肽氧化-还原代谢应对吸烟引起的氧化应激，研究证实，还原性的谷胱甘肽水平在吸烟者中急剧下降。外源性抗氧化剂似乎有能力预防吸烟后的部分生物效应和伤害。用抗氧化剂预处理可以减少暴露于烟草烟雾后的脂质过氧化。有研究表明，维生素C和E可减少炎症细胞产生的氧化应激反应并改善吸烟者的肺功能。机体补充N-乙酰半胱氨酸（N-Acetyl-L-cysteine，NAC）还可减少烟草烟雾暴露后的体外细胞毒性。

烟草烟雾也是活性氮物质的来源，并导致亚硝化的氧化应激。NO在烟草烟雾中含量丰富，由炎症细胞产生，具有强大的抗氧化和抗炎作用，但也会产生氧化应激反应。NO与硫醇反应生成与生物效应相关的亚硝基硫醇。与不吸烟的受试者相比，吸烟者的呼吸冷凝物中的亚硝基硫醇水平更高。烟草烟雾中的NO可与$O_2^{\cdot-}$反应形成过氧亚硝酸盐，这会降低抗氧化能力，并增加氧化应激。

由氧化和抗氧化之间的不平衡引起的氧化应激损伤被认为是吸烟后引起COPD的基础。烟草烟雾增加了呼吸道中ROS产生的氧化应激反应，这些ROS包含在烟草烟雾中，部分由炎症细胞产生，消耗抗氧化防御能力并损伤肺组织和细胞。一旦接触烟草烟雾，产生的ROS可导致肺内细胞溶解和肺上皮通透性增加，破坏细胞的完整性，氧化应激损伤可以被谷胱甘肽等抗氧化蛋白减弱。此外，与健康受试者相比，患COPD的吸烟者肺部组织中的活化炎症细胞数量增加，这些细胞释放更多的$O_2^{\cdot-}$和H_2O_2。外周血白细胞释放的$O_2^{\cdot-}$与COPD患者的支气管高反应性存在相关性，

这显示了此类氧化损伤在吸烟后肺部疾病中的作用。氧化应激反应产生的ROS已被证明可介导黏液分泌过多和黏液纤毛清除受损，从而导致COPD。

烟草烟雾诱导的氧化应激会引发一系列细胞和分子反应，包括激活激酶级联和转录因子、释放炎症介质、引发炎症以及细胞损伤和凋亡。因此，氧化应激是暴露于烟草烟雾导致COPD途径的起始因素。对烟草烟雾炎症反应的氧化还原敏感转录因子中的关键因子是活化B细胞的核因子kappa-轻链增强子（nuclear factor kappa-light-chain-enhancer of activated B cells，NF-κB）（促氧化）和核因子红细胞2相关因子-2（nuclear factor erythroid 2-related factor 2，Nrf2，抗氧化作用）。Nrf2是控制抗氧化反应的主要转录因子。Nrf2的表达水平在慢性阻塞性肺中降低，从而使氧化剂-抗氧化剂水平失衡，表明氧化应激反应在COPD吸烟者中的重要作用。

因吸烟而导致的COPD在戒烟后通常不会逆转或改善。COPD持续和进展的原因尚不完全清楚。戒烟也不能消除呼吸道中增加的氧化应激，这表明残留的颗粒可能继续参与氧化剂的产生。有人提出烟草烟雾中的颗粒部分（即焦油）会破坏铁稳态以参与氧化应激。为了证明暴露于烟草烟雾后铁稳态在COPD发病中的作用，对患COPD的吸烟者进行肺泡灌洗，发现灌洗液中的铁浓度增加，且巨噬细胞中铁的积累与吸烟的频率和持续时间成正比。此外，氧化应激损伤通过改变特定基因（例如*MUC5AC*）的表达影响COPD的形成。

二、非吸烟因素在COPD氧化-抗氧化平衡中的作用

吸烟以外的暴露影响COPD的形成过程，几乎所有这些暴露都与颗粒有关。此类暴露可能包括环境烟雾、生物质燃烧和空气污染颗粒。这些颗粒暴露可能导致氧化应激的发生。氧化应激被认为是颗粒暴露后生物效应的第一步。细胞在体外暴露于颗粒会导致多种细胞类型（包括吞噬细胞、上皮细胞和内皮细胞）产生ROS。这些颗粒产生的ROS启动了细胞信号传导、转录因子激活和介质释放的途径，并最终导致炎症性肺损伤，从而为COPD的发病奠定基础。

因此，氧化-抗氧化失衡表现为氧化自由基清除异常，导致DNA损伤和过早衰老。这种失衡是COPD发展和进展的关键因素。

第三节 炎症机制

COPD本质上是一种慢性炎症性疾病，主要影响肺实质和周围气道，导致严重的不可逆和进行性气流限制，从而出现呼吸困难等一系列临床表现。COPD患者的炎症特征表现为肺泡巨噬细胞、中性粒细胞等炎症细胞的增多及包括上皮细胞、内皮细胞和成纤维细胞在内的多种细胞分泌多种促炎介质（细胞因子、趋化因子、生长因子和脂质介质）。

COPD患者的肺功能进行性气流受限是由两个主要的病理过程造成的：小气道重塑和变窄，以及肺气肿导致的肺实质破坏。这些病理改变大多数是由肺组织和气道周围慢性炎症造成的，随着COPD的进展，炎症的强度也会进一步增加。即使是COPD轻型患者，也会出现外周气道阻塞和丧失。连续性CT扫描分析显示，小气道阻塞通常先于肺气肿发生，目前机制尚不清楚。小气道阻塞和肺泡附着物丧失会导致气道闭合，即使是轻度COPD患者，也会出现气短症状。COPD患者炎症的分布部位反映了吸入刺激性颗粒物（如香烟和木烟烟雾）的沉积部位。

COPD患者的炎症反应主要是气道内中性粒细胞、巨噬细胞、气道上皮细胞等和炎性介质共同作用的结果。COPD患者的炎症反应包括先天性免疫反应和适应性免疫反应，通过激活树突状

细胞产生炎症介质。在肺功能正常的吸烟者中也发现类似的炎症和介质表达模式，但在COPD患者中，这种炎症反应在急性加重期或因细菌或病毒感染而加重。炎症级联化反应的分子基础仍不明确，至少部分由遗传和表观遗传因素决定。基因易感性决定哪些吸烟者易发生气道阻塞。吸入呼吸道的烟草烟雾和其他刺激物可能会激活表面巨噬细胞和气道上皮细胞，释放多种趋化介质，特别是趋化因子，吸引中性粒细胞、单核细胞和淋巴细胞进入肺组织。即使停止吸烟，这种炎症仍会持续，这表明机体存在自我延续机制。

一、炎症细胞

COPD患者肺部的炎症是由多种细胞（包括肺上皮细胞、中性粒细胞、巨噬细胞、嗜酸性粒细胞、肥大细胞等）参与气道和肺组织慢性炎症反应的结果。

（一）肺上皮细胞

烟草烟雾和其他吸入刺激物（如生物质燃料烟雾）刺激激活上皮细胞，产生包括TNF-α、IL-1β、IL-6、GM-CSF和CXCL8（IL-8）在内的炎性介质。气道上皮细胞表达TGF-β，诱导局部纤维化。血管内皮生长因子（vascular endothelial growth factor，VEGF）是维持肺泡细胞完整性的必需因子，阻断VEGF受体可诱导肺泡细胞凋亡和肺气肿样病理改变。

吸烟者和COPD患者的肺内VEGF浓度显著下降，而另一种生长因子——肝细胞生长因子的水平在吸烟者中升高，因此，防止VEGF水平降低可以提高肺泡完整性，防止肺气肿的发生。然而，在COPD患者中，VEGF和肝细胞生长因子水平均降低，这可能是导致肺气肿的原因之一。气道上皮细胞在呼吸道防御中起重要作用，能从杯状细胞中产生黏液，并分泌抗氧化剂、抗蛋白酶和防御素/类胡萝卜素。烟草烟雾和其他有害物质可能阻碍气道上皮细胞的代谢，增加易感性。慢性支气管炎和COPD患者的气道上皮常表现为鳞状化生，这可能是基础气道上皮细胞增殖的结果，但参与上皮细胞增殖和分化的生长因子的性质尚不确定。上皮生长因子受体（epidermal growth factor receptors，EGFRs）在COPD患者气道上皮细胞中表达增加，是参与基底细胞增殖，导致鳞状上皮化生的重要机制。Clara细胞可以作为外周气道的祖细胞，很容易受到吸入性刺激物的损伤。体外试验证实，小鼠Clara细胞缺失导致鳞状细胞化生和支气管周围纤维化，与COPD的病理变化相似，提示Clara细胞在COPD发病中的重要作用。

气道分泌的黏液增多是许多COPD患者的重要特征，其也是对烟草烟雾和其他污染物的慢性气道刺激反应的结果。EGFRs在黏液增生和分泌中起重要作用，其可通过中性粒细胞弹性蛋白酶的分泌被中性粒细胞性炎症激活，释放大量的TGF-α。氧化应激也能激活EGFRs，诱导黏液分泌增多。而EGFR抑制剂能有效阻断LPS诱导的人气道上皮细胞MUC5AC的表达，抑制LPS诱导的黏液分泌和增生。

（二）巨噬细胞

巨噬细胞在COPD患者的慢性炎症中起着关键性作用。肺气肿患者肺泡壁破坏部位分布着巨噬细胞，肺气肿患者肺泡实质内巨噬细胞数量与肺气肿严重程度存在相关性。烟草烟雾提取物可激活巨噬细胞释放炎症介质，包括TNF-α、CXCL1、白三烯（LT）B4以及ROS。肺泡巨噬细胞也分泌弹性溶解酶，包括MMP-2、9和12，组织蛋白酶K、L和S，中性粒细胞弹性蛋白酶。与健康非吸烟患者相比，COPD患者肺泡巨噬细胞分泌更多的炎性蛋白。

巨噬细胞分为M1和M2表型。研究发现，在COPD患者中M1样巨噬细胞占主要优势。MMP-9是COPD患者肺泡巨噬细胞分泌的主要弹性溶解酶，并受转录因子NF-κB的调节。转录因子NF-κB在COPD患者肺泡巨噬细胞中被激活，尤其是在COPD急性加重期。

吸烟者和COPD患者肺部巨噬细胞数量增加是由单核细胞选择性趋化因子CCL2和CXCL1释放增加导致的。研究发现，COPD患者的单核细胞对CXCL1的趋化反应比正常吸烟者和非吸烟者的细胞表现出的趋化反应更强。巨噬细胞释放CXCL9、CXCL10和CXCL11，与$CD8^+$TC1和$CD4^+$TH1细胞上表达的趋化因子受体CXCR3相互作用而发挥促炎效应。

（三）中性粒细胞

COPD患者痰液和BAL液中的活化中性粒细胞数量显著增加，并与COPD的严重程度相关。吸烟对中性粒细胞的产生、释放和在呼吸道的存活有直接的刺激作用，可能是通过肺巨噬细胞释放的造血生长因子GM-CSF和粒细胞集落刺激因子介导的。中性粒细胞向气道和肺实质的募集涉及E-选择素与内皮细胞之间的黏附作用。研究发现，E-选择素在COPD患者气道内皮细胞上显著升高。黏附的中性粒细胞在各种中性粒细胞趋化因子（包括LTB4、CXCL1、CXCL5和CXCL8）的引导下迁移到呼吸道。这些趋化介质主要来自肺泡巨噬细胞、T细胞和上皮细胞，但中性粒细胞本身也是CXCL8的主要来源。中性粒细胞能够分泌丝氨酸蛋白酶，包括中性粒细胞弹性蛋白酶、组织蛋白酶G和蛋白酶-3，以及MMP-8和MMP-9，造成肺泡的破坏。此外，气道中性粒细胞增多与黏液分泌增多密切相关，这是由于中性粒细胞分泌弹性蛋白酶、组织蛋白酶G和蛋白酶-3能够刺激黏膜下腺体和杯状细胞分泌黏液，诱发气道阻塞，从而引起气短等一系列临床症状。

（四）嗜酸性粒细胞

稳定期COPD患者气道和BAL液中嗜酸性粒细胞增多，而其他患者在气道活检标本、BAL液或诱导痰中未见嗜酸性粒细胞增多，提示嗜酸性粒细胞参与COPD的发病过程。COPD患者嗜酸性粒细胞增多，提示其对支气管扩张剂和皮质类固醇反应更敏感。约15%的COPD患者有哮喘的临床特征。目前COPD患者嗜酸性粒细胞计数增加的机制尚不清楚。

气道中嗜酸性粒细胞的存在表明，患者对皮质类固醇治疗有更好的反应，因此可以根据嗜酸性粒细胞计数决定COPD患者的治疗表型。据报道，慢性支气管炎急性加重期支气管活检标本和支气管肺泡灌洗液中嗜酸性粒细胞增多，且痰中IL-5浓度与痰嗜酸性粒细胞数相关，口服皮质类固醇后两者均降低。因此，可把血嗜酸性粒细胞计数作为COPD患者激素治疗反应性的生物标志物之一。

二、炎症介质

许多炎症介质与COPD有关，包括脂质、自由基、细胞因子、趋化因子和生长因子。这些炎性介质主要来源于肺部的炎症细胞。因为涉及如此之多的介质，所以阻断单个介质不太可能产生显著的临床效果。研究表明，在COPD患者肺部发现的介质在血液循环中也会增多，这种全身性炎症也会导致并加重COPD恶化。

（一）脂质介质

COPD患者主要的脂质介质为前列腺素（prostaglandin，PG）和白三烯，且其表达显著升高，包括前列腺素E（PGE2）、PGF2a和LTB4，但除外半胱氨酰白三烯。而半胱氨酰白三烯水平显著升高。LTB4在COPD急性加重期患者所诱导痰中的浓度增加。LTB4通过高亲和力结合中性粒细胞上的BLT1受体，募集中性粒细胞，是中性粒细胞趋化因子之一。研究发现，使用BLT1受体拮抗剂能够降低COPD患者痰的中性粒细胞趋化活性约25%。

（二）细胞因子

细胞因子是COPD患者慢性炎症主要的炎性介质。COPD稳定期患者诱导痰中TNF-α浓度升高，加重期显著升高，同时COPD患者外周血单核细胞产生的TNF-α也增加。TNF-α是NF-κB的有效激活剂，会导致COPD患者炎症反应放大，加重疾病进展。目前，临床抗肿瘤坏死因子（tumor necrosis factor，TNF）疗法在COPD患者中尚未被证明有效，而且可能会产生严重的不良反应。

（三）炎症小体

炎症小体是一种多蛋白信号复合物，可调节促炎细胞因子IL-1β和IL-18的表达，导致中性粒细胞趋化并产生炎症反应。目前研究主要集中在NLRP3炎症小体在COPD患者中的活化表达。适配蛋白凋亡相关的斑点样蛋白（apoptosis-associated speck-like protein containing a card，ASC）是NLRP3炎症小体的重要组成部分，在COPD发病过程中能够募集caspase-1前体形成多蛋白信号复合物。ASC的增多与细胞外基质的形成有关，并诱导其他炎性细胞持续产生炎性因子IL-1β。然而，在稳定期的COPD患者中未发现NLRP3炎症小体的增加，这可能是由于炎症抑制分子如NALP7和IL-37的生成抑制了NLRP3的生成。因此，NLRP3炎症小体的激活更可能在COPD急性加重患者中发生。

（四）趋化因子

一些趋化因子与COPD患者关系密切。COPD稳定期患者诱导痰中CXCL8浓度升高，加重期浓度进一步升高。CXCL8由巨噬细胞、T细胞、上皮细胞和中性粒细胞分泌，高亲和力的CXCR2对中性粒细胞具有趋化作用，从而产生炎症反应。而CXCR2也被相关的CXC趋化因子（如CXCL1）激活。研究发现，COPD患者痰液和BAL液中CXCL1浓度显著升高，并通过CXCR2发挥趋化作用。与正常吸烟者相比，CXCL1诱导COPD患者单核细胞趋化性显著增强，这可能反映了COPD患者单核细胞CXCR2的更新和恢复增加。COPD加重期患者，CXCL5在气道上皮细胞中的表达显著增加，并伴有上皮性CXCR2的显著上调。

此外，COPD患者痰液和BAL液中CCL2表达浓度增加，并通过激活CCR2参与单核细胞趋化。趋化因子CCL5也在COPD患者加重期的气道中表达，并激活嗜酸性粒细胞上的CXCR3，这可能是慢性支气管炎加重期大气道壁中嗜酸性粒细胞数量增加的原因。CXCR3配体诱导COPD患者单核细胞趋化性增强，这可能反映了COPD患者CXCR3表达增加的原因。

尽管慢性炎症被认为是COPD进展和恶化的关键机制，但在老年COPD患者中，细胞衰老可导致轻度炎症，进而可能推动疾病进一步发展。COPD中存在多种共存的机制，这些机制以复杂的方式相互作用，因此针对单一途径或介质的治疗可能并不有效，除非确定了特定的“应答者表型”。

第四节　糖皮质激素抵抗机制

使用糖皮质激素是许多慢性炎症和免疫性疾病（如支气管哮喘）最有效的抗炎疗法。然而，少数患者对高剂量的糖皮质激素敏感性差，包括COPD、间质性肺纤维化和囊性纤维化在内的炎症性疾病，存在对类固醇激素的抵抗。因此，本章节探讨糖皮质激素有效抑制炎症的分子机制、糖皮质激素抵抗的可能分子基础及对治疗的影响。

一、糖皮质激素与炎症机制

糖皮质激素能够激活和抑制许多促炎和抗炎基因表达，其主要通过扩散作用穿过细胞膜并与细胞质中的糖皮质激素受体（glucocorticoid receptor，GR）结合，GR被激活并从伴侣蛋白（主要是HSP90）中释放出来，并迅速转移到细胞核中发挥分子作用。核转位的机制涉及核内蛋白importin-α（karyopherin-β）和importin-13。GR亚型包括GRα和GRβ。GRα与糖皮质激素结合，通过选择性剪切形成GRβ而与DNA相互作用。GR激活并易位至细胞核，与糖皮质激素反应基因启动子区域中的糖皮质反应原件（glucocorticoid response element，GRE）结合，开启基因转录。CREB结合蛋白（CREB binding protein，CBP）具有内在的组蛋白乙酰转移酶活性，可导致核心组蛋白（特别是组蛋白H4）乙酰化。由糖皮质激素激活的基因包括编码β_2-肾上腺素能受体、SLPI和丝裂原活化蛋白激酶磷酸酶-1（mitogen-activated protein kinase phosphatase 1，MKP-1），可抑制MAP激酶途径，发挥糖皮质激素的抗炎作用（见图5-1）。

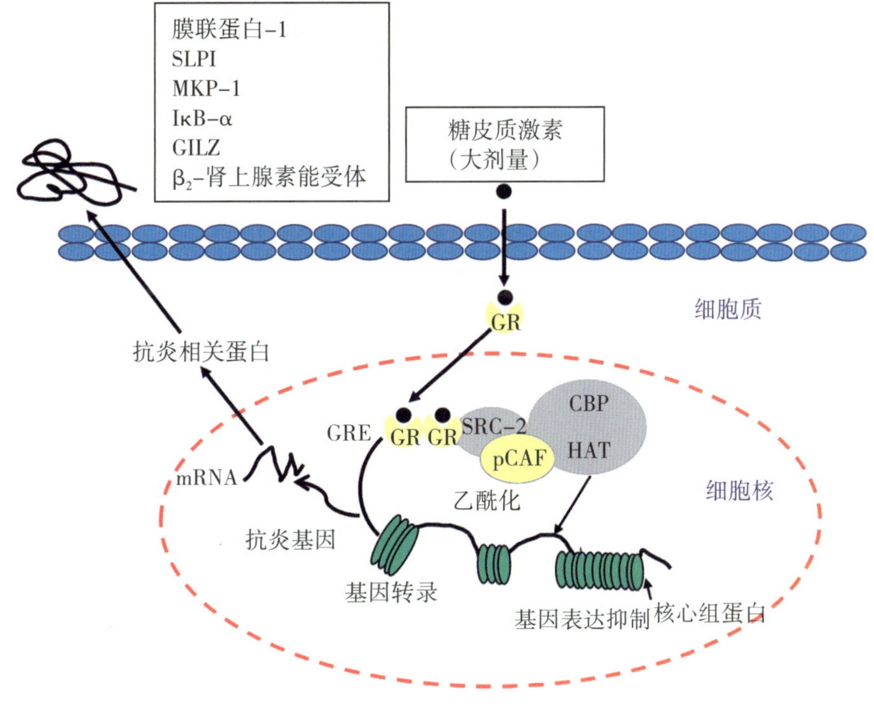

图5-1 糖皮质激素抗炎基因表达（原创）

糖皮质激素可以抑制多个激活的炎症基因表达，这些基因主要编码细胞因子、趋化因子、黏附分子、炎症酶和受体。如NF-κB和激活蛋白-1（activated protein，AP-1），这两种转录因子通常在炎症部位被激活，导致多个炎症基因表达增加。

活化的GR与抑制分子相互作用以减弱NF-κB相关的共激活因子活性，从而减少组蛋白乙酰化、染色质重塑和RNA聚合酶2的作用。组蛋白乙酰化的减少更重要的机制是通过激活的GR将HDAC2特异性募集到激活的炎症基因复合物中，从而有效抑制细胞核内的激活炎症基因。这解释了为什么糖皮质激素在控制炎症方面如此有效，也解释了为什么它们相对安全。GR在配体结合后被乙酰化，使其与GRE结合，HDAC2可以靶向去乙酰化GR，从而使其与NF-κB复合物结合。GR的乙酰化位点是富含赖氨酸的区域-492-495，序列为KKTK，类似于其他核激素受体上的乙酰化位点。赖氨酸残基K494和K495的定点诱变可防止GR乙酰化，并减少皮质类固醇对*SLPI*基因的激活，而对NF-κB的抑制不受影响。HDAC6还通过调HSP90乙酰化状态和GR核易位参与GR功能（见图5-2）。

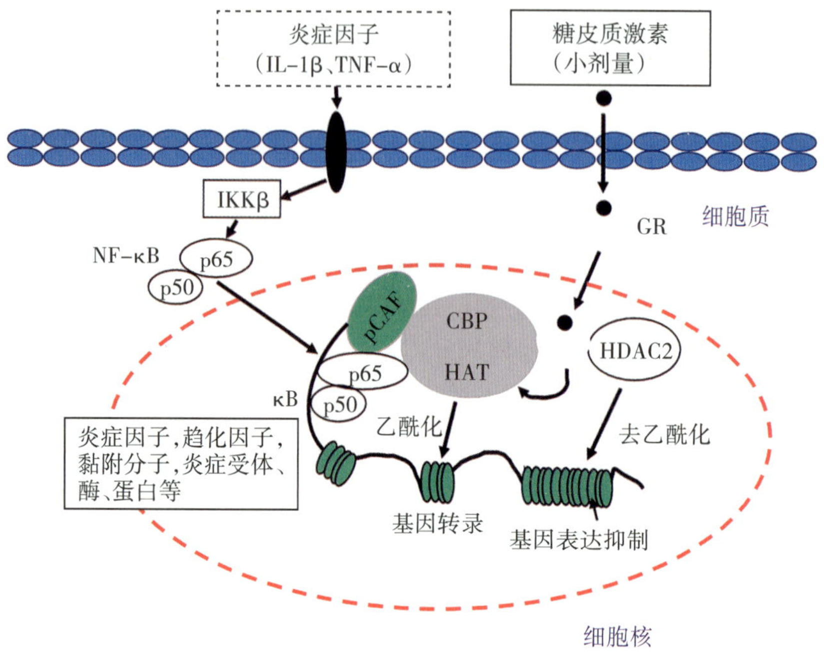

图5-2　糖皮质激素抑制激活的炎症基因（原创）

*TNF-α*等一些促炎基因，具有不稳定的信使RNA，会被某些RNA酶迅速降解，但当细胞受到炎症介质刺激时却处于稳定状态。糖皮质激素可逆转这种作用，导致mRNA快速降解并减少炎症蛋白分泌。这可能是通过增加使炎症蛋白mRNA不稳定的蛋白质的基因表达来介导的。

二、糖皮质激素抵抗与COPD

罕见的遗传综合征家族性糖皮质激素抵抗（glucocorticoid hormone insensitivity syndrome，FGR）的特征是皮质醇循环水平高，却没有库欣综合征的体征或症状。在FGR患者的外周血白细胞或者成纤维细胞中发现几种GR功能异常，包括与皮质醇的结合减少、数量减少、耐热性降低和与DNA结合异常，这些都与GR的突变有关。

组蛋白乙酰化在炎症基因的调控和糖皮质激素的作用机制中起关键作用。糖皮质激素通过组蛋白H4上特定赖氨酸残基（K5和K16）的乙酰化作用开启糖皮质激素反应基因。在一小部分糖皮质激素抵抗患者中，GR在糖皮质激素暴露后正常易位至细胞核，但不能乙酰化K5，因此不会发生基因反式激活。这些患者对高剂量吸入糖皮质激素反应不佳，但与大多数糖皮质激素耐药患者不同，其副作用似乎较少。

向激活的炎症基因募集HDAC2是糖皮质激素抑制炎症基因转录的主要机制，并且在某些反应不佳的疾病中，HDAC2的活性和表达降低。研究发现，COPD患者的肺泡巨噬细胞、气道和外周肺中的HDAC2表达显著降低。氧化和硝化应激导致过氧亚硝酸盐的形成，其硝基化HDAC2上的酪氨酸残基，导致其失活、泛素化和降解。氧化应激还会激活磷酸肌醇-3-激酶（PI3K）-δ，从而导致HDAC2的磷酸化和失活。这表明氧化应激可能是糖皮质激素抵抗的重要机制，并且在大多数严重的炎症性疾病和糖皮质激素抵抗的炎症性疾病中增加。

三、糖皮质激素抵抗与治疗

对糖皮质激素的抗炎作用的抵抗是有效控制许多常见疾病的主要障碍。目前有几种替代抗炎药可用于治疗某些糖皮质激素耐药性疾病，但这些药可能具有毒性。钙调神经磷酸酶抑制剂，如环孢菌素A和他克莫司，可能对一些糖皮质激素抵抗性类风湿性关节炎患者有效，但尚未发现对糖皮质激素抵抗性COPD有效。这导致了对新的抗感染治疗的研究，特别是具有明显糖皮质激素抗性的疾病，没有有效的抗感染治疗措施。磷酸二酯酶4抑制剂，是广谱抗感染治疗药，目前正在临床开发用于治疗多种炎症性疾病，如COPD和炎症性肠病。然而，全身剂量受到副作用的限制，如恶心、腹泻和头痛。几种p38 MAPK抑制剂已进入临床开发阶段，理论上可能对因IL-2和IL-4引起的糖皮质激素耐药性特别有效。这些药也可用于其他对糖皮质激素不敏感的炎症性疾病，例如p38 MAPK被激活的COPD，并且这些药已被证明在糖皮质激素耐药动物模型中有效。通过NF-κB激酶抑制剂（IKKβ、IKK2）的选择性抑制剂阻断NF-κB是治疗糖皮质激素抵抗性炎症的另一种方法，但这些药可能也具有毒性和副作用，因此可能仅适合局部应用。

治疗糖皮质激素耐药的另一种治疗选择是在可以确定耐药的情况下逆转耐药原因。这在吸烟哮喘患者戒烟的情况下是可能的，并且一些糖皮质激素抵抗性COPD的患者未来可能会使用p38 MAPK、JNK抑制剂和维生素D_3。在糖皮质激素耐药性溃疡性结肠炎患者中，针对IL-2受体的单克隆抗体（抗CD25、巴利昔单抗）在一项非对照研究中具有临床疗效。

此外，茶碱选择性激活HDAC2，使COPD患者巨噬细胞中的HDAC2活性恢复正常并逆转糖皮质激素抵抗。暴露于烟草烟雾的小鼠会出现糖皮质激素耐药性炎症，口服茶碱也能有效逆转糖皮质激素耐药性。由于氧化应激似乎是降低HDAC2并导致糖皮质激素抵抗的重要机制，因此抗氧化剂也应该是有效的。

第五节　免疫机制

一、先天免疫与COPD

肺的先天免疫防御包括上皮屏障、黏液纤毛清除、抗菌肽、补体成分和表面活性剂。免疫细胞，包括巨噬细胞、树突状细胞、中性粒细胞、单核细胞、肥大细胞和自然杀伤细胞。在正常炎症过程中诱导的免疫反应增强了组织免疫，从而防止感染。然而，在COPD患者中，慢性肺部炎症伴随着诱导有缺陷的免疫反应，导致间歇性呼吸道感染，使炎症性肺部微环境恶化，疾病加重。COPD患者肺部的组织破坏和呼吸道感染由先天免疫细胞通过病原体相关分子模式——模式识别受体（pattern recognition receptor，PRR）和/或损伤相关分子模式（damage associated molecular patterns，DAMP）——PRR途径感知。已经证明，宿主Toll样受体2（Toll-like receptor 2，TLR2）-细菌脂蛋白P6信号轴对于介导增强的气道炎症和引发针对NTHI菌的强大适应性免疫反应至关重要。该信号轴可能是治疗COPD患者NTHI呼吸道感染的潜在治疗靶点。最近，细胞外ATP等损伤相关分子模式（damage-associated molecular patterns，DAMP）已被证明可激活炎症小体，它们与COPD炎症的介导有关。此外，烟草烟雾直接与芳香烃受体结合，或通过引起上皮损伤导致DAMP间接激活PRR。

吞噬细胞控制感染并加速感染相关炎症的消退。在炎症反应期间，肺泡巨噬细胞吞噬中性粒细胞以控制感染并调节炎症程度。然而，这种功能性合作在COPD患者中受损。尽管COPD患者的肺泡巨噬细胞数量增加，但与没有COPD的吸烟者相比，它们的吞噬能力降低。巨噬细胞活性的这种损害，以及中性粒细胞存活的诱导，增加了气道中中性粒细胞的负荷。

烟草烟雾还导致肺泡单核细胞前体分化为M2巨噬细胞表型。在COPD患者中，M2巨噬细胞数量增加与FEV1、疾病进展和疾病严重程度降低相关，因为它们分泌MMPs。关于树突状细胞在COPD患者中的作用缺乏共识。一些研究表明，在COPD患者中，树突状细胞数量和功能增加，而其他研究则发现树突状细胞数量减少和成熟状态受损。同样，在小鼠的一些研究中，接触烟草烟雾会增加肺树突状细胞的数量，而另一些研究则显示其数量和/或功能减少。接触尼古丁会对树突状细胞功能产生不利影响，从而导致免疫力下降。

二、适应性免疫与COPD

COPD患者容易出现反复呼吸道感染，导致疾病加重。

定植于COPD患者气道的呼吸道病原体的适应性免疫反应减弱，会导致疾病恶化和间歇性肺部感染。NTHI、卡他莫拉菌和肺炎链球菌是导致COPD患者病情恶化的三种常见细菌。

COPD患者对细菌抗原的适应性免疫应答能力下降取决于Treg功能增强和效应T细胞功能降低的净效应。COPD患者的BALF和外周血中Foxp3$^+$ Tregs和CD25$^+$ Tregs数量显著增多。

与健康受试者相比，将自体Tregs添加到用P6脂蛋白刺激的纯化效应T细胞中，导致对COPD效应T细胞增殖的更大抑制。研究者对肺气肿患者和对照受试者的Tregs进行了功能分析，研究发现，两组的Tregs均显著抑制自体T细胞抗CD3/抗CD28刺激的增殖。

尽管COPD患者和健康受试者的CD4$^+$、CD127$^+$、CD25$^-$效应T细胞水平相似，但COPD患者的效应T细胞对P6的反应总体减弱，Tregs的抑制能力显著增加。因此，COPD患者的抗菌免疫受到两个重要因素的限制：效应T细胞无法对细菌抗原产生强烈反应，功能抑制性Tregs的积累增加。其可能原因是效应T细胞上程序性死亡受体-1（Programmed Death-1，PD-1）和Tregs上细胞毒性T淋巴细胞相关蛋白4（Cytotoxic T Lymphocyte-associated Antigen-4，CTLA-4）的表达升高。COPD患者PD-1阳性与健康受试者的效应细胞相比，COPD患者的衰竭表型可能的原因是P6抗原刺激衍生效应T细胞的增殖减少。一项研究发现，吸烟者和健康对照组相比，从COPD患者的BALF中分离出的CD8$^+$ T细胞中的T细胞受体信号下调，这可能是COPD患者T细胞功能障碍的原因之一。

此外，阻断免疫检查点受体CTLA-4和PD-1会导致T细胞增殖和IFN-γ产生增加，从而加强这些分子在COPD T细胞上过表达的功能相关性。因此，COPD患者的CTLA-4+ Tregs和PD-1+ T细胞可能是缓解抗菌免疫抑制的靶向来源。研究证明，CTLA-4和PD-1阻断对COPD患者T细胞反应产生不同影响。COPD患者的免疫抑制也反映在两种Tregs产生的免疫抑制细胞因子的外周血水平显著增加：IL-10和TGF-β1。Foxp3$^+$Tregs的高频率与COPD患者的TGF-β1水平显著相关。除了这种免疫抑制环境，COPD患者的促炎辅助T细胞1型相关细胞因子IFN-γ和IL-12的水平显著增加。这些促炎细胞因子水平升高与FEV1负相关，表明促炎免疫反应使COPD患者的肺功能恶化。因此，COPD患者的血浆细胞因子环境向免疫抑制和促炎表型转变。

某些CD8$^+$ T细胞可促进COPD发展和恶化。在COPD患者的肺组织内发现表达IL-17的CD8$^+$T细胞数量增加。CD8$^+$ T细胞上调IL-18、CD69、T-bet、穿孔素和颗粒酶B的表达，与COPD患者的FEV1下降呈正相关。研究者发现，从肺组织中分离出的CD8$^+$T细胞表达细胞表面TLR的百分比增加，这与肺气肿评分呈正相关。细菌感染期间TLR上调可能会导致肺被破坏。

研究表明，骨髓源性抑制细胞（myeloid-derived suppressor cells，MDSCs）水平升高与Tregs升高呈正相关。炎症促进MDSCs的积累，从而诱导Tregs产生TGF-β1和IL-10，抑制T细胞活性。COPD患者循环Tregs的频率与MDSC的百分比和血浆TGF-β1水平具有显著相关性。抑制性Tregs可能会减弱效应T细胞介导的肺上皮破坏，如果不加以调节，最终可能导致肺气肿。

慢性肺部炎症对COPD的发展起关键作用，导致广泛的肺损伤，使呼吸道感染的免疫力受损。COPD与促进疾病恶化的肺特异性和全身免疫功能障碍有关。针对功能失调的免疫细胞的治疗靶向可能对COPD管理有益。免疫功能的恢复可以潜在地防止病原体介导的疾病恶化，也可以减少感染引起的炎症和组织破坏。然而，需要在免疫抑制的诱导和适应性免疫之间获得良好的平衡，以在不损害呼吸道感染免疫力的情况下最大限度地减少肺部炎症。因此，免疫抑制反馈回路可能是COPD管理的重要目标，然而还需要更多的研究来评估这种免疫抑制的详细机制及其在COPD中的作用。

第六节 迷走神经兴奋

迷走神经兴奋在COPD发病过程中发挥重要作用。迷走神经兴奋会导致COPD患者胆碱能平滑肌张力、黏液分泌、咳嗽和呼吸困难加重。本节总结了迷走神经在COPD疾病发病过程中的作用及机制。

一、支气管收缩和黏液分泌

COPD患者支气管平滑肌张力增加，在很大程度上是由于迷走神经驱动增强。增加的迷走神经驱动有助于增加黏液分泌。有研究表明，抗胆碱能药物（如异丙托溴铵或噻托溴铵）如果剂量足够大，可使COPD患者的气道松弛至与β受体激动剂的最大有效剂量相同的程度。因此，炎症介质在COPD中收缩支气管平滑肌的程度似乎是通过激发或增强迷走神经胆碱能反射活动来实现的。在迄今为止研究的哺乳动物物种中，迷走神经节后胆碱能神经是气道平滑肌张力的主要调节剂。节后迷走神经也可以增加大多数哺乳动物（包括人类）分泌黏液。

关于COPD中迷走神经张力增加的机制知之甚少。可以调节迷走神经张力的三个主要部位包括位于脑干中的节前神经、迷走神经节内节前神经和节后神经之间的突触，以及节后神经效应细胞连接。气道中迷走神经张力的主要决定因素可能是节前神经活动。节前副交感神经活动受到牵张敏感的传入神经和伤害性神经的严格控制，使其成为COPD中副交感神经张力上调的主要部位。

快速适应受体（rapidly adapting receptor，RAR）纤维的刺激导致气道迷走神经驱动增加。增加呼吸速率会导致RAR纤维的活动增加，这与副交感神经流出气道的增加有关。相反，来自缓慢适应受体（slowly adapting receptor，SAR）纤维的输入强烈抑制副交感神经节前神经活动。CO_2的适度升高可有效抑制SAR活动，释放自主神经流出的制动并增加副交感神经驱动。另外，在较高的肺容量下呼吸可能会增加COPD的SAR活动。无论如何，脑干RAR和SAR输入平衡的变化可以解释COPD患者经常观察到的胆碱能支气管平滑肌张力升高。

人体气道的副交感神经支配包括胆碱能和非胆碱能神经。非胆碱能神经为人支气管平滑肌提供唯一的松弛神经支配。这些神经使用一氧化氮和神经肽，例如血管活性肠肽，作为它们的神经递质。胆碱能和非胆碱能副交感神经已被证明代表不同的节前和节后神经通路。因此，肺的胆碱能和非胆碱能副交感神经输入可能受到不同的调节。胆碱能和非胆碱能副交感神经活动之间的不平衡可能是COPD中平滑肌张力和黏液分泌增加的原因。

二、咳嗽

在对COPD的讨论中，咳嗽的问题常常没有被提及，但慢性咳嗽会大大降低患者的生活质量。咳嗽是典型的黏液分泌过多和气道阻塞的自然结果。在许多COPD患者中，咳嗽反射发生了病理性改变，导致反射通路过度敏感。不适当敏感的咳嗽反射可能会导致持续的咳嗽感觉，从而导致咳嗽超过功能要求。有研究表明，COPD患者的传入神经可能对咳嗽刺激过敏。也就是说，触发咳嗽所需的咳嗽阈值降低了。这可能是通过迷走神经传入神经的兴奋性和可塑性的变化而出现的。在大多数哺乳动物中，喉部、气管和大支气管的机械扰动，特别是在分叉处，会引起快速的咳嗽反应。

三、呼吸困难

哺乳动物已经进化出对食物、水和氧气需求的强烈感知。在对饥饿、口渴和呼吸困难的感知中，呼吸困难是最强烈和最可怕的。呼吸困难是一组复杂的症状，以不同的方式体验，包括“渴望空气”“窒息感”“胸闷”“呼吸困难”等。这些感觉是COPD的主要症状，这种关键而复杂的感觉由神经反射通路所介导。

呼吸困难的主要驱动因素被认为是感知肺部运动和呼吸功能的胸壁感觉神经以及感知血气异常的外周和中枢化学传感器。除了这些呼吸困难的驱动因素外，COPD患者气道壁中的迷走神经传入神经还能放大呼吸困难的感觉。呼吸困难的神经元基质可能依赖于刺激（屏气、高碳酸血症、运动等）。

肺内迷走神经传入不是呼吸困难的必要条件。然而，迷走神经的传入活动可能会改变呼吸困难的严重程度。由于在COPD中迷走神经传入神经电位升高，因此迷走神经可能对疾病环境中呼吸困难起主要作用。布拉德利（Bradley）等人研究发现，单侧迷走神经切片（右侧）可改善5名肺气肿患者中4名患者的呼吸困难。吸入布比卡因（丁哌卡因）可抑制吸入柠檬酸引起的咳嗽反应，并减轻运动引起的呼吸困难感。

对迷走神经反射和咳嗽的研究表明，迷走神经传入神经可能是促进性或抑制性的，这取决于传入神经的类型。最明显的例子是RAR激活会增加副交感神经传出，而SAR激活会抑制同样的反射。因此，一些迷走神经传入神经可能会抑制呼吸困难，这给迷走神经被阻滞的研究增加了难度。迷走神经阻滞还抑制副交感神经支气管收缩，这可能间接影响呼吸困难的感觉。

肺部的大多数迷走神经传入神经是疼痛感受器，它们擅长感知COPD肺部发生的组织损伤和炎症类型。此外，肺中存在对拉伸敏感的传入神经，并且可以通过在平气呼吸期间发生的组织扩张被激活。这些纤维的动作电位的放电模式取决于呼吸的频率和深度、呼吸发生时的肺容量，以及肺的顺应性。因此，COPD患者的伤害性和机械敏感性传入神经的活动发生了巨大变化。随着时间的推移，迷走神经活动的改变会导致迷走神经通路功能的使用依赖性变化。这种神经可塑性可导致COPD患者的反射通路发生质和量的变化。

第七节　肺衣原体慢性感染

慢性肺衣原体感染（chlamydia pneumoniae，Cpn）是COPD发展的危险因素。Cpn是一种普遍存在的病原体，大多数人一生中会经历两次或三次Cpn感染。男性比女性IgA滴度更高，IgA

抗体的半衰期为5～6天。持续升高的Cpn特异性IgA抗体水平已被认为是慢性Cpn感染的标志物。Cpn已被确定为急性上呼吸道和下呼吸道感染的病原体，如中耳炎、鼻窦炎、咽炎、支气管炎和肺炎，并且与4%～6% COPD恶化有关。Cpn可引起呼吸道无症状感染，但长期后遗症未知。体内和体外研究表明，Cpn能够感染气道上皮细胞、内皮细胞和平滑肌细胞。Cpn已被证明会导致纤毛功能障碍，这可能导致肺部感染的易感性增加。体液免疫和细胞免疫都参与了对衣原体感染的免疫反应，但细胞内衣原体擅长逃避免疫防御，宿主较难根除该生物体。因此，可能会发生长期的亚临床感染。

COPD的病理表现包括不同程度的小气道疾病和/或肺气肿体征。COPD的这两种发病机制不同，小气道疾病中的细胞增殖和肺气肿中的结缔组织退化。小气道疾病的特征是慢性阻塞性细支气管炎，伴有中性粒细胞、淋巴细胞和巨噬细胞浸润，气道壁增厚，肌肉量增加。研究表明，COPD患者的细支气管、肺泡和肺泡巨噬细胞中存在Cpn。Cpn感染可导致持续炎症反应的刺激，从而导致IL-6和碱性成纤维细胞生长因子（basic fibrobast growth factor，bFGF）的产生增加。这可能导致小气道上皮下纤维化，类似于在慢性沙眼衣原体感染眼（沙眼）或生殖道（输卵管不孕症）中观察到的瘢痕。因此，Cpn导致COPD中出现组织重塑和小气道疾病。

肺气肿的定义是细支气管周围肺泡附件的破坏、气道塌陷和末端细支气管远端的气腔扩大。蛋白酶和抗蛋白酶之间的不平衡被认为在肺气肿的发病机制中非常重要。已在肺气肿患者的肺泡巨噬细胞（alveolar macrophages，AM）中鉴定出Cpn，这些Cpn感染的吞噬细胞以显著的剂量依赖性释放活性氧、TNF-α、IL-1β和IL-8作出反应，这些都可能放大对Cpn的局部炎症反应，而不影响衣原体感染和复制。此外，已证明动脉粥样硬化斑块中受感染的巨噬细胞会产生升高水平的TNF-α和MMP-9，并且由于MMP-9参与结缔组织降解，导致Cpn感染的AM在肺气肿的发展中起重要作用。

第八节　气道重塑

COPD的特点是慢性支气管炎、慢性气道阻塞、气道重塑和肺气肿，导致肺功能进行性和不可逆的下降。炎症是COPD发展和炎症细胞释放炎症介质和破坏性酶的核心，尤其是浸润免疫细胞，这与COPD中肺部的进行性破坏有关。气道重塑是一个结构变化的过程，包括气道上皮细胞增生、网状基底膜增厚、胶原沉积、支气管周围纤维化、气道上皮间质转化和支气管平滑肌细胞增生。在COPD中，肺实质的重塑会导致肺气肿，而小气道重塑很大程度上会导致气道阻塞。这些变化会导致COPD患者出现气流受限。

COPD的慢性炎症涉及主要炎症细胞（包括中性粒细胞、单核细胞/巨噬细胞和淋巴细胞）浸润到气道和肺组织中，这些炎症细胞可以在支气管肺泡液和诱导痰中检测到。人们普遍认为，持续的慢性炎症不仅可能导致支气管重塑，而且在一定程度上也可能导致实质重塑。

一、中性粒细胞

中性粒细胞是COPD发病机制中的关键炎症细胞，痰液和血液中性粒细胞增多是所有COPD患者的特征，它们也被报道为COPD严重程度的标志。一项观察性研究发现，痰中性粒细胞百分比较高的患者在不同严重程度的COPD中呼吸困难评分较高。中性粒细胞被募集到COPD患者的气道并分泌几种丝氨酸蛋白酶，包括中性粒细胞弹性蛋白酶、MMPs和MPO等，它们都会破坏肺泡。此外，一些嗜中性粒细胞衍生的趋化因子，如IL-1和CXCL8/IL-8，被证实与小鼠模型中的组织损伤和重塑有关。

MMPs是一个锌依赖性蛋白酶家族，可由基质细胞、中性粒细胞和巨噬细胞分泌，通常根据其降解的底物进行分类。与肺气肿发病机制有关的大多数MMPs包括MMP-1、MMP-9和MMP-12。其中，MMP-9由成熟的中性粒细胞合成，主要储存在中性粒细胞的细胞内颗粒中，激活后分泌到细胞外。MMP-9活性被金属蛋白酶的组织抑制剂抵消，这种酶活性的任何变化都会改变这种平衡。大多数研究表明，肺气肿患者的支气管肺泡灌洗液（bronchoalveolar lavage，BALF）和血浆中的MMPs增加，并通过破坏细胞外基质（extracellular matrix，ECM）的结构成分而导致气道阻塞。

NE是一种中性粒细胞衍生的丝氨酸蛋白酶，已被证明其与组织损伤和重塑有关。进一步研究发现，小鼠缺乏NE会导致小鼠在接触烟草烟雾后免受肺气肿的侵害。可能在降解ECM的结构成分并引起组织损伤，NE具有与MMPs相似的能力。此外，NE可以与MMPs合作并放大ECM降解的影响。除了基质降解外，NE还可以通过促进成纤维细胞增殖来促进支气管周围纤维化。NE是黏膜下腺和杯状细胞分泌黏液的有效刺激物，这与气道阻塞有关。NE对基质降解、成纤维细胞增殖和黏液化生的综合作用可能会加速疾病中的小气道阻塞。

MPO是中性粒细胞的产物，主要储存在中性粒细胞的初级颗粒中。它是一种炎症介质，在炎症反应过程中上调，也可以加速炎症反应。3-Chlorotyrosine表达与COPD患者痰液中MPO的活性密切相关，可作为MPO介导的COPD发病机制中组织损伤的生物标志物。MPO抑制剂可防止COPD动物模型中肺气肿的发展和小气道的重塑。这些研究表明，MPO在气道重塑的发病机制中具有不利影响。然而，一项对MPO基因敲除小鼠心肌梗死的研究观察到MMPs的表达增加。这一发现表明MPO在气道重塑中可能具有保护作用。

高迁移率组蛋白1（high mobility group protein 1，HMGB1）是一种由中性粒细胞坏死释放的蛋白质，可警告和激活炎症。COPD患者在痰液和血浆中均表达高HMGB1水平。HMGB1通过激活TLR4和/或晚期糖基化末端（the receptor of advanced glycation endproducts，RAGE）信号传导受体，对上皮细胞修复和恢复有显著影响。

二、巨噬细胞

巨噬细胞是单核白细胞衍生的炎症细胞，其数量在COPD患者的气道、BALF、肺泡区域和诱导痰中增加，并与COPD的炎症反应和肺泡壁破坏相关。它们产生大量与COPD相关的炎症介质，例如IL-1β、TNF-α、IL-8、MCP-1、ROS和MMPs。IL-8是CXC趋化因子家族的成员，由巨噬细胞、上皮细胞和内皮细胞分泌。它是COPD患者痰液和BALF的主要炎症因子。IL-8可通过诱导中性粒细胞分泌NE直接或间接增强MUC5AC的表达，导致黏蛋白过度产生和气道阻塞。IL-1β和TNF-α是主要由巨噬细胞分泌的促炎细胞因子。与暴露于烟草烟雾的野生型小鼠相比，IL-1β和TNF-α受体敲除小鼠均受到保护，不会发生肺气肿和小气道重塑。此外，IL-1β持续上调小鼠中性粒细胞细胞因子和MMPs的表达，包括MMP-9和MMP-12，并导致气道炎症和肺泡扩张。肺泡和气道壁重塑发生在SPC-TNF-α小鼠中，弹性蛋白降解酶的表达增加和基质重塑。这种效应归因于TNF-α诱导MMPs和NE刺激，以及$CD8^{+}$T淋巴细胞的激活，这些都有助于肺组织的破坏。

TGF-β具有不同异构体，包括TGF-β_1、TGF-β_2和TGF-β_3。其中，TGF-β1与COPD发病的进展有关。TGF-β诱导ECM的分泌、平滑肌细胞的增殖和上皮-间质表型的转变。暴露于烟草烟雾会增加上皮细胞和炎症细胞产生TGF-β，这与烟草烟雾诱导的COPD肺损伤和气道重塑有关。

自噬在巨噬细胞、中性粒细胞和淋巴细胞等许多炎症细胞的发育中起关键作用，这些细胞在

COPD炎症的发生、发展和发病机制中起关键作用。小鼠体内研究表明，通过抑制自噬相关的气道炎症和纤维化，miR-34/449过表达导致卵清蛋白诱导的气道重塑减少。

总之，巨噬细胞是COPD肺中的主要炎症细胞。它们通过分泌直接和间接作用于气道结构细胞以调节上皮和基质细胞功能的酶和炎症因子直接参与气道重塑过程。

三、肥大细胞

肥大细胞是由两个亚群组成的多功能免疫细胞：黏膜肥大细胞（mast cell tryptase，MCT）和结缔组织肥大细胞（connective tissue mast cells，CTMC）。肥大细胞与哮喘有关，除了释放脂质介质和其他支气管收缩剂外，它们还促进气道重塑。据报道，患有小叶中心性肺气肿的COPD患者的肥大细胞数量增加，肥大细胞主要分布在支气管黏膜、肺实质，甚至平滑肌中。肺内肥大细胞的数量也可能随疾病而变化。据报道，在COPD中CTMC数量增加，而MCT数量减少。此外，CTMC数量的增加与气道重塑和肺功能较差呈正相关。此外，血管周围肥大细胞密度与COPD气道RBM中血管生成增加呈正相关，这被认为有助于气道重塑。此外，在COPD中上调的IL-17A可以刺激肥大细胞分泌促血管生成介质、碱性成纤维细胞生长因子和VEGF，它们都可以驱动血管重塑。

四、淋巴细胞

适应性免疫系统在COPD中被激活，伴随着T细胞、B细胞、T辅助17型（Th17）细胞的浸润，以及气道内调节性T细胞的减少。缺乏B细胞或T细胞的小鼠不能引发气道重塑，这说明了适应性免疫反应在气道重塑中的重要性。

与不吸烟者相比，吸烟者的肺实质和气道中的T淋巴细胞都会增加，且以$CD8^+$ T细胞增加为主。既往有吸烟史的COPD患者，其外周气道中$CD8^+$ T细胞的增加与吸烟引起的气流受限呈正相关。此外，T细胞可通过诱导的细胞毒性直接或通过激活巨噬细胞间接导致肺组织破坏。这些数据表明，COPD中增加的$CD8^+$ T细胞充当了吸烟和气道阻塞之间的桥梁。

根据分泌的细胞因子，$CD8^+$ T细胞可分为TC1细胞和TC2细胞。从COPD患者BALF中分离出$CD8^+$T细胞，发现其主要以产生IL-4和IL-5细胞因子的$CD8^+$TC2细胞为主，并可能促进组织损伤和恶化期间肺气肿的发展。在COPD患者的晚期阶段，淋巴滤泡内的B细胞数量大大增加。CXCL13是一种B细胞引诱剂或趋化因子，CXCL13表达的减弱减少了烟草烟雾诱导的BALF炎症细胞的数量，并保护了肺泡壁免受破坏。Th17细胞是细胞因子IL-17的主要来源。IL-17可以增强气道平滑肌的收缩和增殖功能。有研究表明，在哮喘动物模型中，在慢性过敏原攻击后，Th17缺陷小鼠不会发生气道重塑。

五、先天性淋巴细胞

先天性淋巴细胞（innate lymphoid cells，ILC）是一类免疫细胞，根据其表型和功能可分为三类（ILC1、ILC2和ILC3）。ILC在许多组织和器官中广泛表达，例如皮肤、黏膜和肺组织。ILC3在驱动中性粒细胞炎症中起作用，COPD肺中表达ILC3细胞的天然细胞毒性受体（Natural Cytotoxicity Receptor，NCR）的数量增加。ILC3s可以激活TGF-β，这是组织和黏膜修复的关键介质。

COPD是一种慢性炎症性疾病，涉及各种炎症细胞的浸润，包括中性粒细胞、巨噬细胞、淋巴细胞、肥大细胞和ILC。炎症细胞的浸润可在气道上皮细胞、基质细胞和实质细胞等结构细胞中观察到有害变化。这些炎症细胞对重塑的影响归因于炎症细胞因子、蛋白酶和生长因子等的直接或间接释放。

目前对COPD中气道重塑的机制研究较少。气道重塑的特点是组织、细胞和分子成分的变化，导致上皮、气道平滑肌、血管和ECM的病理变化。COPD的气道炎症主要归因于吸烟，并且通常因细菌和病毒感染而加剧，尽管这种情况也可能存在于戒烟者中。研究表明，由于炎症反应和氧化应激，烟草烟雾暴露可直接导致肺组织和小气道中的结构细胞发生变化。值得注意的是，戒烟并不能阻止慢性炎症和氧化应激的进展，并且这与持续的组织破坏和重塑有关。在COPD肺中，炎症细胞浸润到支气管黏膜和肺实质中。它们通过直接分泌酶和炎性细胞因子或通过间接调节其他细胞功能来影响气道破坏和重塑。一些因素可以促进气道破坏和重塑，而其他因素可以防止组织损伤和重塑。总体而言，炎症细胞会影响 COPD 中的结构细胞破坏、平滑肌细胞增生、杯状细胞化生和上皮下纤维化，导致气道重塑。

第九节　其　他

一、COPD发展的表观遗传学变化

COPD的发病机制得到基因组研究数据的支持，例如GWAS和基因表达研究。COPD GWAS研究确定了以下具有全基因组意义的基因座：4q22上的*FAM13A*、4q31上*HHIP*的上游增强子、15q25上*IREB2*和烟碱型乙酰胆碱受体（CHRNA3和CHRNA5），具有基因*RAB4B*、*EGLN2*和*CYP2A6*的19q13基因座，*RIN3*位于14q32，*MMP12*位于11q22，*TGFB2*位于1q41。荟萃分析表明，*MMP12*和*COX2*基因多态性可能与COPD的发展密切相关。揭示了去整合素和*MMP33*（*ADAM33*）基因的六个位点与COPD风险相关。人群规模遗传分析显示，*IL1β*（*-511*）、（*-31*）和*IL1RN*（*VNTR*）多态性与东亚人的COPD风险相关，TT基因型*MDR-1*基因在土耳其爱琴海地区的COPD患者中更为常见。最近，拉蒙塔涅（Lamontagne）等人在1111个人类肺标本中结合全基因组基因分型和基因表达来绘制表达数量性状基因座（expression quantitative trait loci，eQTL）。他们发现，上调胱抑素C（Cystatin C，CST3）和CD22与COPD患者的肺功能恶化有关。基因表达微阵列研究允许对转录活性进行全基因组评估，作为探索涉及COPD发病机制的生物学途径的一种手段。研究者们回顾了在呼吸和非呼吸组织中进行的基因表达谱研究，包括肺组织（9项研究）、气道上皮细胞（7项研究）和外周血（4项研究）。根据肺气肿的严重程度，发现不同的途径受到影响。在肺组织炎症中差异表达的通路中，ECM和TGF-β相关信号传导在两项和/或更多研究中进行了说明。在气道上皮细胞研究中，除氧化外，受影响的途径没有匹配。在四项COPD研究中的3项研究中，炎症通路在血液样本中的表达存在差异。伊莎多尔（Ezzie）等人从患有和未患有COPD的吸烟者的肺样本中筛选miRNA和信使RNA（mRNA）谱，发现了70种miRNA和2667种mRNA差异表达，提出了几种miRNA，包括miR15/107家族的成员。DNA甲基化是基因转录的重要调节因子，受环境因素的强烈调节。与COPD和肺功能受限相关的DNA甲基化标记的大规模基因特异性研究，已经确定了过去在COPD中研究的基因（如*SERPINA1*）以及新的候选基因（如*FUT7*）。威斯克（Vucic）等人对COPD受试者和对照的小气道上皮进行了DNA甲基化和基因表达阵列分析。他们发现了1120个差异甲基化基因，大部分是高甲基化的，它们显示出三种途径的富集：G蛋白偶联受体信号传导、芳烃受体信号传导和cAMP介导的信号传导。其中144个基因的甲基化状态与三种途径中的基因表达呈负相关：磷酸酶和张力蛋白同源物（phosphatase and tensin homolog，PTEN）信号传导、Nrf2氧化应激反应和IL-17F对过敏性炎症疾病的影响。

二、COPD发病过程中微生物的变化

科学家们能够测试和鉴定人肺中的微生物含量，而无须将微生物取出并在实验室中培养。借助PCR技术和特异性引物，可以扩增某个位置的整个微生物库。不仅可以实现微生物组的全球识别，还可以实现微生物潜在功能的识别。根据钱伯斯（Chambers）等人的建议，还可选择性地识别每个感兴趣区域的RNA和蛋白质含量。多种因素，如解剖结构、不同的上皮防御系统能力、免疫细胞的不均匀流入、受试者的年龄和性别等，决定了人肺内的非同质微生物组。科学家正在对微生物组的进化动力学、独特性和播种途径，即吸入和造血途径进行深入研究。下呼吸道中的微生物群并非完全通过口腔而来。肺微生物群是在围产期获得并不断积累的，即在子宫内（受胎盘微生物组的影响）、出生期间和出生后（受分娩途径、喂养等影响）。而且，微生物群越多样化，对以后的肺部健康就越有利。

我们对肺部微生物生态系统的认识不断提高，为微生物相关的肺部疾病带来了新的解释。显然，其病理过程不是大量细菌干预的结果，而是正常肺生态系统日益衰竭的结果。肺生态系统的适应能力基于具有复杂相互关系和联合行动的异质复杂实体。现在公认的COPD的恶化应被视为一种日益明显的局部生态失调，病原菌会局部破坏气道生态系统。生态失调部位的宿主免疫反应也可能变得不同，并在所谓的恶性循环中持续存在。

将COPD及其恶化归因于菌群失调型疾病，为COPD治疗开辟了新的可能性，这与其他器官系统中使用的方法有些相似，其中保存和恢复微生物组可以防止疾病发展和/或恶化。目前可用的研究仍然较少，报告的数据还有待证明。

据推测，抗生素的使用可能与肺部微生物组含量的变化以及整体肺部健康有关。用抗生素治疗COPD会降低变形菌的丰度，随后会抑制其他微生物群。随着COPD严重程度的增加和患者抗生素暴露的增加，支气管微生物群的多样性降低。在COPD中重要的微生物组-宿主相互作用的机制仍不清楚。与微生物定植相关的COPD恶化可能通过TLR信号传导来实现。事实上，与肺功能正常的受试者相比，COPD受试者$CD8^{+}$T细胞上的*TLR*表达增加。此外，在*TLR*配体刺激下，COPD患者衍生的T细胞增加了细胞因子、细胞毒性分子和趋化因子的产生。进一步研究发现，COPD微生物群中葡萄球菌和链球菌增加。了解人肺的微生物生态学将有助于我们了解COPD恶化和疾病进展的一般发病机制。

（张德刚、石军年）

参考文献

[1] LEE K H, LEE C H, JEONG J, et al. Neutrophil elastase differentially regulates IL-8 and VEGF production by cigarette smoke extract[J]. Journal of Biological Chemistry, 2015, 290(47): 28438-28445.

[2] QIU Y, ZHU J, BANDI V, et al. Biopsy neutrophilia, neutrophil chemokine and receptor gene expression in severe exacerbations of chronic obstructive pulmonary disease[J]. American Journal of Respiratory and Critical Care Medicine, 2013, 168(8): 968-975.

[3] TSAI Y F, HWANG T L. Neutrophil elastase inhibitors: a patent review and potential applications for inflammatory lung diseases(2010-2014)[J]. Expert Opinion on Therapeutic Patents, 2015, 25(10): 1145-1158.

[4] LINDER R, RÖNMARK E, POURAZAR J, et al. Serum metalloproteinase-9 is related to COPD severity and symptoms - cross - sectional data from a population based cohort - study[J]. Respiratory Research, 2015, 16(1): 28.

[5] GOGEBAKAN B, BAYRAKTAR R, ULASLI M, et al.The role of bronchial epithelial cell apopto-

sis in the pathogenesis of COPD[J]. Molecular Biology Reports, 2014, 41(8): 5321–5327.

[6] TSAI Y F, HWANG T L. Neutrophil elastase inhibitors: a patent review and potential applications for inflammatory lung diseases (2010–2014) [J]. Expert Opinion on Therapeutic Patents, 2015, 25 (10): 1145–1158.

[7] KHANNA A, GUO M, MEHRA M, et al. Nflammation and oxidative stress induced by cigarette smoke in Lewis rat brains[J].Journal of Neuroimmunology, 2013, 254(1–2): 69–75.

[8] GAO W, LI L, WANG Y, et al.Bronchial epithelial cells: The key effector cells in the pathogenesis of chronic obstructive pulmonary disease? [J]. Respirology, 2015, 20(6): 722–729.

[9] KANAZAWA H, TOCHINO Y, ASAI K, et al. Simultaneous assessment of hepatocyte growth factor and vascular endothelial growth factor in epithelial lining fluid from patients with COPD [J]. Chest, 2014, 146: 1159–1165.

[10] TAKEZAWA K, OGAWA T, SHIMIZU S, et al. Epidermal growth factor receptor inhibitor AG1478 inhibits mucus hypersecretion in airway epithelium[J].American Journal of Rhinology & Allergy, 2016, 30(1): 1–6.

[11] GORDON S, PLUDDEMANN A.Tissue macrophage heterogeneity: issues and prospects [J]. Seminars in Immunopathology, 2013, 35(5): 533–540.

[12] CHANA K K, FENWICK P S, NICHOLSON A G, et al.Identification of a distinct glucocorticosteroid-insensitive pulmonary macrophage phenotype in patients with chronic obstructive pulmonary disease[J].Journal of Allergy and Clinical Immunology, 2014, 133(1): 207–216.

第六章
慢性阻塞性肺疾病的病理学

COPD病变主要位于肺气道、肺实质及肺血管，以慢性支气管炎和肺气肿为主要特征。病理学表现为混合炎症细胞浸润各级支气管表层上皮，主要为淋巴细胞、浆细胞、组织细胞等。急性炎症活动期可见到大量中性粒细胞，伴黏膜充血、水肿，可见化脓性炎症；上皮黏液腺体和杯状细胞增生、肥大，分泌旺盛，可见大量黏液潴留。病情进展时炎症细胞由支气管壁向周围组织浸润，黏膜下层的平滑肌束失去连续性，出现萎缩和断裂，间质纤维结缔组织增生，平滑肌细胞增生肥大，肺血管内膜增厚，蛋白多糖和胶原增多使血管壁进一步增厚，导致肺动脉高压。晚期COPD可继发肺源性心脏病，部分患者甚至伴随多发性肺细小动脉原位血栓。另外，慢性炎症反应导致支气管壁损伤和修复过程反复发生，进而引起支气管壁结构重塑、胶原含量增加及瘢痕组织形成。以上病理改变引起气道狭窄，导致固定性气道阻塞，而且长期气道阻塞会造成呼吸性细支气管的扩张和破坏，肺泡腔扩张，肺泡弹性纤维断裂，进而形成阻塞性肺气肿，病情严重时，可累及全肺。

第一节　肺气肿

COPD引起的肺气肿（即阻塞性肺气肿）是指终末细支气管远端的气道弹性减退，导致肺组织过度膨胀、充气，使气腔的体积超过正常大小，或肺容积增大，同时伴气道壁破坏，但没有明显纤维化的一种病理状态。阻塞性肺气肿中的“气道壁破坏”，不同于先天和后天引起的肺过度膨胀、代偿性肺过度膨胀和老年肺等所致的单纯性气腔扩大；“纤维化”是指肺组织的大体纤维化，并非镜下纤维化，这也是区别于阻塞性肺气肿与间质性肺疾病所致的气腔重塑的重要特征。阻塞性肺气肿镜下可见肺泡壁变薄，肺泡腔扩大、破裂或融合形成肺大疱，血液供应减少，弹力纤维网被破坏。气肿性肺大疱是指直径达到或超过1 cm的大囊腔，表面覆盖过度延伸的薄层胸膜。

根据肺气肿病变累及肺小叶内的确切位置，可将肺气肿分为全小叶型、小叶中央型和混合型三类，其中以小叶中央型（见图6-1）最为多见。全小叶型：由于长期慢性炎症刺激，导致呼吸性细支气管狭窄，从而引起其所属终末肺组织（即肺泡管、肺泡囊及肺泡腔）扩张，其特点为气肿囊腔较小，但弥漫分布于肺小叶内；小叶中央型：由于慢性炎症导致终末细支气管或一级呼吸性细支气管的管壁狭窄，进而使其远端的二级呼吸性细支气管呈囊性扩张，具体特征为囊状扩张的二级呼吸性细支气管位于二级小叶中央区；混合型：是介于全小叶型和小叶中央型之间的形态，多表现为在小叶中央型的基础上并发小叶周围肺组织膨胀。

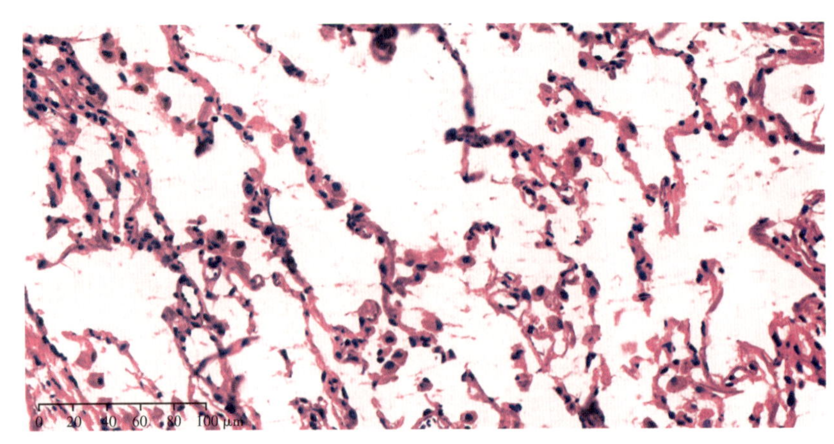

图6-1 吸烟导致的小叶中央型肺气肿：肺泡壁变薄，肺泡腔扩大、破裂、融合形成肺大疱

（资料来源：兰州大学第二医院病理科）

依据解剖结构，可将肺气肿分为近端腺泡型肺气肿、远端腺泡型肺气肿、全腺泡型肺气肿及瘢痕旁肺气肿四型。近端腺泡型肺气肿：此型最为常见，又称腺泡中心型肺气肿，病变主要累及肺上叶的膜性细支气管，使远端终末细支气管和呼吸性细支气管过度充气而呈现囊状扩张，边缘的肺泡管、肺泡囊、肺泡很少受累。目前，有小叶中央型肺气肿和局灶性肺气肿两种不同类型，前者与吸烟、气流阻塞有关，病变主要累及肺上叶，后者与接触粉尘有关，常引起呼吸性小支气管扩张，病变部位常见吞噬粉尘的巨噬细胞聚集，且分布比较均匀。全腺泡型肺气肿：又称全小叶型肺气肿，病变均匀地累及从小叶中央到周边所有肺泡腔、肺泡囊及肺泡管，以上结构均呈肺气肿改变，病变以肺下叶较重，此型多见于α1-抗胰蛋白酶缺乏症（Alpha-1-antitrypsin deficiency，AATD）的患者。该类型常与吸烟导致的小叶中央型肺气肿同时发生，且随着肺气肿症状的加重，更加难以鉴别；有些学者认为小叶中央型肺气肿与全腺泡型肺气肿可能是一个持续过程，随着病情进展，前者可逐渐演变为后者。远端腺泡型肺气肿：又称间隔旁型肺气肿，病变主要累及边缘的肺泡管、肺泡囊和肺泡。若病变紧靠胸膜、血管以及气道，则这些部位的肺气肿通常比较严重，或与近端腺泡型肺气肿相关，常见于成年人自发性气胸。瘢痕旁肺气肿：又称不规则肺气肿，气腔扩大的同时伴有不同程度的纤维化，常见于肺内瘢痕或不规则的局灶性纤维化导致的肺气肿。另外，这里需要特别区分肺解剖结构中的“小叶”和“腺泡”的含义。小叶是指被胸膜和（或）其邻近的静脉间隔包围的肺实质的区域。在取材厚度为2～3 cm的肺组织上，每个小叶通常包含3～6个腺泡。腺泡是肺的基本功能单位，指由一个单一的终末性细支气管所包围的肺组织的区域。终末性细支气管是具有完整纤维肌壁的末端导气管，其与呼吸性细支气管（肺泡形成气道壁的组成部分）相连接，呼吸性细支气管、肺泡管、肺泡囊和肺泡分支形成圆锥形排列。

第二节　气道的改变

COPD由长期吸烟或其他有害颗粒导致的不良刺激所引起，以持续性的气流受限为特征，包括呼吸困难、咳嗽和咳痰等症状。研究表明，与直径较大的中央气道相比，狭窄的外周气道表面更容易与吸烟产生的化学物质及有害颗粒相接触，从而造成损害。目前，将直径小于2 mm且无软骨成分的气道统称为小气道。小气道通常位于气管支气管树的第8～23级。小气道是由膜性支气管、呼吸性支气管和肺泡管组成的气道系统。膜性细支气管包括末梢细支气管，由带有纤毛的柱状上皮细胞排列形成，远端呼吸性细支气管由柱状上皮过渡到立方上皮，最后通向由扁平上皮细胞排列形成的肺泡管和肺泡（见图6-2）。细支气管壁可分为独立的五层：呼吸上皮、基膜、固有层、平滑肌（远端气道减少）和外膜。COPD中气流阻力增加与小气道的变形、重塑及闭塞密切相关。研究表明，与无气流限制的吸烟者相比，COPD患者的小气道具有明显的改变，气道壁总体增厚，这种重塑主要源于上皮细胞的改变、黏液腺堵塞、大量炎症细胞浸润、平滑肌与胶原纤维增生。COPD患者无论是否存在肺气肿，均表现为小气道不同程度的改变。研究证实，小气道的改变可能先于肺气肿形成，因为在大多数肺气肿型COPD患者中可以检测到终末细支气管的明显消失，在非肺气肿型COPD患者的部分肺中也存在小气道消失。

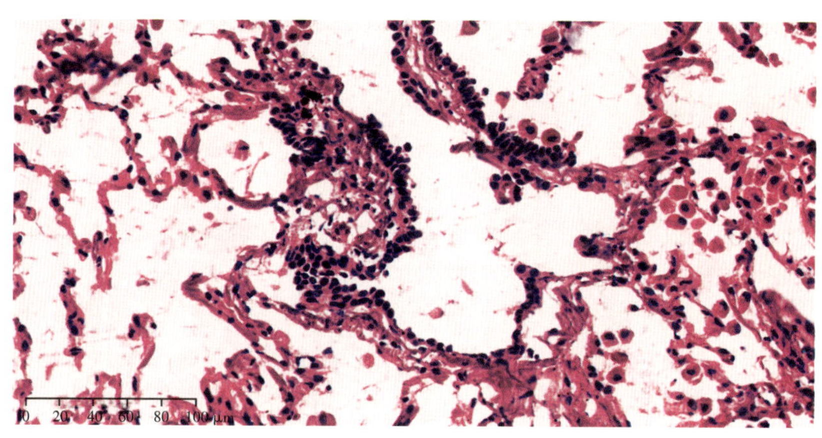

图6-2 呼吸性细支气管中的过渡上皮结构

（资料来源：兰州大学第二医院病理科）

气道重塑是COPD的病理基础，也是一个反复损伤-修复的过程，病理主要表现为两个重要的特征：一是反复受到外界炎症刺激；二是受累部位主要为呼吸性细支气管。烟雾、病毒、细菌等不断刺激气道，机体免疫系统在接收这些刺激信号后会调控肌成纤维细胞与细胞外基质的相关成分对损伤进行修复，以恢复组织的稳态平衡。然而，由于肺组织的再生能力有限，在修复过程中通常会导致以纤维化为特征的瘢痕形成，显微镜下可见炎症损伤、组织结构破坏的基础上皮，成纤维细胞大量增生，大量细胞外基质聚集。为防止过度瘢痕形成和纤维化重塑，肌成纤维细胞会启动自我凋亡，这一过程可能会导致组织结构发生永久性改变。此外，有研究证实，COPD患者小气道的微环境条件有利于病原微生物定植，可加剧组织炎症和损伤。

吸烟者的细支气管炎或呼吸性细支气管炎病理主要表现为含有黄褐色细颗粒状的巨噬细胞增加，多见于呼吸性细支气管腔和相通的肺泡腔，炎症细胞如中性粒细胞和嗜酸性粒细胞也有轻微的增加，淋巴细胞聚集，伴淋巴滤泡形成。最早关于COPD气道炎症细胞浸润的研究显示，与不吸烟和不存在气流限制的吸烟者相比，COPD患者小气道中的免疫细胞数量明显增加，具体表现为小气道上皮和固有层中$CD68^+$巨噬细胞和$CD8^+T$细胞数量增加。此外，与轻度COPD患者相比，重度COPD患者上皮内$CD68^+$巨噬细胞和固有层内$CD4^+T$细胞、$CD8^+T$细胞的数量更多。值得注意的是，早期的这些研究并未发现COPD患者小气道内中性粒细胞的数量增加。

2004年，有研究人员采用不同的技术方法对小气道的免疫细胞浸润进行了研究，主要从两方面进行观察：炎症程度，即用单个免疫细胞阳性的气道数量表示；浸润程度，用单个气道内每种免疫细胞的累计体积表示。结果显示，气道中巨噬细胞、中性粒细胞、$CD20^+B$细胞、$CD4^+T$细胞和$CD8^+T$细胞的总数（炎症程度）增加，且随着COPD严重程度的增加而增加；$CD8^+T$细胞和

CD20$^+$B细胞的累计体积（浸润程度）与COPD的严重程度相关。后续多项研究对COPD小气道中巨噬细胞、中性粒细胞、CD4$^+$T细胞和CD8$^+$T细胞浸润数量的增加进行了证实。此外，COPD患者小气道中淋巴滤泡数量也明显增加，它们通常聚集在细支气管周围组织和肺泡组织内。皮质类固醇的广泛使用，可能导致淋巴滤泡数量减少。

呼吸上皮主要有四种细胞，包括基底细胞、纤毛细胞、分泌细胞和中间细胞。气道发生损伤后，变性的上皮细胞会重新上皮化，从而恢复正常生理功能。然而，COPD患者的气道常可见异常上皮重构，最常见的是鳞状上皮化生、杯状细胞化生和基底细胞增生。在重新上皮化的过程中，基底细胞可以逐步演变为纤毛细胞和分泌细胞；然而异常刺激如吸烟等，改变了基底细胞的转录程序，修复过程发生异常，如上皮-间质转化。此时需要注意与哮喘进行鉴别，因为杯状细胞化生是哮喘的病理学特点，因此，当观察到呼吸道上皮杯状细胞化生时，则要考虑哮喘，而不是COPD。

黏液抗微生物活性降低和黏液清除率降低是引起致病性微生物在COPD患者气道中定植的两个重要因素，其可促进气道炎症反应，推动小气道重塑。COPD患者的小气道黏液腺堵塞数量增加，加剧了疾病的进展，因为黏液分泌过多可物理阻断气流，大量黏液还有利于致病性微生物滋生，从而进一步促进局部炎症，破坏组织结构，导致小气道功能障碍。另外，吸烟本身也会引起与黏液分泌过多的相关病理变化；与不吸烟者相比，在吸烟者的大气道中可见黏液腺肥大和杯状细胞增生，在小气道中可见杯状细胞化生。黏蛋白是存在于黏液中的一种糖蛋白，具有黏附性。正常情况下，痰液中的黏蛋白含量为2%～5%，黏蛋白含量的增加会改变痰液的特性，使纤毛上皮细胞更难沿呼吸道推动黏液。吸烟还可使小气道中的纤毛长度缩短甚至消失，影响纤毛的运动功能，导致黏液大量聚集在气道中而不能被排出，这种变化在COPD患者的小气道中表现得尤为显著。大量杯状细胞化生与分泌型IgA（SIgA）水平降低有关，黏膜表面的SIgA在宿主防御中发挥重要作用，其减少会增加黏膜表面感染的风险。

第三节　肺血管的改变

血管重塑存在于COPD的各个阶段，以血管壁增厚、管腔狭窄为主要病理特点。早在20世纪中叶，麦克林（McLean）等人就报道了肺气肿伴血管内膜增厚的问题。他们发现，细支气管的炎症损害导致血管弹性纤维网重叠，血管内膜增厚，并呈斑片状“破坏”，细支气管周围肺小动脉硬化，进而诱发血管内血栓形成。此外，他们还发现当COPD患者的气道内皮细胞功能存在障碍时，肺小动脉除上述改变外，还会出现血管舒张功能减弱。张伟等的动物造模研究结果显示，与空白对照组相比，COPD模型组的肺微小动脉内皮细胞线粒体出现水肿或空泡变性，细胞质内吞饮小泡增多，细胞核有固缩倾向，可见细胞核染色质聚集并沿核膜周边分布，核间隙增大，内皮细胞肿胀，内质网扩张明显，内膜下可见基底膜水肿，部分内皮细胞悬空，毛细血管腔内可见多形核白细胞堵塞，板层体空泡化明显。肺微小动脉平滑肌增生，管壁增厚，管腔狭窄，血管充血、水肿明显，周围伴大量炎症细胞浸润，以中性粒细胞和淋巴细胞为主。研究还发现，肺小动脉及内皮细胞的改变随COPD的严重程度而加剧。肺小动脉重塑的本质是肺血管内膜、中膜和外膜共同增厚导致，而内膜增厚被认为是COPD血管重塑最显著的特征，通常由各层细胞的增殖或肥大形成，包括成纤维细胞、平滑肌细胞、内皮细胞以及细胞外基质成分。然而，血管重塑引起的肺小动脉管壁增厚、管腔狭窄、血管弹性及顺应性下降等变化会导致肺动脉压力和右心室后负荷增加，使COPD进展为肺动脉高压，最终发展为肺源性心脏病（见图6-3）。

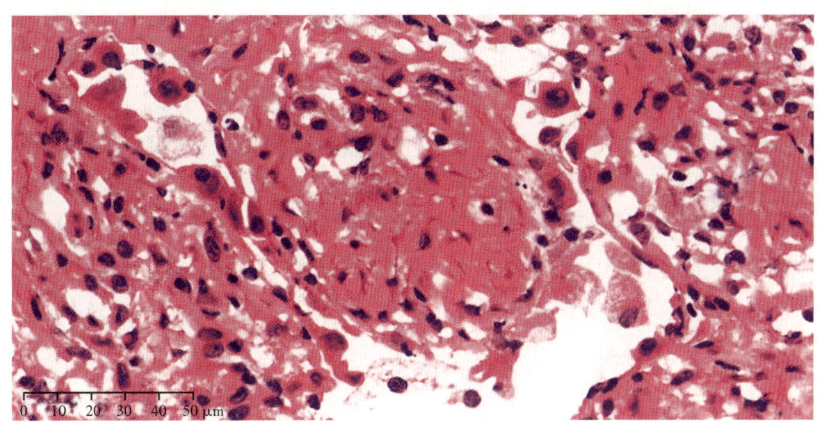

图6-3　COPD血管重塑发展为肺动脉高压的病理学表现

（资料来源：兰州大学第二医院病理科）

肺动脉高压是COPD最危险的并发症之一，对预测COPD死亡风险具有重要价值。研究显示，25%的轻度COPD患者存在进展缓慢的肺动脉高压。重度肺动脉高压在COPD患者中相当罕见，发病率为1%～4%，但轻度及中度肺动脉高压发生的频率非常高。据估计，如果以平均肺动脉压大于20 mmHg来定义肺动脉高压，那么COPD患者合并肺动脉高压的发生率超过90%。

吸烟、炎症浸润及慢性缺氧是导致COPD患者肺小动脉重塑的主要原因。慢性缺氧能够增加肺动脉平滑肌细胞内钙离子的浓度，从而增强细胞收缩、迁移和扩散能力。研究表明，缺氧可引起内皮依赖性血管活性物质的产生和释放，促进血管壁的细胞增殖和细胞外基质蛋白成分的增加。缺氧还可刺激低氧诱导因子，促进胎盘生长因子、基质源性因子、血管内皮生长因子和血管生成素的生成，动员骨髓源性血管生成细胞，增加血管生成和动脉重塑。COPD患者气道炎症细胞广泛浸润，以$CD8^+$T细胞、中性粒细胞及巨噬细胞最多见。这些炎症细胞不仅参与气道重塑，也促进肺血管的改变。炎症细胞除自身浸润外，还可分泌大量炎性因子，如白细胞介素-6、白细胞介素-8、肿瘤坏死因子、C-反应蛋白及趋化因子白三烯B4，维持炎症的持续反应，并作用于肺血管内皮细胞，参与肺血管的重塑及功能的改变。烟草烟雾可引起肺血管重塑，促进肺动脉高压的发展。吸烟者和轻中度COPD患者出现血管纵行平滑肌延长、内膜明显增厚和弹性纤维组织增厚。有研究团队对未发展为COPD的吸烟者的肺进行研究，发现了严重的肺血管重塑和血管管腔狭窄。并在后续研究中证实肺血管的早期改变（如平滑肌细胞增殖）早于肺气肿病变形成。西米茨（Seimetz）等人通过研究长期暴露于烟草烟雾的小鼠肺气肿模型发现，肺血管功能障碍、血管重塑和肺动脉高压先于肺泡破坏的发展。在暴露于烟雾3个月时就可观察到肺动脉高压伴肺血管重塑，而在6个月时才能观察到肺泡腔扩大。

COPD患者肺小动脉内膜增厚主要是由平滑肌细胞增殖所致，伴胶原蛋白、弹性蛋白和纤连蛋白沉积。纵向平滑肌增生导致明显的中肌层形成，尤其是在小动脉的重塑中。这种重塑发生的病理生理机制可能与肺血管内皮细胞的功能障碍有关，其在肺循环调节中起重要作用，主要特征是动脉不能对运动、血流增加或乙酰胆碱所引起的反应及时扩张。COPD患者内皮功能障碍的原因主要有两方面：一是与血管活性介质的作用有关，特别是内皮素和一氧化氮合成酶，它们分别调节内皮细胞生长和血管收缩；二是血管收缩物质增加或血管舒张物质不足，使血管长时间处于收缩状态。血管内皮细胞可释放扩血管物质——一氧化氮，而合并肺动脉高压的COPD患者肺动脉内皮一氧化氮合成酶表达减少，引起内源性一氧化氮产生减少，导致肺血管收缩。一氧化氮水平降低可使生长因子表达增加，从而促进肺血管细胞增生，表现为肺动脉内膜增生、中层肥厚。研究表明，COPD患者长期吸烟可能会导致对一氧化氮应答减弱和主要肺动脉内皮依赖性舒张受损。内皮素-1是内皮细胞产生的内源性血管收缩因子，COPD合并肺动脉高压的患者呼出气中冷凝液和（或）血液循环中内皮素-1升高，而且呼出气冷凝液或动脉中内皮素-1质量浓度与肺动脉收缩压或平均压呈显著相关性。内皮素-1可抑制钙激活钾离子通道和腺苷三磷酸依赖钾离子通道，从而参与肺血管细胞的低氧性收缩。前列环素也是内皮细胞产生的一种扩血管物质。肺气肿患者的肺动脉前列环素合成酶表达下降，前列环素水平降低导致肺血管舒张受损，阻力增加，因而产生肺动脉高压。根据COPD患者内皮细胞功能障碍导致肺血管重塑的研究结果，提出了内皮细胞靶向治疗学说，随着对内皮细胞的深入研究，可能为COPD患者的治疗提供新的思路。

第四节　肺间质病变

肺间质纤维化是COPD发展过程中一种极为常见的病理改变，是COPD病程进展的必然趋势。COPD患者一旦合并肺间质纤维化，则病情通常呈进行性发展，预后往往不佳，病死率较高。COPD合并肺纤维化主要发生在支气管的各级分支，特别是Ⅵ级以下的支气管分支周围，病变严重时管壁周围有灶性纤维化结节，少数病例甚至出现肺泡壁的灶状纤维化（见图6-4），这时肺组织结构已受到较严重的损害。

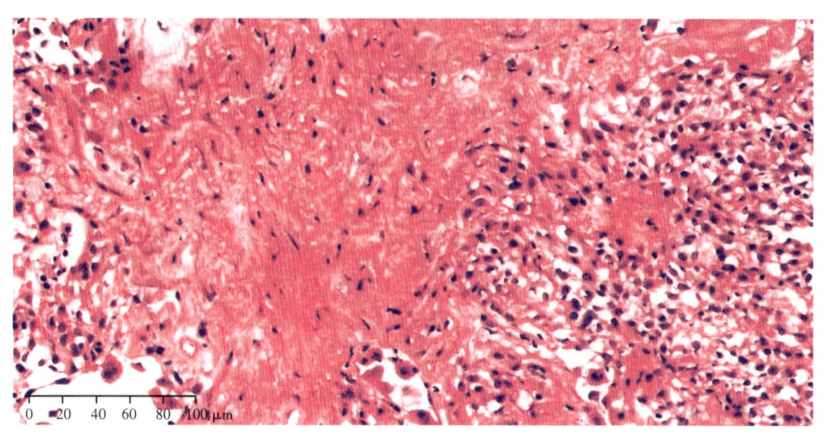

图6-4　COPD合并肺间质纤维化病理表现（肺间质中大量胶原纤维增生，并伴有瘢痕形成）

（资料来源：兰州大学第二医院病理科）

早在1999年，杜敏捷等人就对COPD导致的肺间质改变进行了研究，发现88%的COPD合并肺间质纤维化患者的支气管各级分支（尤其Ⅵ级以下的支气管周围）出现了不同程度的纤维组织增生，其中27%的病例累及呼吸性细支气管及肺泡壁。通过特殊染色发现，增生的纤维组织主要以纤细的Ⅲ型胶原纤维为主，其在肺泡壁上呈不连续的间断分布。此外，他们还发现支气管管腔黏液脓栓形成，管壁的弹力纤维部分断裂，纤维化的区域多伴有以淋巴细胞为主的慢性炎性浸润。需要注意的是，COPD合并肺间质纤维化的病理改变与特发性肺间质纤维化明显不同。特发性肺间质纤维化主要以纤维直径较粗的Ⅰ型胶原纤维增生为主，以肺泡壁和肺泡纤维化为突出特点。此外，COPD合并肺间质纤维化的病变区域以支气管各级分支周围为主，直到病程晚期病变累及肺泡壁时才会造成气血屏障增厚，影响肺的弥散功能，而特发性肺间质纤维化在早期即可导致肺严重的弥散功能障碍。

目前，关于COPD合并肺间质纤维化的发病机制尚不十分清楚。有学者认为，反复出现的气道慢性炎症及免疫复合物累积于肺间质是导致COPD患者肺间质纤维化形成的原因，也有学者认为机体对炎症产生的持续修复反应是引起间质纤维化的原因。根据当前众多的研究结果，COPD合并肺间质纤维化的发病机制大体可概括为三个阶段：肺及支气管中有大量以慢性炎症细胞为主的炎症细胞浸润；炎症细胞释放各种炎症介质形成持续的炎症反应过程；机体对炎症损伤进行反复修复。这三个阶段既可相互促进，又能彼此独立，导致肺间质纤维化形成。

COPD是一种常见疾病，以不可逆的气流阻塞和对有害环境刺激（如烟草烟雾等）的持续炎症为特征。病理上主要表现为气道重塑、肺气肿和肺血管改变，一旦累及肺间质，可导致纤维化，严重破坏肺组织结构，造成肺的通气与换气功能障碍，最终发展为慢性肺源性心脏病，严重影响患者预后。目前，临床治疗手段有限，主要以吸氧、使用支气管扩张剂和吸入性皮质类固醇等对症治疗为主。进一步研究探讨COPD潜在的病理学与病理生理学，可以寻求更好的预防及治疗COPD的措施，从而有效阻止疾病进展，降低死亡率。

（李伟东、苏晓路）

参考文献

[1] BERG K, WRIGHT J L. The pathology of chronic obstructive pulmonary disease: Progress in the 20th and 21st Centuries[J]. Archives of Pathology and Laboratory Medicine, 2016, 140(12): 1423-1428.

[3] HIGHAM A, QUINN A M, CANCADO J E D, et al. The pathology of small airways disease in COPD: Historical aspects and future directions[J]. Respir Research, 2019, 20(1): 49.

[4][5] 陈臻平，赵海金，蔡绍曦. 慢性阻塞性肺疾病肺气肿表型影像学特征与发生机制研究进展[J]. 中国呼吸与危重监护杂志，2022，21(5)：363-369.

[6] JANSSEN R, PISCAER I, FRANSSEN F M E, et al. Emphysema: looking beyond alpha-1 antitrypsin deficiency[J]. Expert Review of Respiratory Medicine, 2019, 13(4): 381-397.

[7] SINGH D. Small airway disease in patients with chronic obstructive pulmonary disease[J]. Tuberculosis and Respiratory Diseases, 2017, 80(4): 317-324.

[8] 王飞，贺蓓. 慢性阻塞性肺疾病相关小气道病变的特点及评估和治疗[J]. 中华结核和呼吸杂志，2016，39(6)：476-479.

[9] HUTCHISON N, FLIGNY C, DUFFIELD J. Resident mesenchymal cells and fibrosis[J]. Biochimica et biophysica acta, 2013, 1832(7): 962-971.

[10] FLOREZ-SAMPEDRO L, SONG S, MELGERT B. The diversity of myeloid immune cells shaping wound repair and fibrosis in the lung[J]. Regenerative Biomaterials, 2018, 5(1): 3-25.

[11] 钱菁，周盛，刘翱. 慢性阻塞性肺部疾病气道炎症与气道重塑机制的研究[J]. 临床肺科杂志，2016，21(1)：160-163.

[12] POLOSUKHIN V V, RICHMOND B W, DU R H, et al. Secretory IgA deficiency in individual small airways is associated with persistent inflammation and remodeling[J]. American Journal of Respiratory and Critical Care Medicine, 2017, 195(8): 1010-1021.

[13] CRYSTAL R G. Airway basal cells. The "smoking gun" of chronic obstructive pulmonary disease[J]. American Journal of Respiratory and Critical Care Medicine, 2014, 190(12): 1355-1362.

[14] DU R H, RICHMOND B W, BLACKWELL T S, et al. Secretory IgA from submucosal glands

does not compensate for its airway surface deficiency in chronic obstructive pulmonary disease[J]. Virchows Archiv,2015,467(6): 657-665.

[15] KOVACS G,AGUSTI A,BARBERÀ J A,et al. Pulmonary vascular involvement in chronic obstructive pulmonary disease. is there a pulmonary vascular phenotype[J]. American Journal of Respiratory and Critical Care Medicine,2018,198(8): 1000-1011.

第七章
慢性阻塞性肺疾病的临床表现

COPD是临床上呼吸系统最常见的疾病之一，主要涉及肺部，但也可引起全身性不良反应，呈现长期和慢性过程。由于病程进展缓慢，早期无症状，大多数轻度COPD病例在早期不能被诊断出来。当发展到中晚期时，病情严重恶化，会严重影响患者的工作能力和生活质量，是全世界发病率和死亡率升高的主要原因之一。

第一节 病 史

一、吸烟史

吸烟是导致COPD发病的最重要的环境致病因素之一，至少80%的COPD患者长期吸烟，而且这些患者吸烟时间长、吸烟量大。国外有研究还表明，吸烟能够显著地增加COPD累积发病率，国内也有相关大样本随机研究提示吸烟可使COPD患者病情加重。及时戒烟对肺功能明确有益，即使患者基础肺功能差、高龄或气道高反应性，通过戒烟也可受益。戒烟可使患者的呼吸道不适症状明显缓解，如间断性咳嗽、咳痰、喘息、气短等。在以往认识及相关疾病诊治指南中，多把吸烟当作一种危险因素，但绝大多数吸烟者都存在不同程度的烟草依赖。烟草依赖也称烟瘾，烟瘾也是一种慢性疾病，早期可以尝试借助药物来治疗。常用的药物包括盐酸安非他酮、伐尼克兰等。一项针对20岁及以上成年人的全国代表性样本的横断面研究，评估了我国COPD的患病率和危险因素。共有57 779人参加了该项研究，结果提示20包/年及以上的吸烟暴露与COPD的发生显著相关。同时，研究发现孕妇吸烟也可能会对子宫内的胎儿肺脏的发育及胎儿免疫系统的发育产生显著影响，导致不可挽回的伤害。因此，必须明确首诊患者是否存在吸烟史。对于多数人来说，戒烟是降低发生COPD风险、预防COPD发生的关键措施。

二、职业性或环境有害物质接触史

职业性或环境有害物质接触史，包括长期燃料烟雾、空气污染、职业性粉尘等有害气体和有害颗粒接触史。众所周知，固体燃料在我国从古至今被广泛使用，这里的固体燃料主要是指煤炭和木材。这些固体燃料燃烧时会产生大量的烟雾，烟雾中含有大量的有害成分，如碳氧化物、氮氧化物和硫氧化物等。固体燃料在燃烧不完全的情况下还会生成碳氢化合物颗粒和多环有机化合物等，这些物质都会对呼吸道黏膜造成刺激和损伤。一项前瞻性队列研究对年龄在30～79岁且无COPD病史的457 827名成年人进行随访，以便调查使用固体燃料做饭和取暖与COPD发生风险之间的关系。该研究报告了9 835例COPD病例，与使用清洁燃料（清洁燃料是指可能产生较低室内污染水平的能源，包括电力、天然气和集中供暖）烹饪相比，使用煤炭和木材烹饪与COPD呈正相关，使用固体燃料烹饪与COPD之间的正相关似乎仅限于女性和从不（相对于曾经）吸烟者。COPD风险随着使用固体燃料取暖和使用木材烹饪的年数增加而增加，这可能是不吸烟女性发生COPD的一个重要原因。生物燃料所产生的室内烟雾污染与吸烟协同作用，共同促进了COPD的发生和发展。2002年11月1日到2011年11月30日在中国南方12个村庄的999名年龄至少40岁的合格参与者中进行了一项为期9年的前瞻性队列研究，以改善厨房通风情况（为改进生物质炉灶或安装排气扇提供支持和指导），并推广清洁燃料（即沼气）而不是生物燃料来烹饪（指导安装家用沼气池）。在2005年、2008年、2011年进行了问卷调查和肺活量测试，通过测量室内空气污染物（即SO_2、CO、CO_2、NO_2和空气动力学直径为10 μm的颗粒物）证实了这些干预措施确实改善了空气质量。使用清洁燃料（如沼气）和改善厨房通风的综合改进措施对FEV1的下降产生了明确的有利影响。使用清洁燃料和厨房通风的持续时间越长，对FEV1下降减缓的益处就越大（$P<0.05$）。

三、家族史

COPD有家族聚集倾向，重度COPD患者的吸烟者兄弟姐妹存在气流阻塞的显著家族风险。多项国内外研究表明，AAT重度缺乏与非吸烟者的肺气肿形成有关，AATD被认为是一种遗传性疾病，每2 000～5 000人中就有1人会受到影响。它的临床特征是肝病和早发性肺气肿。虽然AAT主要在肝脏中产生，但其最主要的功能是保护肺免受中性粒细胞弹性蛋白酶的蛋白水解导致的损伤。低于11 μmol/L的血清保护阈值会增加患肺气肿的风险。随着精准医学日新月异的发展，遗传风险位点为疾病发病机制提供了新的见解。国际COPD遗传学联盟对来自英国生物库的35 735份病例和222 076名对照者进行了全基因组的关联研究分析，截至研究结果公布日期共发现了82个与$P<5\times10^{-8}$相关的遗传风险位点。其中47个位点曾被证实与COPD或基于人群的肺功能检测相关联，在剩下的35个新位点中，有13个与SpiroMeta联盟的79 055名个体的肺功能相关，这也证实了COPD遗传易感性的说法。

四、既往史

COPD患者需要询问的既往史主要包括哮喘病史、药物和食物过敏史、儿童时期呼吸道感染史以及呼吸道传染病史（如细支气管炎和百日咳）等。一项早期研究对英国赫特福德郡某县1911—1930年间出生的男性进行随访，由健康访问者记录其出生体重、1岁时的体重和儿童时期的疾病。结果显示，其中55名男性死于慢性阻塞性气道疾病，死亡率随着出生体重和1岁时体重的增加而下降。59～70岁男性的平均FEV1因身高和年龄而不同，出生体重每增加450 g，平均FEV1增加［0.06 L(95%置信区间为0.02～0.09)］。FEV1与吸烟习惯和社会阶层无关，婴儿期支气管炎或肺炎与成人FEV1降低［0.17 L（95%置信区间为0.02～0.32)］相关，与出生体重、吸烟习惯和社会阶层无关的成人，其生活中喘息和持续咳痰的比值比增加；婴儿百日咳与成人FEV1降低［0.22 L（95%置信区间为0.02～0.42)］相关。

五、发病年龄、与季节的关系、发病规律

COPD多在中年以后发病，但随着危险因素暴露增加，发病年龄逐渐提前。COPD发病季节性明显，秋冬寒冷季节可频繁恶化，发病率明显增加。COPD早期症状隐匿，且不易与上呼吸道感染症状区分，症状及病情呈缓慢渐进发展，每于寒冷季节或气候冷热反复期出现呼吸道感染或急性加重而病情恶化，随着疾病反复进展，患者机体抵抗力亦逐渐下降，急性加重次数亦愈加

频繁。

六、慢性呼吸衰竭和慢性肺源性心脏病史

COPD进展至疾病后期常常合并低氧血症和（或）高碳酸血症，随着时间延长，可逐渐进展为慢性呼吸衰竭，绝大多数患者需要长期氧疗。如病情未控制，部分患者出现低氧耐受合并继发性红细胞增多症，长期可发展至慢性肺源性心脏病，心功能失代偿时出现右心衰竭，甚至全心衰竭。全心衰竭时患者可能会因胸闷、气短症状较前好转而延误就诊，最终出现一系列心血管急危重症事件，从而危及患者生命。

第二节 症 状

早期COPD患者的主观症状发病隐匿，可没有显著不适主诉，随着病情逐渐进展，患者症状日益显著。病程早期患者常见咳嗽、咳痰的症状，后期主要以呼吸困难、胸闷及全身性症状为主。

一、慢性咳嗽

咳嗽通常为患者的首发症状，也是最常见的症状。初起咳嗽呈间断性、刺激性，早上较明显，以后早晚或整日均咳嗽，迁延多年。但大多数患者夜间咳嗽症状并不显著，也有少数患者虽有明显气流受限症状，但基本上没有咳嗽症状。

二、咳痰

患者咳嗽时多数会伴有咳痰症状，咳出的痰液大部分是白色黏液或者浆液性的。以晨起咳痰为主，多数患者在咳痰之后不适症状会得到显著改善；当患者合并呼吸道感染时，痰量可明显增多，而且会伴有脓性痰，通常情况下这种痰液黏稠，不易咳出。

三、气短或呼吸困难

呼吸困难是COPD患者的“标志性症状”，尤其是活动后呼吸困难，早期经常在进行体力活动或运动后出现，之后该症状便呈进行性加重，导致患者在日常活动中甚至是静息状态时也会感到明显的呼吸困难。这也是多数患者焦虑不安及就医的主要原因。

四、喘息和胸闷

喘息和胸闷的症状多见于危重症或病情急性加重的患者，患者的胸部憋闷感通常在活动后出现或加重，这与患者呼吸费劲、肋间肌等肌肉的容性收缩有很大关系，但这个症状并不是COPD患者的特异性症状。因此，需要与可引起这些症状的其他心肺疾病相鉴别，尤其是与心力衰竭相鉴别。

五、全身性症状

病情进展期的COPD患者，尤其是病情进行性加重且病程长的患者，往往会伴随全身性的不适症状，比如体重下降、食欲缺乏、外周肌肉萎缩和功能障碍，以及心理精神症状，当患者合并

感染时可咳血痰或咯血。

第三节　并发症的表现

一、慢性肺源性心脏病和右心衰竭

慢性肺心病患者在心功能代偿期的症状多表现为乏力、呼吸困难，且呈进行性加重。当心肺功能进一步受损至失代偿期时，患者会出现右心衰竭的相关症状，如食欲减退、腹胀、消化不良、下肢（或全身）浮肿等体循环瘀血的症状；危重症患者甚至会出现肾功能不全、弥散性血管内凝血、肾上腺皮质功能减退所致面颊色素沉着等症状。

二、慢性呼吸衰竭

慢性呼吸衰竭多见于重度COPD或其急性加重期的患者。此类患者肺呼吸通气功能严重受损，可能出现严重的低氧血症和二氧化碳潴留（Ⅱ型呼吸衰竭），患者可出现明显的嘴唇、甲床发绀和严重的呼吸窘迫症状；当二氧化碳严重滞留，出现呼吸性酸中毒失代偿时，部分患者可出现肺性脑病的相关症状，如烦躁不安、谵妄、嗜睡甚至昏迷等。有些重症患者长期可能处于代偿期，可耐受缺氧，当呼吸道新发感染、不适当氧疗、中断支气管舒张剂治疗、镇静剂过量或使用过于频繁、创伤或外科手术等时，也可诱发患者出现急性呼吸衰竭，也称慢性呼吸衰竭急性加重或失代偿，需要及时处理，避免病情加重而危及患者生命。

三、继发性红细胞增多症

长期慢性缺氧刺激可使血液中红细胞代偿性增多，导致全身血容量增加、血液黏稠度增高，从而引起头痛、头晕、耳鸣、乏力等一系列不适症状，部分患者可并发血栓栓塞，需高度重视，及早发现并处理。

四、自发性气胸

自发性气胸是COPD患者的急性并发症，重度肺气肿患者多发，靠近脏层胸膜的薄壁肺大疱自发性破裂率更高。患者在进行剧烈活动、抬举过重物品、持续剧烈咳嗽，甚至屏气、打喷嚏、大声笑、用力排便、上臂高举等动作均可导致自发性气胸。患者多表现为突然加重的呼吸困难、胸闷和（或）胸痛，且休息后症状不缓解甚至持续加重，严重者可伴有发绀、烦躁不安等症状，需尽早识别，积极处理。

第四节　体　征

COPD的早期体征不明显，随着疾病进展，胸部体检可出现以下体征：

视诊及触诊：胸部形态异常，包括胸部过度膨胀，胸廓前后径明显增大，剑突下胸骨下角增宽以及腹部膨隆等体征；呼吸运动时呼吸变浅，呼吸急促，呼气相延长，辅助呼吸肌（如斜角肌和胸锁乳突肌）参与，重症患者可见胸腹呼吸矛盾运动，少数患者在呼吸窘迫加重时需被动采用缩唇呼吸方式和（或）前倾体位以增加呼出气量；合并低氧血症时患者可查到黏膜、皮肤发绀；合并二氧化碳潴留时可出现皮肤红润、球结膜充血、震颤等体征；触诊时可触及剑突下心脏抬举感。COPD患者胸部叩诊时呈现过清音，心浊音界叩诊缩小，肺肝界降低，这些都是肺组织过度充气所导致的。

听诊：双肺呼吸音减弱，呼气时间延长，安静呼吸时可听到干啰音或哮鸣音，双肺底部或其他肺野有湿啰音，同时还可听到心音遥远，剑突下心音清晰响亮。

此外，当患者进展至肺心病心力衰竭时，可查见下肢水肿、腹水和肝大等相关体征；合并肺性脑病时偶尔可以引出神经系统病理体征。

（曾双、魏海东）

参考文献

[1] LI J, QIN C, LV J, et al. Solid fuel use and incident COPD in Chinese adults: Findings from the China kadoorie biobank[J]. Environmental Health Perspectives, 2019, 127(5): 57008.

[2] LIU S, ZHOU Y, LIU S, et al. Association between exposure to ambient particulate matter and chronic obstructive pulmonary disease: Results from a cross - sectional study in China [J]. Thorax, 2017, 72(9): 788-795.

[3] LIANG L, CAI Y, BARRAT T B, et al. Associations between daily air quality and hospitalisations for acute exacerbation of chronic obstructive pulmonary disease in Beijing, 2013-17: an ecological analysis[J]. The Lancet Planetary Health, 2019, 3(6): 270-279.

[4] 中华医学会呼吸病学分会慢性阻塞性肺疾病学组. 慢性阻塞性肺疾病诊治指南(2013年修订版)[J]. 中华结核和呼吸杂志, 2013, 36(4): 255-264.

[5] 钟南山. 呼吸病学[M]. 2版. 北京: 人民卫生出版社, 2014.

[6] 蔡柏蔷. 慢性阻塞性肺疾病诊断、处理和预防全球策略(2017GOLD报告)解读[J]. 国际呼吸杂志, 2017, 37(1): 6-17.

[7] BHATT S P, BALTE P P, SCHWARTZ J E, et al. Discriminative accuracy of FEV1: FVC thresholds for COPD - related hospitalization and mortality [J]. Journal of the American Medical Association, 2019, 321(24): 2438-2447.

[8] ZHOU M, WANG H, ZENG X, et al. Mortality, morbidity, and risk factors in China and its provinces, 1990～2017: A systematic analysis for the Global Burden of Disease Study 2017 [J]. The Lancet, 2019, 94(10204): 1145-1158.

[9] 朱蕾. 临床肺功能[M]. 2版. 北京: 人民卫生出版社, 2014.

[10] BOUTOU A K, SHRIKRISHNA D, TANNER R J, et al. Lung function indices for predicting mortality in COPD[J]. European Respiratory Journal, 2013, 42(3): 616-625.

[11] BALASUBRAMANIAN A, MACINTYRE N R, HENDERSON R J, et al. Diffusing capacity of carbon monoxide in assessment of COPD[J]. Chest, 2019, 156(6): 1111-1119.

[12] 陈胜海, 阮伟良, 刘洋. 不同程度的慢性阻塞性肺疾病对支气管舒张试验的反应性差异[J]. 国际呼吸杂志, 2012, 32(13): 978-980.

[13] 中华医学会, 中华医学会杂志社, 中华医学会全科医学分会, 等. 慢性肺源性心脏病基层诊疗指南(2018年)[J]. 中华全科医师杂志, 2018, 17(12): 959-965.

[14] 葛均波, 徐永健. 内科学[M]. 8版. 北京: 人民卫生出版社, 2013.

[15] LABAKI W W, MARTINEZ C H, MARTINEZ F J, et al. The role of chest computed tomography in the evaluation and management of the patient with chronic obstructive pulmonary disease [J]. American Journal of Respiratory and Critical Care Medicine, 2017, 196(11): 1372-1379.

[16] 中华医学会,中华医学会杂志社,中华医学会全科医学分会,等.慢性阻塞性肺疾病基层诊疗指南(2018年)[J].中华全科医师杂志,2018,17(11):856-870.

第八章 慢性阻塞性肺疾病的诊断及严重程度分级

COPD是一种异质性的肺部疾病，其特点是气道（支气管炎、细支气管炎）和/或肺泡异常（呼吸困难、咳嗽、痰多、肺气肿），导致进行性的气流持续受限。COPD是最常见的呼吸系统疾病之一，主要涉及肺部，但也可引起全身的不良反应，其过程呈现出长期和慢性的特点。由于病程进展缓慢，早期无症状，大多数轻度COPD病例在早期不能被诊断出来。当其发展到中晚期时，病情恶化，严重影响患者的工作能力和生活质量，是全世界发病率和死亡率升高的主要原因，造成了巨大的疾病和经济负担。

第一节 实验室和其他辅助检查

一、肺功能检查

肺功能检查，尤其是通气功能检测，目前是公认的判断气流受限的客观指标，也是诊断COPD的“金标准”。此项检查可重复性好，对COPD的诊断、严重程度的评价、疾病的进展、预后及治疗反应等都具有非常重要的意义。气流受限是以第一秒用力呼气容积（FEV1）和FEV1与用力肺活量（FVC）之比（FEV1/FVC）的降低来判定的。肺功能检查还包括肺容量和肺弥散功能测定等内容，有助于小气道疾病的评估和鉴别诊断。COPD患者从疾病的早期阶段就表现出气体滞留（残余容量增加），随着气流限制的加重，随即出现静态过度通气（总肺活量增加），这些变化可以通过全身体积描记法或氦稀释肺容积测量来记录，有助于描述COPD的严重程度。气流受限还可以参考呼气峰流速（PEF）及最大呼气流量—容积曲线（MEFV），但诊断COPD时，PEF与FEV1的关联性较差，PEF在临床应用时有可能会低估小气道气流阻塞的程度。COPD患者小气道气流受限会导致肺过度充气，使肺总量（TLC）、功能残气量（FRC）、残气容积（RV）和RV/TLC增高，而肺活量（VC）减低。FEV1/预计值的百分比是评估气流受限程度的实用指标，可操作性强，现已是COPD患者肺功能检查的基本项目。吸入支气管舒张剂后FEV1/FVC<70%的患者，可以确定为不完全可逆的气流受限，是诊断COPD的肺功能标准。如果患者第一次肺功能检测结果显示FEV1/FVC为68%～70%，建议3个月后复查，从而减少过度诊断病例。如果患者COPD诊断明确，可使用FEV1占预计值百分比来评估COPD患者气流受限的严重程度，尤其是小气道阻塞情况。

COPD患者肺泡隔破坏及肺毛细血管床丧失会损伤肺的弥散功能。弥散功能下降主要通过检测一氧化碳弥散量（DLCO）来衡量，但DLCO与肺泡通气量（VA）之比（DLCO/VA）比单纯

DLCO更敏感。DLCO通常指的是在单位时间（1 min）及单位压力差（1 mmHg或0.133 kPa）条件下，一氧化碳从肺泡弥散至肺泡毛细血管内并与血红蛋白相结合的量（mL或mmol）。由于肺弥散能力检测不仅受毛细血管膜厚度和面积的影响，也受毛细血管血流速率的影响，因此有学者提出采用一氧化碳转移因子（TLCO）替换DLCO来进行肺弥散功能的检测，其检测方法、单位、临床意义都与DLCO相同。Boutou等人在一组综合评估的COPD患者中比较了不同的肺功能参数，提示TLCO可被确定为特定COPD亚群（例如接受长期家庭氧疗，LTOT或无创机械通气的患者）生存的独立预测因子。此外，肺弥散功能联合年龄和PaO_2可作为最佳的生存预测参数。

支气管舒张试验是临床上常用于判断气流受限可逆程度的辅助检查，在COPD的诊断和鉴别诊断中以及用药效果观察和用药方案调整等多个方面都发挥了非常重要的作用。但由于支气管舒张试验的结果容易受到基础FEV1值以及是否处于疾病急性加重时期和以往的治疗依从性等多方面因素的影响，甚至患者的检查配合程度也能影响检查结果的可靠性。因此，在不同情况下支气管舒张试验检查的结果一致性难以保证，需要临床医生详细询问病史，及时与肺功能检查医生沟通，最终做出全面的临床结果分析，以便给予个体化治疗。在国内外多个COPD相关指南中仍然明确推荐把吸入支气管舒张剂后FEV1/FVC<70%作为气流受限的诊断标准。因此，COPD的明确诊断必须建立在支气管舒张试验的基础上。

二、胸部X线检查

COPD患者在疾病早期的胸部影像学检查一般没有明显异常，随着病程发展，从患者胸片可以观察到肺纹理明显增加、紊乱等表现。若患者出现相关肺部并发症，如自发性气胸、肺动脉高压、肺水肿等，以及合并其他肺疾病（如肺间质纤维化、肺结核、肺脓肿、心力衰竭等）时，早期X线筛查对鉴别诊断具有重要意义。患者在X线检查时主要表现为肺组织的过度充气，肺容积及胸廓前后径增加，肋骨走向变得更加平缓，同时双肺野透亮度增高，外周肺野血管纹理变得细小等，合并肺大疱时可见类圆形无肺纹理区域。当患者合并中重度肺动脉高压或肺心病心衰时，在X线片上可观察到：右下肺动脉干的明显扩张，其横径≥15 mm或右下肺动脉横径与气管横径比值≥1.07，或动态观察到右下肺动脉干增宽>2 mm；肺动脉血管段突出显著或者其突出的垂直高度≥3 mm；当肺动脉主要分支明显扩张，而外周的分支纤细、稀少时，胸片上就可以出现“残根”征；心脏圆锥部明显凸出（右前斜位45°拍片情况下）或其高度≥7 mm；或者出现右心室增大征象等。胸部X线检查无法诊断COPD，但有助于排除其他疾病并确定存在明显的合并症，如伴随的呼吸系统疾病（如肺纤维化、支气管扩张、胸膜疾病）、骨骼疾病（如脊柱后凸）和心脏疾病（如心肌肥大）。

三、胸部CT检查

胸部CT虽然不作为常规推荐，但有助于COPD患者的鉴别诊断。许多患有COPD和有患COPD风险的患者在门诊进行胸部CT检查以进行肺癌筛查、评估胸部X线检测到的肺结节、评估并发间质性肺疾病或计划手术选择，例如肺移植和肺减容术（LVRS）。在急性情况下，呼吸困难和胸痛的COPD患者经常需要进行胸部CT扫描，以排除肺栓塞、心血管疾病或感染。然而，尽管胸部CT的使用和广泛可用性不断增加，但它们所包含的大量数据并未始终用于常规实践，并且尚未纳入COPD诊断、预后或管理的临床指南。随着CT的发展，众多研究已经评估了肺气肿程度和严重程度的客观量化以及气道尺寸的测量，人们对使用CT来识别COPD的亚表型以促进生理管理（包括观察等待的治疗）、手术策略、药物试验选择和遗传分析的兴趣也越来越大。

尽管COPD的生物成分受到分子和遗传异质性的影响，但它们确实提供了独特的可成像特征，包括肺气肿的区域分布、空气滞留、气道重塑、纹理的区域改变、肺力学和肺灌注不均性和肺血管尺寸变化的动态测量。定量CT是一种比主观视觉分级更可靠的客观方法，但也存在一些局限性，例如，CT衰减的测量在不同的CT供应商和型号之间没有标准化。此外，现有的定量方法无法详细分析肺气肿的类型和大小气道的形态异常模式；对COPD的视觉评估相对简单、便宜，并且独立于机器和重建算法，与生理评估相关。国外一项研究通过四位胸部放射科医生对COPD Gene研究中200名参与者的CT图像进行了独立的肺叶分析，以了解肺气肿的类型（小叶中心型、全小叶型和混合型）和范围（六分制）、支气管扩张、气道壁增厚和气管异常；由两名放射科医生生成的标准图像用于参考，使用商业软件在肺叶水平量化肺气肿的程度、气道壁增厚和管腔面积。研究结果证明，使用标准参考图像，基于肺叶的COPD体积CT视觉评估结果不仅与定量CT结果和生理参数有很好的相关性，而且还提供了有关肺气肿类型的额外直接信息以及小气道和大气道目前的形态学异常。研究者最终得出结论，COPD患者肺气肿和气道疾病的视觉评估可以提供可重复的、具有生理意义的信息，可以补充定量CT评估的结果。除了评估气道和肺实质外，现有胸部CT扫描的图像还提供有关肺外参数和合并症的信息，包括冠状动脉疾病和骨质疏松症。研究还发现，胸部CT检查不仅是手术前评估的必查项目，它对于COPD患者肺大疱切除术后或外科肺减容术后的疗效预测也具有一定价值，接受肺移植评估的COPD患者同样需要进行胸部CT扫描。

随着电子计算机技术和扫描后图像处理技术的日益完善，研究者发现应用CT来进行表型分类更加标准化、精确和简便，尤其是多排高分辨 CT(HRCT) 能更加精确地显示肺精细的解剖结构，精准测量支气管管壁的厚度及管腔直径改变。和普通CT扫描相比，HRCT具有扫描层厚更加薄、空间的高分辨率重建算法和时间扫描短等优势。HRCT扫描辐射剂量低，可达120 kVp、20 mA，且检查时需要屏气的时间短，但可得到分辨率非常高的肺部影像，从而发现中央气道、外周气道、肺实质、肺间质以及肺血管的细小病变，如剑鞘气管、马赛克灌注、树芽征、肺血管稀疏及扭曲、小叶间隔增厚和肺微小结节等。Mets等人在运用低剂量CT扫描筛查1 140例男性肺癌患者是否合并COPD的研究中，以FEV1/FVC<70%为诊断标准，结果发现低剂量CT对患者的肺气肿、气体阻滞和支气管壁厚度等三个参数值的诊断敏感性高达73.2%，特异性可达88.8%，诊断价值高。

尽管这些方法为COPD表型鉴定提供了一定证据，但实质组织分化为肺气肿（即组织破坏）和非肺气肿（即炎症性）气流阻塞仍然难以鉴别，因为这两个指标都依赖于密度阈值，并且呼气扫描显示肺气肿样的肺和空气捕获信号可能重叠。参数响应映射（PRM）的后处理技术可以提供肺实质的分类，即正常和非肺气肿性气流阻塞［功能性小气道疾病（fSAD）和肺气肿］。PRM被认为是一种多功能的成像生物标志物，可协助诊断疾病范围和表型，同时提供疾病分布和位置的详细空间信息。此外，PRM技术可能存在其他的潜在用途，如在药理学试验中作为生物标志物观察药物治疗后的反应。新的生物标志物对COPD的早期诊断、定制治疗方案和改善患者预后至关重要。作为一种新兴的COPD亚型CT生物标志物，PRM有望通过疾病亚型和治疗监测改善个体化患者护理，并提供更好的筛查及作为临床试验的结果指标。

COPD初期，肺血管的结构和功能变化很普遍，这些血管改变可以使用小肺血管的横截面积（CSA）来评估。Matsuura等人通过对50名非COPD但连续吸烟者和COPD患者进行多排螺旋CT检查，计算CSA小于5 mm^{2}的血管百分比以及总肺面积的低衰减面积（LAA）百分比（CSA<5%），量化了CSA和LAA，并评估了这些参数在吸气和呼气阶段的变化。结果显示，CSA<5%与LAA呈负相关，与非COPD吸烟者和COPD伴或不伴轻度肺气肿患者相比，COPD伴肺气肿患者的CSA<5%，较低。此外，与非COPD吸烟者相比，无/轻度肺气肿组的CSA<5%。

四、动脉血气检查

COPD患者的病情进展至肺功能很差、合并呼吸衰竭或合并心力衰竭时，都应积极完善血气分析，并定期复查。通常，动脉血气分析在早期会显示轻度或中度的低氧血症，缺氧的严重程度常与疾病病程相关，当呼吸衰竭逐渐加重时会合并出现高碳酸血症。呼吸衰竭的诊断必须依靠动脉血气结果，即静息状态下海平面平静呼吸空气时动脉血氧分压<60 mmHg，伴或不伴动脉血二氧化碳分压>50 mmHg。目前临床上主要通过动脉血气结果来判断患者呼吸衰竭情况和酸碱平衡状况。国外有研究评估了呼吸科使用血气分析仪改善的临床结果、操作结果和费用。研究表明，与临床实验室相比，在呼吸科使用血气分析仪可提高临床、操作和经济效果。

徐亚莉等人进行了一项回顾性研究，主要为了了解血气分析中二氧化碳分压、乳酸对老年COPD患者急性加重期预后的影响，研究对象为62～77岁老年人。研究结果证实，老年AECOPD患者血气分析数据中的二氧化碳分压、乳酸的数值与患者长期的预后呈显著负相关，即上述两项数据的值越高，患者的治疗预后越差。因此，密切关注COPD患者血气分析结果，尤其是老年患者，不仅能准确评估患者病情，而且能评估患者的预后。

五、睡眠呼吸监测

COPD和睡眠呼吸暂停低通气综合征（sleep apnea hypopnea syndrome，SAHS）是影响40岁以上成年人健康的常见疾病，两者并存，称为重叠综合征，预计发生在大约0.5%的人群中。如果临床考虑患者存在睡眠呼吸暂停或者睡眠时存在低氧血症，应建议患者尽早完善夜间睡眠呼吸监测。在发病率上，COPD患者睡眠呼吸暂停发生率与同龄的普通人群差不多，并且这两种疾病的共存是偶然的，这两种疾病之间不存在病理生理联系。如果两种疾病重叠发生在一个患者身上，那么该患者夜间睡眠中指脉氧数值将会降低得更加明显。因此，对重叠患者的夜间睡眠相关血氧饱和度的监测更加重要，严重时可因急性呼吸衰竭导致猝死。同时，相较“单纯的”COPD患者来说，存在SAHS疾病的重叠患者在病程中更容易也更早地出现高碳酸血症、呼吸衰竭、肺动脉高压，甚至心力衰竭。SAHS的标志是：口咽部塌陷，导致气流瞬时减少、胸内压力波动大以及间歇性缺氧和高碳酸血症，诱导细胞因子介导的炎症级联反应；牵拉性肺损伤会损害肺部，并可能使多种疾病恶化，包括COPD、哮喘、间质性肺病和肺动脉高压。此外，由于SAHS导致的睡眠碎片化和睡眠质量恶化，可能加剧患者因慢性肺病而出现的疲劳。患有多种肺部疾病的患者，及时识别和治疗睡眠呼吸障碍，可以提高他们的生活质量，也可能改变他们的病程。由于快速动眼睡眠期间呼吸动力降低和膈肌麻痹，COPD导致的与睡眠相关的通气不足恶化，导致更持续的低氧血症和睡眠效率降低。

崔小川等人对50例单纯稳定期COPD患者进行多导睡眠图监测，发现与对照组相比，COPD患者组存在睡眠结构紊乱明显、低氧血症严重等情况，同时合并多种类型的心律失常，提示需要重视COPD患者夜间可能发生的呼吸事件和心血管事件，以便更好、更早地判断预后及指导治疗。近年王文晶等人对40例COPD患者进行了BMI、6分钟步行试验、COPD评估测试（CAT）、Epworth嗜睡量表（ESS）、肺功能、多导睡眠监测（PSG）等相关检查，分析结果提示，GOLD分级C级至D级的患者阻塞型睡眠呼吸暂停低通气综合征（obstructive sleep apnea hypopnea syndrome，OSAHS）的发病率更高，与单纯COPD患者比较，合并OSAHS的患者夜间睡眠质量和全天生活质量更差。多导睡眠图（PSG）是目前诊断SAHS的金标准测试，然而，PSG检查费用昂贵且耗时，因此很难对大多数怀疑患有SAHS的患者进行PSG检查，尤其是在社区等基层医疗卫生机构。因此，夜间血氧饱和度被认为是诊断SAHS的PSG的一种更简单的替代方法。夜间血氧饱和度测定获得的氧饱和度指数（ODI）与呼吸暂停低通气指数（AHI）密切相关，在SAHS的诊断中表现良好。Tamai等人进行了一项回顾性研究，通过检查夜间血氧饱和度作为PSG的替代方法来调查COPD的严重程度是否与SAHS的并发症相关。参与研究的COPD患者同时完成了夜间血氧测定、肺功能测试、COPD评估测试、Epworth嗜睡量表和医院焦虑抑郁量表，以评估COPD的严重程度和SAHS的可能并发情况。研究者评估了ODI与每个临床变量之间的相关性，并评估ODI≥15的预测因素，结果发现ODI与预测的FEV1、FEV1/FVC和FEV1%呈正相关。这意味着ODI与气流限制呈负相关，轻度COPD患者可能伴有SAHS，早前假设重度COPD患者会出现SAHS并发症，但结果恰恰相反：轻度COPD患者ODI较高。然而，仅通过血氧饱和度测定对SAHS进行最终诊断并不是一种既定的方法，因此也建议使用更广泛的诊断工具，如多导图或多导睡眠图，以便在决定治疗前量化严重程度。综合以上研究提示，临床上COPD患者应根据病情严重程度酌情进行睡眠呼吸监测，以更全面地评估病情及预后。

六、其他检查

（一）血常规

COPD患者常伴有低氧血症，组织缺氧，继而导致细胞代谢功能异常，从而刺激促红细胞生成素形成增加而引起红细胞代偿性增生。既往认为，在COPD患者中红细胞增多症发生率较高，但是国外学者通过研究发现，COPD患者反而更容易罹患贫血，关于合并贫血的患病率及其对COPD患者的生活质量、医疗保健利用和死亡率的影响知之甚少。国外一项研究发现，COPD患者合并贫血的患病率为7.5%～34%，具体取决于选择的人群和用于确定血红蛋白水平的诊断工具。此外，COPD伴发贫血是患者过早死亡和住院可能性更大的独立预后预测指标。

COPD患者发生贫血的潜在机制可能与其长期慢性炎症刺激相关：①COPD患者常伴有较高的促炎性反应因子，如IL-1、IL-6、TNF-α、C反应蛋白等，这些致炎细胞因子能够促进COPD患者能量消耗增加、肌肉萎缩、营养失衡、体重减轻，并通过多种机制影响铁的代谢，阻止铁的利用，破坏骨髓对促红细胞生成素的反应。体外实验表明，IL-1和TNF-α可在mRNA水平上抑制促红细胞生成素的产生；②COPD患者反复合并细菌感染时，细菌毒素会促进溶血的发生，使红细胞被单核巨噬系统吞噬而消散，因此COPD贫血可能直接源于COPD相关炎症。此外，有文献报道，茶碱类药物、吸烟均可干扰促红细胞生成素的生成，而当合并营养不良、胃肠道出血、慢性肾衰竭、慢性心力衰竭等疾病时，贫血会更加严重。

糖皮质激素（ICS）具有抗炎作用，而痰液中嗜酸性粒细胞（EOS）的水平与肺部炎症程度相关。因此，血液嗜酸性粒细胞可能是COPD患者继续或停止ICS治疗决策过程中的相关生物标志物。根据痰液中嗜酸性粒细胞的水平可预测全身性和吸入性类固醇的影响。研究表明，血嗜酸性粒细胞高于2%的COPD患者对全身性类固醇治疗的反应优于血嗜酸性粒细胞低于2%的患者。国外有研究表明，EOS计数超过300个/μL的患者对ICS治疗效果好，而EOS计数低于100个/μL的患者治疗效果较差，但国内外对EOS极限值并没有达成共识。此外，在健康个体和COPD患者中，EOS的变化可能会在整个生命周期中发生。研究发现，COPD患者继续使用ICS的总体效果因EOS计数而异，随着EOS计数的增加，ICS的治疗效果也会增加。此外，当向COPD患者提供ICS持续治疗时，无论EOS计数如何，患者罹患肺炎的风险均增加。因此，COPD患者EOS计数对COPD药物治疗方案是否联合ICS有一定的指导意义。并发肺部细菌感染时血常规中白细胞计数、中性粒细胞计数、中性粒细胞百分比均可明显升高，可为临床治疗方案调整提供依据。

（二）痰涂片，痰培养及细菌药物敏感试验

COPD患者在合并感染时，尤其是细菌感染，痰涂片可查见大量中性粒细胞。在应用抗生素之前进行合格的痰标本培养，可更加准确地检测出致病菌，包括肺炎链球菌、流感嗜血杆菌、肺炎克雷白杆菌等常见菌种；反复住院、ICU住院和行机械通气的患者可查见不动杆菌和铜绿假单胞菌等。生化检查可能对查找引起COPD加重的因素起到一定作用，尤其是除感染以外的加重因素，如电解质紊乱（低钠、低钾、低氯血症）糖尿病危象或营养不良，早期出现严重肺气肿者α 1-抗胰蛋白酶量或活性可能降低，多见于白种人。

（三）电子支气管镜检查

轻症COPD患者无需常规行支气管镜检查，当合并呼吸道感染甚至继发呼吸衰竭时可进行支气管镜检查。研究显示，老年COPD患者由于痰液黏稠、咳嗽反应减弱，在病情急性加重时期给予电子支气管镜下吸痰、灌洗及负压吸出灌洗液，随后再给予无创正压通气（NPPV）治疗。通过观察患者疗效、相关住院指标及不良反应发生情况，发现联合使用电子支气管镜和NPPV可有效地减轻症状、改善缺氧，说明采用气管镜介入技术和NPPV联合治疗COPD和呼吸衰竭有明确的效果。但是在应用过程中，仍需充分评估患者病情，避免发生死亡等风险。

（四）心电图和超声心动图检查

心电图和超声心动图检查主要适用于晚期COPD患者，合并心力衰竭者为必做检查项目，同时可以辅助AECOPD的鉴别诊断，对于进展至慢性肺心病的COPD患者病情评估和治疗具有重要的临床意义与实用价值。COPD合并慢性肺动脉高压或慢性肺心病患者，心电图可以出现以下相关检查结果：额面平均电轴≥+90°；V1导联R/S≥1；重度顺钟向转位（V5导联R/S≤1）；RV1+SV5≥1.05 mV；aVR导联R/S或R/Q≥1；V1～V3导联呈QS、Qr（酷似心肌梗死，应注意鉴别）；肺型P波。

COPD患者病情发展到并发慢性肺源性心脏病时，超声心动图可查见以下超声改变：右心室流出道内径≥30 mm；右心室内径≥20 mm；右心室前壁厚度≥5 mm或前壁搏动幅度增强；左、右心室内径比值<2；右肺动脉内径≥18 mm或肺动脉干内径≥20 mm；右心室流出道/左心房内径>1.4；肺动脉瓣曲线出现肺动脉高压征象（a波低平或<2 mm，或有收缩中期关闭征等）。因此，根据患者的临床症状及时进行心电图和超声心动图检查，以便早期发现疾病并进行早期干预治疗。

（五）运动测试和体力活动评估

自定速步行距离减少或在实验室进行递增运动试验客观评估运动能力下降，是健康状况受损的有力指标和预后预测因子。多项研究发现，评估COPD患者的心肺和运动能力，可以客观地反映其病情及生活质量。目前用于评估的指标包括：①生物学指标，如痰中的炎性细胞标志物、痰中可溶性炎性标志物、呼出气体、外周血标志物等；②生理学指标，如肺功能、6分钟步行距离（6MWD）、影像学等；③症状性指标，如症状（可采用CAT、MMRC呼吸问卷）、气短（可采用BORG量表）、疾病特异的健康状态/健康相关生存质量（圣乔治呼吸调查问卷SGRQ等）、认知功能等。以上指标均可用于COPD患者评估，但都有其局限性，如问题复杂、耗时较长、难以理解、操作不便、费用昂贵等。国内有研究显示，65岁以上COPD患者的FEV1%与6MWD呈正相关，在一定程度上6MWD能对老年COPD患者的心肺功能与运动能力进行评估。但因缺乏对基层医生肺功能的专业教育，部分基层医疗机构还未配备肺功能检测仪，所以CAT、6MWD作为长期监测手段，适合在基层推广实施，方便对COPD患者进行肺功能、生活质量、运动耐力评估，确

保获得最佳治疗效果。但是在实际应用中应考虑可能影响问卷及结果的相关因素，如性别、身高、体重、理解力、主观情绪、对环境熟悉程度和CAT分数的变化等。

第二节　诊断标准与稳定期病情严重程度评估

一、诊断标准

患者在有呼吸困难、慢性咳嗽或排痰、反复下呼吸道感染史和/或接触该病危险因素的情况时，有持续的气流受限，吸入支气管扩张剂后FEV1/FVC值低于70%，如果能排除其他已知的原因或具有气流受限特征性病理表现的疾病，就可以诊断为COPD。

二、稳定期严重程度分级

肺功能检查对COPD急性加重风险及预后评估、药物疗效评估等均有重要意义，可以判断气流受限的程度。GOLD规定的气流阻塞的肺活量测定标准仍然是支气管扩张剂后FEV1/FVC<70%。需要注意的是，使用固定的FEV1/FVC比值（<70%）来定义气流阻塞可能会导致对老年人COPD的过度诊断，而对年轻人的诊断不足。COPD患者气流受限严重程度的肺功能分级见表8-1。

表8-1　COPD患者气流受限严重程度的肺功能分级

肺功能分级	病人肺功能FEV1占预计值的百分比/%
GOLD 1级：轻度	≥80
GOLD 2级：中度	50～79
GOLD 3级：重度	30～49
GOLD 4级：极重度	<30

引自：AGUSTÍ A. Global Initiative for Chronic Obstructive Lung Disease 2023 Report: GOLD executive summary［J］. Am. J. Respir. Crit. Care. Med.，202，207:819.

筛查肺活量测定法在普通人群中诊断COPD的作用是有争议的。对于没有明显接触烟草或其他风险因素的无症状人群，不建议进行筛查肺活量测定；而对于有症状或风险因素（例如吸烟大于20年、复发性胸部感染、早期生命事件）的人群，COPD的诊断应考虑将肺活量测定作为早期发现病例的方法。肺功能检查在很大程度上可以评估患者的气流受限程度，但并不能完全反映患者的整体情况。临床常存在肺功能受损程度与患者症状、活动耐力等“不匹配”的情况，如气道阻塞严重但症状较轻者，需要注意由于运动量减少而低估了呼吸困难的症状，应进行运动耐力测试，如6分钟步行测试，以反映患者症状的严重程度；气道阻塞程度轻微但呼吸困难严重、活动耐力较差者，需评估其是否有肺血管疾病、心血管疾病、胃食管反流、焦虑/抑郁等其他导致呼吸困难的常见并发症。此外，肺功能在短期内变化轻微，对药物疗效的短期评估不敏感。因此，通常需要对肺内和肺外症状、其对生活质量的影响和合并症进行全面评估，以便更好地进行针对性治疗。

临床最常用的症状评估指标包括改良版英国医学研究委员会呼吸困难问卷（mMRC问卷），用于评估与体力活动有关的呼吸困难和严重程度，具有内容较为全面、可信度高，且通俗易懂、耗时短的优点（见表8-2）；以及COPD患者自我评估测试（COPD assessment test, CAT）问卷，用于评估COPD患者的健康损害程度（见表8-3）。

表8-2 改良版英国医学研究委员会mMRC问卷

mMRC分级	对呼吸困难症状的严重程度进行分级
0级	呼吸困难只在剧烈活动时发生
1级	在平地上快速行走或步行爬缓坡时出现呼吸困难
2级	由于呼吸困难，在平地上行走时比同龄人慢或需要停下来休息
3级	在平地行走约100 m后需要停下来，或在几分钟后需要喘息。
4级	由于严重的呼吸困难而不能离家，或者在穿脱衣物时有呼吸困难

表8-3 COPD患者自我评估测试（CAT）

序号	症状	评分	症状
1	我从不咳嗽	0 1 2 3 4 5	我总是咳嗽
2	我肺里一点痰都没有	0 1 2 3 4 5	我有很多痰
3	我没有任何胸闷的感觉	0 1 2 3 4 5	我有非常强烈的胸闷的感觉
4	我在上坡或上楼梯时不感到气短	0 1 2 3 4 5	我在上坡或上楼梯时感到非常气短
5	我在家中进行任何活动时都不会受到COPD的影响	0 1 2 3 4 5	我在家中进行任何活动时都不会受到COPD的影响
6	尽管有肺部疾病，我仍有信心外出	0 1 2 3 4 5	我因有肺部疾病而没有信心外出
7	我睡得好	0 1 2 3 4 5	因为有肺病，我睡得不好
8	我精力旺盛	0 1 2 3 4 5	我一点精力都没有

注：数字0～5表现严重程度，请标记最能反映您当时情况的选项，并在数字上打√，每个问题只能标记1个选项。

其他量表，如伦敦胸腔日常生活活动量表（London chest activity of daily living scale，LCADL）和曼彻斯特呼吸道日常生活活动问卷（Manchester respiratory activities of daily living questionnaire，MRADL）可以用来更好地评估患者日常生活情况。基本呼吸困难指数（BDI）也可用于评估呼吸困难，为多维度的测量；呼吸困难变化指数（TDI）用于评估基于BDI的呼吸困难变化；COPD临床问卷（CCQ）用于评估临床症状控制；SGRQ用于评估生活质量；6分钟步行试验用于评估运动能力；Fagerstrom尼古丁依赖性测试（fagerstorm test for nicotine dependence，FTND）用于评估患者的吸烟情况；微型营养评估（mini nutritional assessment，MNA）用于评估患者营养状况；焦虑自评量表（self-rating anxiety scale，SAS）和抑郁自评量表（self-rating depression scale，SDS）用于评估患者的焦虑和抑郁情况；匹兹堡睡眠质量指数（pittsburgh sleep quality index，PSQI）用于评估患者的睡眠质量。这些评分系统都有不同程度的相关性，是COPD患者肺功能测试的有效辅助手段。临床上可根据实际情况采用不同的评分系统，全面了解患者的疾病状况，做出更有利于患者预后的临床决定。

三、急性加重期严重程度评估

咳嗽、呼吸困难或痰液增多（或痰液发黄）等是COPD急性加重的主要症状，此时需要改变用药方案。COPD急性加重根据临床症状分为3级：轻度（仅需要短效支气管扩张剂治疗）、中度（需要短效支气管扩张剂和抗生素治疗，在某些情况下需要口服糖皮质激素）和重度（需要住院或紧急治疗）。严重的急性加重可能会并发急性呼吸衰竭。COPD急性加重的临床分级见表8-4。

表8-4 COPD急性加重的临床分级

	Ⅰ级	Ⅱ级	Ⅲ级
呼吸衰竭	无	有	有
呼吸频率(次/分)	20～30	>30	>30
应用辅助呼吸肌群	无	有	有
意识状态改变	无	无	有
低氧血症	能通过鼻导管或文丘里面罩28%～35%浓度吸氧而改善	能通过文丘里面罩28%～35%浓度吸氧而改善	低氧血症不能通过文丘里面罩吸氧或>40%吸氧浓度而改善
高碳酸血症	无	有，$PaCO_2$增加到50～60 mmHg	有，$PaCO_2$>60 mmHg，或存在酸中毒(pH≤7.25)

引自：《慢性阻塞性肺疾病诊治指南（2021年修订版）》。

四、其他

世界卫生组织建议，所有诊断为COPD的患者都应进行一次α1-抗胰蛋白酶（Alpha-1 antitrypsin deficiency，AATD）筛查，特别是在AATD发病率高的地区。另外，血液中嗜酸性粒细胞计数（≥300个/μL）为识别COPD患者病情加重风险更高、更有可能从吸入糖皮质激素的预防性治疗中获益提供了指导。

（赵兰婷、魏海东）

参考文献

[1] ADELOYE D, CHUA S, LEE C, et al. Global and regional estimates of COPD prevalence: systematic review and Meta-analysis[J]. J. Glob Health, 2015(5): 020415.

[2] MILAVETZ G. Global surveillance, prevention and control of chronic respiratory diseases: a comprehensive approach[J]. Journal of Pharmacy Technology, 2008, 24(2): 122.

[3] MIRAVITLLES M, WORTH H, SOLER C J J, et al. Observational study to characterise 24-hour COPD symptoms and their relationship with patient-reported outcomes: results from the ASSESS study[J]. Respir. Res., 2014, 15: 122.

[4] LAPPERRE T, BODTGER U, KJÆRSGAARD K D, et al. Dysfunctional breathing impacts symptom burden in chronic obstructive pulmonary disease (COPD) [J]. European Respiratory Journal, 2020, 56(64): 124.

[5] CHO S H, LIN H C, GHOSHAL A G, et al. Respiratory disease in the Asia-Pacific region: Cough as a key symptom[J]. Allergy Asthma Proc., 2016, 37(2): 131-140.

[6]ALLINSON J P, HARDY R, DONALDSON G C, et al. The presence of chronic mucus hypersecretion across adult life in relation to chronic obstructive pulmonary disease development [J]. Am. J. Respir. Crit. Care. Med., 2016, 193(6): 662–672.

[7]DU Q, JIN J, LIU X, et al. Bronchiectasis as a comorbidity of chronic obstructive pulmonary disease: A systematic review and Meta-analysis[J]. PLoS One, 2016, 11(3): e0150532.

[8]NI Y, SHI G, YU Y, et al. Clinical characteristics of patients with chronic obstructive pulmonary disease with comorbid bronchiectasis: a systemic review and Meta-analysis[J]. Int. J. Chron. Obstruct. Pulmon. Dis., 2015, 10:1465–1475.

[9]ATTAWAY A H, WELCH N, HATIPOGLU U, et al. Muscle loss contributes to higher morbidity and mortality in COPD: An analysis of national trends[J]. Respirology, 2021, 26(1): 62–71.

[10]BLAKEMORE A, DICKENS C, CHEW-GRAHAM C A, et al. Depression predicts emergency care use in people with chronic obstructive pulmonary disease: a large cohort study in primary care[J]. Int. J. Chron. Obstruct. Pulmonary Dis., 2019, 14: 1343–1353.

[11]葛均波,徐永健,王辰.内科学[M].9版.北京:人民卫生出版社,2018:21–27.

第九章 慢性阻塞性肺疾病的鉴别诊断

支气管哮喘、支气管扩张症、肺结核、弥漫性泛细支气管炎、支气管肺癌、其他原因所致呼吸气腔扩大以及其他引起劳力性气促的疾病与COPD的症状、肺功能及影像学表现有相似之处，需要仔细鉴别。

第一节 支气管哮喘

COPD和支气管哮喘在呼吸道症状、肺功能测定、病因及发病机制等方面有诸多相似之处，鉴别有一定的难度，而且COPD和哮喘可同时存在于同一患者。

一、COPD与支气管哮喘的发病机制

COPD和哮喘的发病机制有本质的区别，主要表现在以下三个方面（见表9-1）。

表9-1 哮喘与COPD发病机制鉴别

发病机制	哮喘	COPD
参与炎症细胞	肥大细胞、嗜酸性粒细胞、CD4，少许巨噬细胞	中性粒细胞、CD8，巨噬细胞
参与的炎症介质	白三烯D、组胺、IL-4、IL-5、IL-13和少许的氧化剂	LTB，TNFα，IL-8和较多的氧化剂
炎症效应	作用于所有气道，具有显著的气道高反应性，常伴有气道上皮细胞脱落	作用于周围气道，气道高反应性不明显，常伴有气道上皮化生和中度的纤维化，有肺实质的破坏和较多的黏液分泌

引自：中国医师协会急诊医师分会，中华医学会急诊医学分会，中国急诊专科医联体，等.成人慢性气道炎症性疾病急症诊疗急诊专家共识［J］.中国急救医学，2021，41（4）：277-284.

二、COPD与支气管哮喘的临床鉴别

COPD与支气管哮喘的鉴别有时会比较困难，尤其是从病史与临床评估来区分COPD和哮喘会更困难，如在长期哮喘史的成年人中，可能会出现持续气流受限，特别是当他们是吸烟者或存在其他COPD危险因素时。

COPD与支气管哮喘的临床鉴别见表9-2：

表9-2　哮喘与COPD的临床鉴别

临床特点	哮喘	COPD
起病	多在儿童或青少年期发病	中年后起病
症状特点	缓慢进展，逐渐加重	间歇发作，变化比较大
诱因	多有长期吸烟史和/或有害气体、颗粒接触史	常伴过敏体质、变应性鼻炎和/或湿疹等，部分患者有哮喘家族史
对激素和支气管扩张药物的治疗反应	好	差
胸部X线检查	哮喘发作时，尤其是重度发作时，可出现过度充气体征，胸部X线检查酷似肺气肿，动态观察可发现待哮喘缓解后，或有效治疗后哮喘患者过度充气体征消失，胸片恢复正常	经过治疗后X线肺气肿表现不会有明显改变

引自：中国医师协会急诊医师分会，中华医学会急诊医学分会，中国急诊专科医联体，等.成人慢性气道炎症性疾病急症诊疗急诊专家共识［J］.中国急救医学，2021，41（4）：277-284.

三、COPD与支气管哮喘肺功能

肺功能是鉴别COPD和支气管哮喘的主要量化指标，主要鉴别要点见表9-3：

表9-3　哮喘与COPD的肺功能检查

肺功能变量	哮喘	COPD
使用BD之前或之后FEV1/FVC正常	符合哮喘	不符合COPD
使用BD后FEV1/FVC下降（<正常下限，或<0.7）	提示气流受限，但可自行或治疗后改善	需诊断COPD
使用BD后FEV1≥80%预计值	符合哮喘诊断（哮喘控制较好或症状发作间歇期）	如果使用BD后FEV1/FVC下降，则符合轻微的持续气流受限
使用BD后FEV1<80%预计值	符合哮喘诊断，哮喘急性加重的危险因素	提示严重气流受限或未来风险（如死亡率和COPD急性发作）
使用BD后FEV1增加≥12%且其绝对值增加≥200 mL（可逆的气流受限）	常见于哮喘某一时间段，但哮喘控制较好或控制治疗时可不出现	FEV1较低时常见且更似COPD
使用BD后FEV1增加>12%且其绝对值增加>400 mL（明显可逆性）	哮喘高度可能	COPD中不常见
弥散功能	无明显变化	随着肺气肿的逐渐加重，弥散功能会逐渐降低

注：BD表示支气管扩张剂。

引自：中国医师协会急诊医师分会，中华医学会急诊医学分会，中国急诊专科医联体，等.成人慢性气道炎症性疾病急症诊疗急诊专家共识［J］.中国急救医学，2021，41（4）：277-284.

第二节　支气管扩张症

COPD和支气管扩张症都有咳嗽、咳痰及呼吸困难等症状，但支气管扩张症在临床表现、影像学表现等方面有其特征性表现（见表9-4）。

表9-4　支气管扩张与COPD的鉴别

	支气管扩张	COPD
诱因	反复发生的化脓性感染，麻疹、百日咳、流感等疾病所继发的支气管性肺炎	感染、吸烟、空气污染、职业粉尘及个体因素
临床表现	慢性咳嗽，大量咳痰和(或)间断咯血，咳嗽和咳痰常在晨起或卧床后加剧，咳痰增多。痰量多者可达数百毫升。痰液收集后出现分层现象：上层为泡沫，中间为混浊黏液，下层为脓性成分，最下层为坏死组织	慢性咳嗽，咳白色泡沫样痰，逐渐加重的呼吸困难
肺功能	表现为阻塞性通气功能障碍，但阻塞程度轻，随着疾病加重出现不同程度的弥散功能下降	阻塞性通气功能障碍较重，同时伴随弥散功能下降
胸部HRCT	囊状支气管扩张：常表现为分布集中，壁内外面光滑的空腔，有时可见液平，此类患者与COPD肺大疱有相似之处，需要仔细鉴别；支气管扭曲及并拢：因肺部病变牵拉导致支气管扩张时常合并支气管扭曲及并拢	慢性支气管炎的表现：肺纹理增粗、紊乱、扭曲，支气管壁增厚；肺气肿的表现：肺体积增大，远端肺组织破坏导致肺纹理稀疏，肺透亮度增高；肺源性心脏病的表现：肺门区血管增粗，肺动脉增粗

引自：中国医师协会急诊医师分会，中华医学会急诊医学分会，中国急诊专科医联体，等.成人慢性气道炎症性疾病急症诊疗急诊专家共识［J］.中国急救医学，2021，41（4）：277-284.

随着越来越多的计算机断层扫描新技术在COPD患者评估中的广泛应用，以前未被识别的支气管扩张也已被确认。有研究对COPD患者支气管扩张的患病率进行了分析，结果显示，其患病率为20%～69%（平均为54.3%）。两项荟萃分析以及系统综述对合并和不合并支气管扩张的COPD患者的特征进行了比较，结果显示，COPD合并支气管扩张的特征有：（1）多见于男性；（2）更长的吸烟史；（3）更多的咳痰量；（4）肺功能更差；（5）急性加重更频繁；（6）炎症标志物水平更高；（7）慢性定植的病原微生物更多，铜绿假单胞菌分离率高；（8）死亡率增加。

第三节　肺结核

多数患者肺结核起病比较缓慢，大部分患者没有明显的结核中毒症状，多数患者在胸部影像学检查后才知道患过结核。呼吸系统症状主要有：咳嗽、咳痰、咯血、胸痛；全身症状有：午后发热，且持续时间比较长，部分患者还会出现乏力、盗汗、食欲减退和体重减轻等。少数患者有不同程度的气短症状。疾病进展到后期，尤其是纤维空洞性肺结核，不管是临床症状、体征，还是胸部CT和肺功能改变，都与COPD有相似的表现，需要进一步鉴别。

支气管结核是肺结核的一种分型，可以表现为进行性呼吸困难，肺功能也可有不同程度气流受限的表现，可以通过支气管镜等检查明确诊断，气流受限程度较COPD轻。

咯血是肺结核患者常见的症状，咯血量可多可少，痰中带血居多，超过500 mL的大咯血相对少见，主要见于纤维空洞性肺结核，大咯血多为肺动脉分支破损造成的，其中以空洞内形成的动脉瘤破裂所致的大咯血最为多见；COPD引起的咯血量较小，COPD病史较长时可能并发支气管扩张而引起大出血。

患有肺结核时，肺部一般没有阳性体征。肺部病变较广泛，有明显空洞或并发支气管扩张时，可闻及中小水泡音，叩诊可呈过清音，需与COPD或肺大疱仔细鉴别，空洞性肺结核范围局限。

肺结核胸部X线表现：多发生在上叶尖后段、下叶背段、后基底段；病变可局限在单肺段，也可侵犯多肺段；可呈多形态表现（包括渗出、纤维、干酪、增生），也可伴有钙化；易合并空洞；可伴有支气管播散灶；可伴胸腔积液、胸膜增厚与粘连。支气管镜检查可用于支气管结核和淋巴结支气管瘘的诊断，可留取灌洗液标本做病原学检查，也可通过刷检及活检来明确诊断。

第四节 弥漫性泛细支气管炎

弥漫性泛细支气管炎（diffuse panbronchiolitis，DPB）多见于男性非吸烟患者，而且大多数患者有慢性鼻窦炎的症状（鼻塞、流脓性鼻涕、嗅觉减退等）。弥漫性泛细支气管炎主要症状为慢性咳嗽、咳痰，活动后呼吸困难伴有呼吸功能气流受限。弥漫性泛细支气管炎是以肺部呼吸性细支气管为主要病变区域的特发性、弥漫性、炎性和阻塞性气道疾病。弥漫性泛细支气管炎与COPD在临床症状及肺功能方面有相似之处，但弥漫性泛细支气管炎在病理学和影像学方面的表现与COPD截然不同。目前，国内临床医生对弥漫性泛细支气管炎仍认识不足，弥漫性泛细支气管炎常被误诊为COPD。

弥漫性泛细支气管炎患者与COPD患者都有慢性咳嗽、咳痰，活动时气短，肺通气功能下降等特点，但COPD患者多有长期吸烟史或接触有害气体病史，听诊双肺呼吸音明显下降，两肺可闻及湿啰音，肺功能检查有助于诊断。弥漫性泛细支气管炎通常隐袭缓慢发病，常见症状为咳嗽、咳痰及活动时气短。早期可出现低氧血症，伴发绀及轻度杵状指。

弥漫性泛细支气管炎患者胸片表现为含气量增加所致的肺透亮度增强和主要分布于双肺底部的弥漫性小结节状和粟粒样阴影，这种小结节的存在有别于COPD。

弥漫性泛细支气管炎患者胸部HRCT检查的特征性表现为：小叶中央性结节弥散分布于双肺，结节间无融合趋势，结节的周围有“Y”字形或线状高密度影与其相连；结节与胸壁之间有少许间隔；小支气管扩张多呈柱状或环状，以两肺下叶最明显，多呈弥漫性，其近端的细支气管常有扩张和肥厚；伴支气管壁增厚；病情进展时，结节间的气体潴留明显；常合并中叶和舌叶肺不张（见图9-1）。

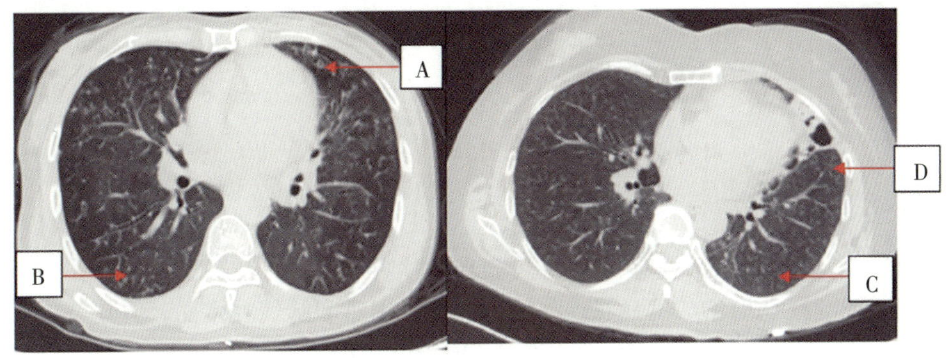

图9-11　弥漫性泛细支气管炎患者典型CT表现

注：A、B、C分别为结节状、斑片状、粟粒样病变；D为“树芽征”改变。

（资料来源：兰州大学第二医院呼吸科）

弥漫性泛细支气管炎患者肺功能测定表现与COPD患者相似，有阻塞性通气功能障碍，FEV1降低，肺活量下降，部分患者在阻塞性肺通气功能障碍的基础上可伴有限制性通气功能障碍。弥漫性泛细支气管炎患者肺顺应性和弥散功能与COPD患者不同，多在正常范围；血气分析早期可能存在低氧血症，无二氧化碳潴留，随着疾病进展，后期在低氧血症基础上可出现高碳酸血症。

第五节　支气管肺癌

肺癌是全球恶性疾病死亡的主要原因，全球每年估计约160万人因肺癌死亡。不幸的是，绝大多数肺癌是在晚期被诊断出来，所以肺癌患者总生存率较低。因此，一、二级预防和早期发现对提高肺癌患者生存率很重要。COPD和肺癌之间的关联性已在一些流行病学和观察性队列研究中得到了系统的证实。这两种疾病的共同来源似乎不只是与烟草接触。COPD中存在的遗传易感性、DNA甲基化的表观遗传变化、局部肺慢性炎症和异常的肺修复机制也被认为是肺癌发展的重要潜在因素。

肺癌与肺气肿程度之间的关联性强于肺癌与气流阻塞程度之间的关联性，CT诊断肺气肿合并肺阻塞的患者风险最大。预防肺癌（如COPD）的最佳措施是戒烟。

鳞癌和小细胞肺癌在临床上以中央型多见，容易引起气道狭窄甚至阻塞，从而导致阻塞性肺炎、肺不张，气道内分泌物引流不畅；而COPD存在阻塞性通气功能障碍，气道重塑管腔狭窄更易造成分泌物引流不畅，致癌物质清除能力下降，更易引起气道阻塞加重。

临床肺癌患者常常伴有阻塞性肺功能障碍，表现为活动后呼吸困难、肺功能下降、胸部X线片提示肺气肿改变等。患者通气功能下降多数由合并COPD引起，而非肺癌本身引起，临床医生需要高度警惕。

第六节　其他原因所致的呼吸气腔扩大

代偿性肺气肿、老年性肺气肿等疾病亦可表现为呼吸气腔均匀、规则扩大而不伴肺泡壁的破坏，临床上也可出现COPD的典型症状，如劳力性呼吸困难和肺气肿体征。但其与COPD不同之处为肺功能测定没有气流受限的改变，即FEV1/FVC通常≥70%。

一、代偿性肺气肿（compensatory emphysema）

代偿性肺气肿是由于肺萎陷，或肺叶切除术后，或胸廓畸形等导致部分肺组织失去呼吸功能，从而引起健康的肺组织代偿性膨胀而发生的肺气肿，通常不伴气道和肺泡壁的破坏，或仅有少量肺泡壁破裂。而COPD既有终末气腔的扩大，又有气道和肺泡壁的破坏。

二、老年性肺气肿（senile emphysema）

老年性肺气肿是因为老年人的肺组织增龄性弹性回缩力减弱，致使肺残气量增多，从而引起肺膨胀的一种病理状态。老年性肺气肿的早期诊断比较困难，应结合病史、体征、胸部X线检查及肺功能测定进行综合评估。出现慢性咳嗽、进行性加重的呼吸困难史、残气率（RV/TLC）≥40%、一秒率（FEV1/FVC）≤60%、最大通气量（maximal breathing capacity，MBC）≤预计值的80%、肺弥散量（diffusing capacity of the lungs for carbon monoxide，DLco）明显下降或肺泡气氮气浓度≥2.5%、支气管舒张试验阴性时，就可以诊断为老年性肺气肿。

第七节　其他引起劳力性气促的疾病

一、冠状动脉粥样硬化心脏病

冠状动脉粥样硬化心脏病（coronary atherosclerotic heart disease，CAHD）是冠状动脉发生粥样硬化引起管腔狭窄或闭塞，导致心肌缺血缺氧或坏死而引起的心脏病，简称冠心病（coronary heart disease，CHD），也称缺血性心脏病（ischemic heart disease，IHD）。冠心病是动脉粥样硬化导致器官病变的最常见类型，严重危害人类健康。冠心病多有典型的心绞痛、心肌梗死病史或心电图表现，如果有过急性左心衰竭的发作史以及高血压病、高脂血症、糖尿病病史，则更容易与COPD引起的呼吸困难相鉴别。冠状动脉造影提示冠状动脉狭窄超过70%，一般可资鉴别。COPD合并冠心病时鉴别有较多困难，应详细询问患者慢性支气管炎病史，并结合体格检查和相关的心、肺功能检查鉴别。

二、高血压心脏病

高血压性心脏病（hypertensive heart disease，HHD）是指患者血压长期处于较高水平，使得左心室负荷过重，从而引起心脏结构和功能改变的一种疾病。高血压性心脏病患者有高血压病史，无肺部疾病时，主要表现为头昏、头痛、胸闷、呼吸困难、乏力及下肢水肿等，没有肺气肿体征。胸部X线片显示肺部清晰，无明显的肺气肿，主动脉明显延长扩张。高血压性心脏病诊断标准：

心脏彩超诊断标准：左房增大（内径>40 mm）、左室肥厚（室间隔或左室壁绝对厚度 >12 mm）、左室增大（男性>55 mm、女性>50 mm）、主动脉扩张（>38 mm）等均视为阳性。

心电图诊断标准：心电图提示左房肥大（PⅡ出现双峰，PⅡ时间常>0.11 s，峰距>0.04 s；PV1负向波>0.04 s，深 >0.10 mV；P 波与P-R 宽度之比>1.6。符合上述 1 项或多项即可诊断）、左室肥厚（女性 SV1+RV5>3.5mV、男性 SV1 +RV5>4 mV）。观察心律失常情况，包括期前收缩、心房颤动、阵发性心动过速等。

三、心脏瓣膜病

心脏瓣膜病（valvular heart disease，VHD）是由多种原因引起的心脏瓣膜狭窄或（和）关闭不全所致的心脏疾病。正常情况下，心脏瓣膜开放时血液向前流动，心脏瓣膜关闭可防止血液反流，从而保证心脏内血流的单向流动。当瓣膜狭窄时，心腔压力负荷增加；瓣膜关闭不全时，心腔容量负荷增加。这些血流动力学改变可导致心房或心室结构改变及功能失常，最终出现心力衰竭、心律失常等临床表现。心脏瓣膜病的常见病因包括炎症、黏液样变性、先天性畸形、缺血性坏死、创伤等，其中风湿炎症导致的瓣膜损害称为风湿性心脏病（rheumatic heart disease，RHD），简称风心病。超声心动图是心脏瓣膜病诊断和评估其严重程度的首选方法。

（一）二尖瓣狭窄（mitral stenosis，MS）

二尖瓣狭窄的主要病因是风湿热。多见于急性风湿热后，部分患者无急性风湿热病史，但多有反复链球菌感染所致的上呼吸道感染史。多数患者的无症状期为10年以上，故风湿性二尖瓣狭窄一般在40～50岁发病，以女性患者居多，约占2/3。表现为呼吸困难、咳嗽、咯血、血栓栓塞等症状。严重二尖瓣狭窄体征，可呈“二尖瓣面容”，双颧绀红。特征性的杂音为心尖区舒张中晚期低调的隆隆样杂音，呈递增型。X线检查：心影显示左心房增大，后前位胸片上右心房边缘的后方有一密度增高影（双心房影），左心缘变直。心电图：窦性心律者可见“二尖瓣型P波”，提示左心房扩大。超声心动图：M 型超声心动图示二尖瓣前叶呈“城墙样”改变（EF 斜率降低，A峰消失）。

（二）二尖瓣关闭不全（mitral incompetence or mitral regurgitation，MI或MR）

二尖瓣关闭不全的原因主要为风湿热，非风湿性单纯性二尖瓣关闭不全的病因，以腱索断裂最常见。二尖瓣关闭不全分为急性和慢性两种。急性二尖瓣关闭不全：患者突然发生呼吸困难，心尖区出现典型收缩期杂音，X线片提示心影不大而肺瘀血明显，同时具有明确病因（如二尖瓣脱垂、感染性心内膜炎、急性心肌梗死、创伤和人工瓣膜置换术后）。慢性二尖瓣关闭不全：主要诊断依据为心尖区典型的收缩期吹风样杂音伴左心房和左心室扩大。超声心动图可明确诊断急性和慢性二尖瓣关闭不全。

（三）主动脉瓣狭窄（aortic stenosis）

主动脉瓣狭窄的病因有三种，即先天性病变、退行性变和炎症性病变。单纯性主动脉瓣狭窄多为先天性病变或退行性变，极少数为炎症性病变，且男性多见。呼吸困难、心绞痛晕厥是典型主动脉瓣狭窄的常见三联征。典型杂音为粗糙而响亮的射流性杂音，3/6 级以上，呈递增-递减型，向颈部传导，在胸骨右缘1～2 肋间听诊最清楚。X线检查：心影一般不大，形状可略有变化，即左心缘下1/3处稍向外膨出；左心房可轻度增大，75%～85%的患者可见升主动脉扩张。心电图：轻者心电图正常，中度狭窄者可出现QRS波群电压增高伴轻度ST-T改变，严重者可出现左心室肥厚伴劳损和左心房增大的表现。超声心动图：二维超声心动图可见主动脉瓣瓣叶增厚、回声增强，提示瓣膜钙化，瓣叶收缩期开放幅度减小（常<15 mm），开放速度减慢。左心室后壁及室间隔对称性肥厚，左心房可增大，主动脉根部狭窄后扩张等，可发现二叶、三叶主动脉瓣畸形。

（四）主动脉瓣关闭不全（aortic incompetence，AI）

主动脉瓣关闭不全主要由主动脉瓣膜本身病变、主动脉根部疾病所致。根据发病情况，又分为急性和慢性两种。慢性主动脉瓣关闭不全者可在较长时间内无症状，轻症者一般可维持20年以上。随反流量增大，出现与每搏输出量增大有关的症状，如心悸、心前区不适、头颈部强烈动脉搏动感等。急性主动脉瓣关闭不全轻者可无任何症状；重者可出现突发呼吸困难，不能平卧，全身大汗，频繁咳嗽，咳白色或粉红色泡沫样痰；更重者可出现烦躁不安，神志模糊，甚至昏迷。慢性心脏杂音：主动脉瓣区舒张期杂音，为一高调递减型叹气样杂音。可出现周围血管征，如点头征（De Musset征）、水冲脉（water-hammer）、股动脉枪击音（Traube征）和毛细血管搏动征，听诊器压迫股动脉可闻及双期杂音（Duroziez双重音）。急性主动脉关闭不全重者可出现面色、唇甲发绀，脉搏细数，血压下降等休克表现；舒张期杂音柔和、短促、低音调；周围血管征不明显，心尖冲动多正常；听诊肺部可闻及哮鸣音，或在肺底闻及细小水泡音，严重者满肺均闻及水泡音。X线检查：慢性主动脉瓣关闭不全者左心室明显增大，向左下增大，心腰加深，升主动脉结扩张，呈“主动脉型”心脏，即靴形心。急性者心脏大小多正常或左心房稍增大，常有肺淤血和肺水肿表现。超声心动图：M型超声显示舒张期二尖瓣前叶快速、高频的振动，二维超声显示主动脉瓣关闭时不能合拢。

（五）多瓣膜病（multivalvular heart disease）

多瓣膜病又称联合瓣膜病，是指两个或两个以上瓣膜病变同时存在。二尖瓣狭窄伴主动脉瓣关闭不全：常见于风湿性心脏病，二尖瓣狭窄可使左心室扩张延缓，周围血管征不明显，听诊二尖瓣舒张期杂音可减弱，甚至消失。二尖瓣狭窄伴主动脉瓣狭窄：心室充盈受限和左心室收缩压降低，延缓左心室肥厚和减少心肌耗氧，故心绞痛不明显。主动脉瓣狭窄伴二尖瓣关闭不全为危险的多瓣膜病，相对较少见。二尖瓣关闭不全伴主动脉瓣关闭不全：左心室承受双重容量过度负荷，使左心室舒张期压力明显上升，可进一步加重二尖瓣反流，较早发生左心室衰竭。二尖瓣狭窄伴三尖瓣和（或）肺动脉瓣关闭不全：常见于晚期风湿性心脏病二尖瓣狭窄患者。超声心动图对诊断及评价心功能具有重要价值。

（闫晓霞、石军年）

参考文献

[1] ZHOU A, LUO L, LIU N, et al.Prospective development of practical screening strategies for diagnosis of asthma-COPD overlap[J]. Respirology, 2020, 25(7): 735-742.

[2] DU Q, JIN J, LIU X, et al. Bronchiectasis as a comorbidity of chronic obstructive pulmonary disease: a systematic review and Meta-Analysis [J]. PLoS One, 2016, 11(3): e0150532.

[3] TOLEDOPONS N, COSÍO B G, VELASCO M D, et al. Chronic obstructive pulmonary disease in non-smokers[J]. Archives of Bronconeumology, 2017, 53(2): 4546.

[4] DRANSFIELD M T, MCALLISTER D A, ANDERSON J A, et al . Beta-blocker therapy and clin-

ical outcomes in patients with moderate chronic obstructive pulmonary disease and heightened cardiovascular risk: An observational substudy of summit [J]. Annals of American Thoracic Society, 2018, 15(5): 608-614.

[5] TANOUE L T, TANNER N T, GOULD M K, et al. Lung cancer screening [J]. American Journal of Respiratory and Critical Care Medicine, 2015, 191(1): 19-33.

[6] HOUGHTON A M. Mechanistic links between COPD and lung cancer[J]. Nature Reviews Cancer, 2013, 13(4): 233-245.

[7] RAYMAKERS A J N, SADATSAFAVI M, SIN D D, et al. Inhaled corticosteroids and the risk of lung cancer in COPD: A population-based cohort study[J]. European Respiratory Journal, 2019, 53(6): 1801257.

[8] SEIJO L M, SORIANO J B, PECES-BARBA G. New evidence on the chemoprevention of inhaled steroids and the risk of lung cancer in COPD [J]. Euroean Respiratory Journal, 2019, 53(6): 1900717.

[9] GE F, FENG Y, HUO Z, et al. Inhaled corticosteroids and risk of lung cancer among chronic obstructive pulmonary disease patients: a comprehensive analysis of nine prospective cohorts [J]. Translational Lung Cancer Research, 2021, 10(3): 1266-1276.

[10] LEE Y M, KIM S J, LEE J H, et al. Inhaled corticosteroids in COPD and the risk of lung cancer [J]. International Journal of Cancer, 2018, 143(9): 2311-2318.

[11] ANDELIN M, MINDUS S, THURESSON M, et al. Factors associated with lung cancer in COPD patients[J]. International Journal of Chronic Obstructive Pulmonary Diseasr, 2018, 13: 1833-1839.

[12] RAYMAKERS A J, MCCORMICK N, MARRA C A, et al. Do inhaled corticosteroids protect against lung cancer in patients with COPD? A systematic review [J]. Respirology, 2017, 22(1): 61-70.

第十章
慢性阻塞性肺疾病的综合评估

COPD是一种异质性的肺部疾病，任何有呼吸困难、慢性咳嗽或痰多、反复呼吸道感染史与有本病危险因素史的患者都应考虑诊断为COPD。此外，需要进行肺功能测定来诊断。支气管扩张剂吸入后FEV1/FVC<70%，证实存在持续的气流限制。COPD的诊断包括症状和肺功能。虽然COPD被定义为气道阻塞，但在实践中，患者是否就医往往取决于症状对患者功能状态的影响。患者可能因慢性呼吸道症状或急性或短暂的呼吸道症状加重而就医。

第一节　症状评估

一、慢性呼吸困难

慢性呼吸困难是COPD最典型的症状。多达30%的患者会出现湿性咳嗽，并且可以在检测到气道阻塞之前的几年内出现。呼吸困难是COPD的主要症状之一，也是与该疾病相关残疾的主要原因。呼吸困难是复杂的和多种机制共同作用的结果。

二、慢性咳嗽

咳嗽通常是COPD的第一个症状，患者常常认为这是吸烟和/或环境因素影响的预期后果。在疾病初期，咳嗽可能是间歇性的；随着疾病的发展，咳嗽变为日常持续。COPD的慢性咳嗽可以持续很长一段时间。在某些情况下，可能有严重的气流受限，但这不一定伴有咳嗽。严重COPD患者咳嗽期间的晕厥可由于长时间咳嗽发作期间胸内压力迅速增加而发生，称为咳嗽晕厥综合征。剧烈的咳嗽也可能导致肋骨骨折、血压升高、胸膜腔积气及胸痛等症状，慢性进行性咳嗽不一定伴有其他症状。

三、咳痰

COPD患者通常在咳嗽时产生少量痰液，尤其是白色泡沫样痰。连续两年中至少有三个月定期咳出痰液（在没有其他原因的情况下）是慢性支气管炎的典型症状，但不能完全反映COPD的具体病症。痰液的产生往往难以评估，因为患者有吞咽而不是咳出痰液的习惯，这可能受到文化和性别差异的显著影响。此外，在病情加重和缓解期间，痰液分泌可能是间歇性的。大量咳痰的患者可能会有潜在的支气管扩张。化脓性痰液的存在反映了炎症介质的增加，其发展可能会导致细菌感染恶化，尽管这种关联性相对较弱。

四、喘息和胸闷

喘息和胸闷可以单独发生，也可以同时存在。听诊时可能会出现广泛的吸气或呼气相哮鸣音。胸闷常发生在锻炼后，可能源于肋间肌的收缩。喘息和胸闷不是COPD的特征性症状，没有喘息或胸闷并不能排除COPD的诊断，这些症状的存在也不能证实哮喘的诊断，需要与其他心肺疾病相鉴别。

五、疲倦

疲倦是一种主观感觉，是COPD患者最常见和最痛苦的症状之一。疲劳会影响患者日常生活活动的能力及生活质量。

六、严重疾病的其他临床特征

体重减轻、肌肉质量减轻和厌食是严重和非常重度COPD患者的常见问题。抑郁症和/或焦虑症状在获取病史时特别值得注意，因为它们在COPD中很常见，与较差的健康状况、病情恶化的风险增加和急诊住院密切相关，这些症状是可以治疗的。

COPD初步评估的目的是确定气道阻塞的严重程度、疾病对患者健康状况的影响和未来事件（如病情加重、住院或死亡）的风险，从而达到指导治疗的目的。COPD通常与心血管疾病、骨骼肌功能障碍、代谢综合征、骨质疏松症、抑郁症、焦虑症和肺癌等疾病有关，积极寻找这些合并症并在发生时进行适当治疗，可以减轻疾病对患者、社会和其他人的负担，并降低患者住院率和死亡率。

最常用的评估症状的临床指标包括医学研究委员会（mMRC）呼吸困难问卷的修改版。该问卷用于评估与身体活动有关的呼吸困难及其严重程度。其优点是更全面、更可靠、更容易理解、更省时（见表11-1）。其他常用的评估包括COPD患者自我评估测试（CAT）问卷（见表8-3），用于评估COPD患者的健康损害程度。

表11-1 改良版英国医学研究委员会mMRC问卷

mMRC分级	对呼吸困难症状的严重程度进行分级
mMRC0级	呼吸困难，只在剧烈活动时发生
mMRC1级	在平地上快速行走或步行爬缓坡时出现呼吸困难
mMRC2级	由于呼吸困难，在平地上行走时比同龄人慢或需要停下来休息
mMRC3级	在平地上行走约100 m后需要停下来，或在几分钟后喘息
mMRC4级	由于严重的呼吸困难而不能离家，或者在穿脱衣物时有呼吸困难

除此以外，临床还可根据需要使用其他量表来评估症状，如伦敦胸腔日常生活活动量表（London Chest Activities of daily Living scale，LCADL）和曼彻斯特呼吸道日常生活活动问卷（Manchester Respiratory Activities of daily Living questionnaire，MRADL）。此外，基本抑郁自评量表（BDI）可评估呼吸困难，可用呼吸困难变化指数（Transition Dyspnea Index，TDI）评估基于BDI的呼吸困难变化，可用COPD临床问卷（COPD clinical questionnaire，CCQ）评估临床症状。CCQ用PSQI评估临床症状控制情况，用SGRQ评估患者生活质量，用6MWT评估患者体能，用尼古丁依赖性测试（fagerstrom test and nicotine dependence test，FTND）评估患者的吸烟状况。用微型营养评估量表（mini-nutritional assessment，MNA）评估患者营养状况；用SAS焦虑量表（self-rating anxiety scale，SAS）和抑郁自量表（self-rating depression scale，SDS）评估患者的焦虑和抑

郁状况；用匹兹堡睡眠质量指数（pittsburgh sleep quality index，PSQI）评估患者的睡眠质量。上述评分系统都有不同程度的相关性，是COPD患者肺功能测试的有效辅助手段。临床上可根据实际情况采用不同的评分系统，从而全面了解患者的疾病状况，做出更有利于患者预后的临床决策。

第二节　肺功能评估

肺功能检查在评估COPD急性加重的风险和预后以及评价药物疗效方面非常重要。肺功能检查可以判断气流受限的程度，这是诊断的必备条件。气流受限的肺活量测定标准是吸入支气管扩张剂后的FEV1/FVC<70%。任何有吸烟史和/或接触环境职业污染的人和/或有咳嗽、痰多的人都应该做肺功能检查。需要注意的是，使用固定的FEV1/FVC比值（<70%）来定义气流受限可能会导致对老年人COPD的过度诊断，而对年轻人来讲，可能会造成诊断不足。（见表11-2）

表11-2　COPD患者气流受限严重程度的肺功能分级

肺功能分级	患者肺功能FEV1占预计值的百分比/%
GOLD 1级:轻度	≥80
GOLD 2级:中度	50～79
GOLD 3级:重度	30～49
GOLD 4级:极重度	<30

引自:《COPD诊治指南》(2021年修订版)。

也有研究指出，肺功能检查中DLco的临床应用，为评估呼吸系统气体传输特性提供了一个有用的临床工具；低DLco值（<60%预计值）与死亡风险增加、运动能力下降、健康状况较差有关，而与气流受限严重程度无关；在没有气流受限的吸烟者中，若DLco<80%预测值，随着时间的推移，患COPD的风险会增加；GOLD 2022建议应对每一位临床症状（呼吸困难）与气流受限程度不相符的患者测量DLco。

第三节　急性加重风险评估

COPD的急性加重是指在14天内，患者出现呼吸困难和/或咳嗽且痰液增多的病况，可能伴有呼吸困难和/或心动过速，通常与感染、空气污染或气道损伤引起的局部和全身炎症加重有关。病情急性加重可导致患者肺功能急剧恶化、生活能力下降和医疗费用增加。判断未来急性加重风险的最好方法是患者以往是否有急性加重史。过去一年中有两次或两次以上的中度/重度急性加重，或一次或多次需要住院的急性加重，表现为急性加重的风险增加。其他需要考虑的因素是症状严重程度、肺功能受限程度和血液嗜酸细胞计数。COPD的恶化通常与局部和全身炎症有关，气道阻塞的恶化与病情加重、住院治疗和死亡风险增加密切相关。此外，心律失常、胸腔积液、充血性心力衰竭、肺炎、气胸和肺血栓栓塞症等也可引起类似COPD的症状，临床上需要仔细鉴别。与COPD加重前的病史、症状、体征、肺功能检查、动脉血气分析和其他实验室检查进行比较，对确定COPD急性加重的严重程度尤为重要。当前病情加重或出现新症状的时间、呼吸困难和肺心病的严重程度和频率、痰液颜色和量的变化、日常活动的限制、水肿的发生和持续时间、以往病情加重期间的住院情况以及当前的治疗计划，是判断病情是否急性加重的重要因素。严重的COPD患者，精神状态的变化是疾病恶化和严重程度的指标，应在医院积极处理。呼吸辅助肌受累、胸腹式矛盾呼吸、发绀、水肿和右心衰竭等体征，以及血流动力学的稳定性，都有助于判断COPD急性加重的严重程度。

第四节　稳定期慢性阻塞性肺疾病的综合评估与分组

2011年，GOLD提出从简单的疾病严重程度评估和治疗的肺活量分级系统转向基于症状水平（mMRC或CAT）、气流受限的严重程度（GOLD分级1～4级）和既往病情加重的频率的联合评估策略。联合评估的最初版本依赖于气流阻塞的严重程度（GOLD分级1～4）和以前加重的频率来评估加重风险。GOLD 2023提出了一个进一步发展的ABCD联合评估工具，该工具识别病情恶化的临床相关性，独立于患者的症状水平。如图11-1所示，A组和B组没有变化，但C组和D组被合并为一个被称为“E”的单一组，以突出病情恶化的临床相关性。

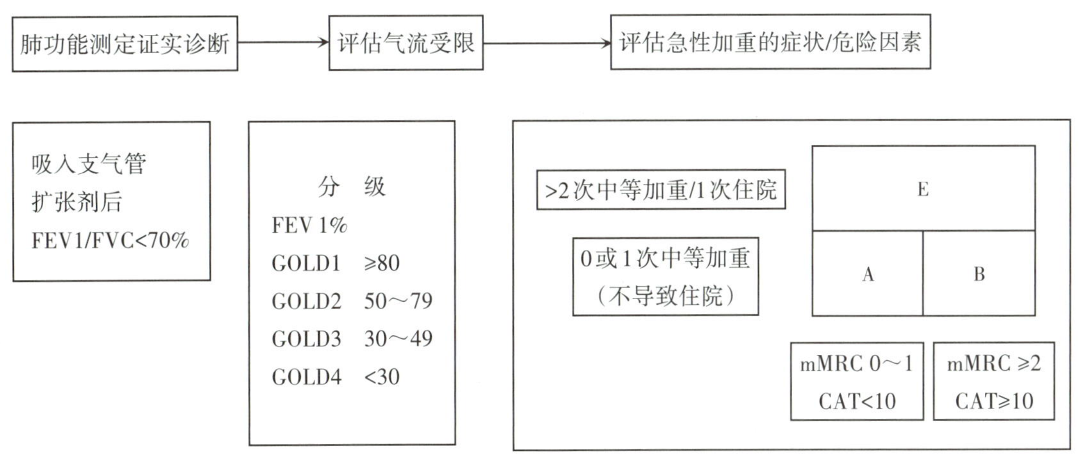

图11-1　COPD综合评估

引自：AGUSTÍ A，CELLI B R，CRINER G J，et al. Global initiative for chronic obstructive lung disease 2023 report：GOLD Executive Summary［J］. European Respiratory Journal，2023，61（4）：2300239.

第五节　慢性阻塞性肺疾病合并症的评估

COPD患者经常伴有其他慢性合并症，可能发生在轻度、中度或重度气流阻塞的患者中。合并症影响的死亡率和住院程度与气流阻塞的严重程度无关，在任何COPD患者中，应常规寻找合并症的情况，如果存在合并症，应进行适当治疗。对个别合并症的诊断、严重程度评估和管理的建议与无COPD患者的建议相同。

COPD常见的合并症包括心血管疾病、代谢综合征、骨质疏松症、抑郁和焦虑，可能与衰老、吸烟、饮酒、饮食和不活动等危险因素有关。此外，COPD可能会增加其他合并症的风险（如肺癌）。COPD和肺癌之间是否与其有共同的风险因素（如吸烟）、共同的易感基因和/或致癌清除障碍有关，目前具体情况尚不清楚。COPD还可产生明显的肺外（系统）影响，包括体重减轻、营养异常和骨骼肌功能障碍。导致COPD患者的运动不耐受和健康不良，其原因可能是多方面的，如不运动、不良饮食、炎症和/或缺氧等。重要的是，骨骼肌功能障碍是康复后运动不耐受的一个可改变的原因。

（赵兰婷、石军年）

参考文献

[1] MIRAVITLLES M, WORTH H, SOLER C J, et al. Observational study to characterise 24-hour COPD symptoms and their relationship with patient-reported outcomes: results from the ASSESS study [J]. Respiratory Research, 2014, 15(1): 122.

[2] LAVIOLETTE L, LAVENEZIANA P, FACULTY E. Dyspnoea: a multidimensional and multidisciplinary approach[J]. European Respiraotpry Journal, 2014, 43(6): 1750-1762.

[3] LAPPERRE T B U, KJÆRSGAARD K D. Dysfunctional breathing impacts symptom burden in Chronic Obstructive Pulmonary Disease(COPD)[J]. European Respiratory Journal, 2020, 56(64): 124.

[4] VIDOTTO L S, CARVALHO C, HARVEY A, et al. Dysfunctional breathing: what do we know? [J]. Jornal Brasileiro de Pneumologia, 2019, 45(1): e20170347.

[5] CHO S H, LIN H C, GHOSHAL A G, et al. Respiratory disease in the Asia-Pacific region: Cough as a key symptom[J]. Allergy Asthma Procedding, 2016, 37(2): 131-140.

[6] ALLINSON J P, HARDY R, DONALDSON G C, et al. The Presence of chronic mucus hypersecretion across adult life in relation to chronic obstructive pulmonary disease development[J]. American Journal of Respiratory and Critical Care Medicine, 2016, 193(6): 662-672.

[7] DU Q, JIN J, LIU X, et al. Bronchiectasis as a comorbidity of chronic obstructive pulmonary disease: a systematic review and Meta-analysis[J]. PLoS One, 2016, 11(3): e0150532.

[8] SOLER N, ESPERATTI M, EWIG S, et al. Sputum purulence-guided antibiotic use in hospitalized patients with exacerbations of COPD[J]. European Respiratory Journal, 2012, 40(6): 1344-1353.

[9] GOERTZ Y M J, LOOIJMANS M, PRINS J B, et al. Fatigue in patients with chronic obstructive pulmonary disease: protocol of the Dutch multicentre, longitudinal, observational fantastigue study [J]. BMJ Open, 2018, 8(4): e021745.

[10] ATTAWAY A H, WELCH N, HATIPOGLU U, et al. Muscle loss contributes to higher morbidi-

ty and mortality in COPD: An analysis of national trends[J]. Respirology,2021,26(1): 62–71.

[11] VAN DIJK W,TAN W,LI P,et al. Clinical relevance of fixed ratio vs lower limit of normal of FEV1/FVC in COPD: patient-reported outcomes from the CanCOLD cohort[J]. Annals of Family Medicine,2015,13(1): 41–48.

[12] 中华医学会呼吸病学分会慢性阻塞性肺疾病学组,中国医师协会呼吸医师分会慢性阻塞性肺疾病工作委员会.慢性阻塞性肺疾病诊治指南(2021年修订版)[J].中华结核和呼吸杂志,2021,44(3):170–205.

[13] LE ROUZIC O,ROCHE N,CORTOT A B,et al. Defining the “frequent exacerbator” phenotype in COPD: A hypothesis-free approach[J]. Chest,2018,153(5): 1106–1115.

[14] MULLEROVA H,MASELLI D J,LOCANTORE N,et al. Hospitalized exacerbations of COPD: risk factors and outcomes in the ECLIPSE cohort[J]. Chest,2015,147(4): 999–1007.

[15] CHEN W,THOMAS J,SADATSAFAVI M,et al. Risk of cardiovascular comorbidity in patients with chronic obstructive pulmonary disease: A systematic review and Meta-analysis[J]. Lancet Respiratory Medicine,2015,3(8): 631–639.

[16] MALTAIS F,DECRAMER M,CASABURI R,et al. An official American Thoracic Society/European Respiratory Society statement: update on limb muscle dysfunction in chronic obstructive pulmonary disease[J]. American Journal of Respiratory and Critical Care Medicine,2014,189(9): e15–62.

第十一章
慢性阻塞性肺疾病易感基因的早期筛查

COPD是最常见的慢性病之一，也是导致残疾和死亡的最常见原因之一。了解其易感基因对预防和控制COPD至关重要。COPD是由基因和环境的复杂效应引起的。本章就COPD易感基因的早期筛查及其管理进行讨论。

第一节　炎症反应相关基因

一、肿瘤坏死因子-α基因

肿瘤坏死因子-α（tumor necrosis factor-α，TNF-α）是一种促炎细胞因子，与包括自身免疫性疾病和移植在内的不同免疫调节疾病的严重程度有关。*TNF-α*基因位于染色体6p21.3的MHC区域内。TNF-α发挥多种生物学作用，如促进生长、抑制生长、血管生成、细胞毒性、炎症和免疫调节，与多种炎症有关。TNF-α主要由活化的巨噬细胞分泌生成，还包括其他免疫细胞（淋巴细胞、自然杀伤细胞、肥大细胞）以及基质细胞（内皮细胞、成纤维细胞、小胶质细胞）。TNF被合成为单体2型跨膜蛋白（tmTNF），它作为同源三聚体插入膜中，并被MMPs TNF-α转化酶切割成可溶性循环三聚体（solTNF）；tmTNF和solTNF均具有生物活性。tmTNF和solTNF信号的平衡受细胞类型、细胞活化状态、引起TNF产生的刺激、TACE活性和内源性TACE抑制剂表达的影响。

*TNF-α*的作用由其普遍表达的TNF受体1（TNF-R1、Tnfrsf1a）和2（TNF-R2、Tnfrsf1b）介导和调节，它们是特异性结合TNF和淋巴毒素A的同三聚体的膜糖蛋白受体，但两种受体在表达谱、配体亲和力、细胞质尾部结构和下游信号通路激活方面存在差异。TNF-R1在大多数细胞类型中表达，可以通过结合solTNF或tmTNF激活，且优先与solTNF结合；而TNF-R2主要由免疫系统细胞和内皮细胞表达，并优先被tmTNF激活。这些受体的细胞质结构域是不相关的，并且与不同的细胞内信号通路相关联。多种实验方法表明，TNF-R1启动TNF-α的大部分生物学功能。NF与TNF-R1的结合导致TRADD（TNF-R1相关死亡结构域蛋白）被募集到受体复合物中。TRADD随后将其他效应蛋白募集到复合物中。FADD/MORT1（FAS相关死亡域蛋白）、TRAF2（TNF受体相关因子2）和死亡域激酶RIP（受体相互作用蛋白）已显示与TRADD直接相互作用。虽然FADD/MORT1通过激活半胱天冬酶级联对TNF诱导的细胞凋亡至关重要，但RIP和TRAF2在核因子-κB（NF-κB）和激活蛋白1（AP-1）的激活中至关重要，它们调节许多免疫和炎症反应基因。两种转录因子都通过蛋白激酶级联激活，最终导致尚未确定的IκB激酶和分子特征的

c-jun N-末端激酶（JNK）的磷酸化。据报道，RIP介导TNF诱导的坏死细胞死亡。

TNF-α介导的大多数生物学效应是通过其与TNF-R1的相互作用实现的，其中TNF-R2在将配体与TNF-R1结合和重新分配方面起次要作用，创造了“配体传递”。然而，越来越多的证据表明，通过TNF-R2的信号传导会影响许多促炎反应，包括T细胞的激活、肌成纤维细胞、血管生成和肿瘤的抑制。蛋白酶TACE还可以切割TNF-R1和TNF-R2以产生可溶性TNF受体（sTNF-R），它们充当TNF的竞争性非信号激动剂。sTNF-R对细胞因子的亲和力比相应的结合形式更大。当TNF与这些可溶性受体结合时，它不再与膜形式相互作用，因此推测可溶性形式的存在可能构成调节TNF作用的一种方式。

TNF及其受体可能具有多种生理和病理作用。TNF-α作为促炎细胞因子刺激和其他细胞反应的内源性介质，其作用包括淋巴细胞活化和迁移，以及细胞增殖、分化和凋亡。此外，TNF-α可以诱导*ROS*并刺激各种与炎症有关基因的诱导，包括*IL-8*。TNF-α还消耗细胞内的抗氧化剂谷胱甘肽。

TNF-α在COPD的病理生理学中发挥核心作用。它是由肺泡巨噬细胞、中性粒细胞、T细胞、肥大细胞和上皮细胞在接触不同污染物（包括烟草烟雾）后产生的。TNF-α已在动物模型中显示可诱导与COPD相关的病理特征，例如炎症细胞浸润到肺部、肺纤维化和肺气肿。它通过诱导趋化因子*IL-8*的表达和上调内皮黏附分子来增强中性粒细胞的趋化性和迁移性。体内试验组与对照组相比，稳定期COPD患者的外周血、支气管活检、诱导痰和BALF中的TNF-α水平升高。TNF-α已被证明与COPD中的BMI和烟草烟雾暴露、其他炎症介质相关。*TNF-α*基因启动子区域的多态性与COPD的发生、严重程度和死亡风险有关。在COPD急性加重期间，痰中的TNF-α水平显著升高。TNF-α已被确定为能够在COPD加重期间启动炎症级联反应的关键细胞因子。

二、转化生长因子-β1基因

COPD的特征是持续进行性气流受限、气道慢性炎症以及全身影响或合并症。遗传因素在COPD易感性和COPD发病中起重要作用。*TGF-β*基因家族编码许多信号蛋白，这些信号蛋白调节发育性肺形态发生、成人组织稳态和对损伤的修复反应。TGF-β1是一种25 kDa二聚体多肽，由位于染色体19q13.1-q13.3的*TGF-β1*基因编码。可以通过多种介质的蛋白水解活性被激活，这些介质包括纤溶酶、MMP和血小板反应蛋白。最近的研究表明，整合素结合促进TGF-β1蛋白水解激活，并且整合素可以激活TGF-β1。活化的TGF-β1与TGF-β受体复合物结合，这是一种由两种Ⅱ型受体和两种Ⅰ型受体组成的异四聚体。Ⅱ型受体转磷酸化Ⅰ型受体，诱导受体相关SMAD（R-SMAD，SMAD2和SMAD3）的磷酸化。R-SMADs从受体复合物中解离，与共同的co-SMAD（SMAD4）合作，并转移到SMAD复合物调节基因转录的细胞核。转录调控是细胞类型和环境特异性的，并被其他转录因子、共激活因子和共抑制因子修饰，这些因子累积决定TGF-β1信号传导的结果。

TGF-β1通常通过抑制上皮细胞的生长和诱导细胞凋亡而发挥肿瘤抑制作用。此外，TGF-β1具有免疫调节作用。然而，在间充质干细胞中，TGF-β1是肌成纤维细胞分化、ECM合成和迁移、氧化剂产生和存活的有效激活剂。与对上皮细胞的典型促凋亡和肿瘤抑制作用相反，TGF-β1还可以促进上皮间质转化，这一过程可能促进癌症转移并导致肺纤维化。

TGF-β1是炎症反应和免疫稳态的重要调节因子。研究表明，呼吸道黏膜中的TGF-β1可以显著降低炎症和气道高反应性。在COPD患者中，细支气管和肺泡上皮细胞中TGF-β1的表达显著增加，并且TGF-β1的上皮表达与上皮内巨噬细胞和肥大细胞的数量相关。此外，TGF-β1水平与COPD患者吸烟程度、外周气道阻塞程度呈正相关。因此，TGF-β1参与了COPD的发病机制。动物研究表明，TGF-β1激活和信号传导异常的小鼠通过增加肺中细胞外巨噬细胞金属蛋白酶 MMP-12的表达而发展为肺气肿。潜在的GF-β1结合蛋白（LTBPs）负责 TGF-β1在细胞外基质中的输出和沉积。由基因陷阱整合到小鼠*LTBP-4*基因中产生的突变小鼠由于细胞外空间中TGF-β1的沉积减少而发展为严重的肺气肿。此外，在COPD小鼠模型中，TGF-β1 信号通路的激活导致肺气肿表型显著恢复。这些研究表明TGF-β1对COPD发展具有保护作用。TGF-β1多态性与COPD 相关。研究发现，TGF-β1基因多态性rs1982073被C→T 取代，导致密码子 10 处的脯氨酸被亮氨酸取代，这种情况在COPD患者中更为常见。rs1982073的C等位基因与较高的TGF-β1mRNA 和蛋白质水平相关。因此，C等位基因与COPD风险的负相关可能部分是由于其与较高的TGF-β1产生相关。总的来说，这些研究支持 TGF-β1信号传导在维持肺结构和预防COPD中的关键作用。

第二节　蛋白酶/抗蛋白酶相关基因

一、基质金属蛋白酶-9

MMPs构成一个大家族的Zn^{2+}依赖性内切蛋白酶。迄今为止，已鉴定出至少 25 个不同的MMP 家族成员，并根据其分子结构、底物特异性和激活机制分为四类：原型 MMP、基质溶素、明胶酶和弗林蛋白酶激活的MMP。MMP参与细胞外基质更新和组织修复。当它们失控时，可能会导致组织破坏，如癌症转移、主动脉瘤、伤口愈合延迟等。研究发现，MMP-9参与COPD的呼吸道重塑。

MMP-9或明胶酶B主要由巨噬细胞和中性粒细胞产生，但也由上皮细胞、肥大细胞、成纤维细胞和平滑肌细胞产生。MMP-9由前肽序列、催化结构域、纤连蛋白样结构域和血红素结合蛋白样结构域组成。MMP-9表现为明胶分解、弹性分解和胶原分解活性，因此在细胞外基质转换中起关键作用。由于其广泛的底物特异性，除了裂解细胞外基质成分外，MMP-9 还可以调节各种生物因子的活性，包括其他蛋白酶（例如 MMP-13）、它们的抑制剂（例如 AAT）或细胞因子（如IL-1和VEGF）。

COPD患者的血清 MMP-9水平显著升高，并与FEV1/FVC比值呈负相关。与健康人相比，COPD患者痰液样本中 MMP-9的水平和活性比健康者高12倍。两个参数与中性粒细胞计数呈正相关，与FEV1（预测值）呈负相关。令人惊讶的是，其他一些研究表明，尽管 COPD患者的痰液和BAL 样本中 MMP-9水平升高，但它们的活性在各研究组之间没有差异。此外，MMP-9 活性与FEV1/FVC 比值呈正相关。

MMP-9被认为是炎症反应的关键执行者之一。事实上，在急性呼吸道疾病中也发现了这种蛋白酶水平的升高，包括细菌性和病毒性肺炎。因此，MMP-9水平不能作为COPD或哮喘的特异性标志物。

MMP研究的另一方面在于该分子结构的细微变化。这种改变可以通过*MMP*基因的DNA序列的自然变异来确定。当这些变化以高于总人口1%的频率发生时，被确定为多态性。最常见的是，变异性与基因序列中的单个核苷酸有关。因此，这种多态性被称为SNP。单个 SNP对蛋白质结构和功能的潜在影响取决于其特征和在靶基因结构中的位置。大多数 SNP在功能上是中性的，但其中一些可能会导致氨基酸被取代，从而影响最终的蛋白质结构、其生化特性和随后的生理功能。因此，到目前为止，已经进行了大量研究来分析各种病理和特定SNP之间的相关性，包括*MMP-*

9基因。事实上，在*MMP-9*基因中鉴定出的几个SNP被认为与各种疾病有关。除了报道的一些*MMP-9 SNP*与癌症转移之间的相关性外，还假设冠状动脉中的动脉瘤形成和动脉粥样硬化可能与COPD有关。

编码MMP-9的基因位于染色体20q13.12。它由大约7 600个碱基对组成，排列成13个外显子。关于MMP-9多态性的作用的第一个研究集中在位于该基因启动子区域的SNP。随后的研究揭示了启动子中至少有四个潜在的临床相关SNP，并且在编码区发现了至少另外5个SNP。在十几个*MMP-9 SNP*中，启动子序列中的-1562 C/T SNP是*MMP-9*基因中研究最多和认可度最高的多态性。一些报告表明了*MMP-9*启动子的1562核苷酸中常见的C/T替换对于基因转录率和蛋白质水平的重要性。有趣的是，SNP虽然被认为是癌症转移、冠状动脉疾病或主动脉瘤形成的危险因素，但在COPD中提到的SNP并未揭示与高加索人或德国人的患病率和严重程度有任何相关性人口。研究表明，*MMP-9 -1562 T*等位基因与非西班牙裔白人和韩国患者的COPD易感性有关。

虽然启动子区域的多态性可能会影响靶基因的表达水平，但位于编码序列内的SNP是最终蛋白质产物生物学特性的有效修饰剂。采用计算机对单个氨基酸替代对MMP-9的3D结构和生物学特性的推定影响的分析表明，该酶的几种已知多态性可能具有临床相关性。其中涉及来自MMP-9分子纤连蛋白样结构域的第279个氨基酸，其中不带电荷的谷氨酰胺（Q）被带电荷的精氨酸（R）取代。因此，它被标记为MMP-9 279 Q/R SNP。这种特殊的SNP很可能会影响酶的最终结构，并可能导致其对底物的亲和力增加。研究显示，COPD患者显示出更高频率的279R等位基因变化。

二、α1-抗胰蛋白酶

AAT作为一种单链、具有394个氨基酸的糖蛋白，主要由肝细胞分泌，也由中性粒细胞、单核细胞和肺、肠道上皮细胞分泌。作为人血浆中最常见的丝氨酸蛋白酶抑制剂，AAT通常起到抑制中性粒细胞弹性蛋白酶和其他相关蛋白酶的作用。此外，AAT具有抗炎和免疫调节特性。由丝氨酸蛋白酶抑制剂（SERPINA1）基因编码，该基因编码一个52 kDa AAT蛋白，其基因座位于靠近免疫球蛋白重链簇的染色体14q32.1。成熟的AAT蛋白在粗面内质网中编码信号肽的N端区域的前24个氨基酸后分泌到血液中。α-1抗胰蛋白酶分子上的活性位点捕获中性粒细胞弹性蛋白酶并被切割，将中性粒细胞弹性蛋白酶弹射到α-1抗胰蛋白酶分子的另一侧，并使其失活。到目前为止，已鉴定出AAT的150多个等位基因。正常等位基因用M表示，与严重缺乏相关的等位基因用Z表示。M等位基因纯合子（即正常）的人称为PI*MM（PI代表"蛋白酶抑制剂"），Z等位基因纯合子的人称为PI*ZZ。超过90%的严重α1-抗胰蛋白酶缺乏症患者为PI*ZZ，因此，ATT是一种多态性蛋白质，具有>100个遗传变异，由两个等位基因以共显性方式编码。

大量研究表明，*SERPINA1*具有高度多态性，该基因的突变会导致遗传性共显性常染色体疾病。病理性*SERPINA1*变体被归类为缺陷或无效。由于点突变导致AAT保留在细胞质中，因此会出现缺陷变异。由于存在过早终止密码子，通常会发生空突变，具有这些突变的患者在血清中检测不到AAT。因此，AAT缺乏症（AATD）是一种常染色体隐性遗传疾病，由编码AAT的基因*SERPINA1*突变引起。

根据它们的移动性，这些变体标记为A～Z。

常见的M等位基因在高加索人群中观察到的约占95%，其特点是血清AAT水平正常，血清AAT水平为102～54 mg/dL。赋予肺气肿发病高风险的AAT等位基因是其中缺失或无效等位基因以纯合、杂合或复合杂合状态组合，导致血清AAT水平低于阈值（57 mg/dL）。AAT的Z变体，其特征是342位的谷氨酸被赖氨酸取代，是最常见的缺陷变体。该缺陷变体导致抑制中性粒细胞弹性蛋白酶的能力降低。有研究揭示了蛋白酶抑制剂（Pi）MZ杂合子中的COPD风险情况。正常的蛋白酶/抗蛋白酶平衡存在于健康（MM）个体中，其中高水平的MAAT围绕着非活性的中性粒细胞在暴露于增加水平的IL-8期间，细胞会沿着AAT浓度梯度下降并上升IL-8梯度，从而导致中性粒细胞迁移到炎症区域。非吸烟MZ个体的AAT水平中等，痰IL-8水平和中性粒细胞计数升高。在Z等位基因纯合子的AATD个体中，中性粒细胞周围的循环ZAAT水平低，所描述的AAT梯度遭到严重破坏，导致中性粒细胞的趋化反应性增加，抗蛋白酶防御过强，导致COPD的发展。在吸烟MZ个体中，烟草烟雾中的活性氧使AAT失活，导致蛋白酶/抗蛋白酶失衡，中性粒细胞弹性蛋白酶的量增加。ZAAT蛋白的聚合和增加量的IL-8会加剧中性粒细胞流入MZ肺组织中，这可能促进COPD的发展。事实上，在肺内发现的ZAAT聚合物也可以引发AAT缺乏症的炎症。由于ZAAT聚合物对中性粒细胞具有趋化性，其定位可以触发MPO的释放和中性粒细胞黏附分子的上调。现已经发现ZAAT聚合物与AAT缺乏症患者肺泡中的中性粒细胞存在共定位现象。

包含多种基因插入、缺失和点突变的罕见无效变异导致AAT生成异常，并且无效杂合子根据蛋白质的电泳图谱可确定是正常（M null）或异常（Z null）表型，即使与预期的家庭遗传不一致。其他缺陷突变如M Malton、M Wurzburg和M Heerlen也显示出M蛋白表型。来自65个国家的224个队列研究提供的数据估计全球共存在253404个ZZ基因型，其中欧洲的发病率最高。从欧洲的PiZZ患病率分布来看，患病率最高的地区是斯堪的纳维亚半岛南部、拉脱维亚和丹麦。

AATD患者可能出现严重的气流受限，但他们并不总是同时出现气流阻塞和实质破坏。通常气流受限不是固定的，他们的支气管扩张剂反应存在很大差异。具有相同表型的AATD患者的肺功能损害程度可能有很大差异，并且在具有相同表型的兄弟姐妹中可能存在显著差异。能够影响AATD肺功能变化率的危险因素与COPD的危险因素相似，如吸烟、病情加重、环境暴露、支气管扩张剂可逆性、年龄和基础肺功能等。

AATD的症状和体征可能与哮喘的特征相似。至少40%的患者有慢性咳痰，即使他们不吸烟。尽管年龄和吸烟史相似，但慢性支气管炎患者比没有慢性支气管炎的患者更容易遭受更严重的气流阻塞和广泛的肺气肿。

三、去整合素金属蛋白酶-33

去整合素金属蛋白酶-33（a disintegrin and metallo-proteinases 33，ADAM33）属于去整合素和金属蛋白酶家族成员，编码锌依赖性金属蛋白酶。它是一种Ⅰ型跨膜酶原糖蛋白。ADAM33蛋白含有多个结构域，包括促金属蛋白酶样、去整合素样、富含半胱氨酸、表皮生长因子样、跨膜和细胞质结构域，促进其参与许多细胞过程。其黏附结构域和蛋白酶结构域使其在细胞表面蛋白中具有排他性。前体蛋白的自催化去除是ADAM蛋白的激活信号。ADAM33表达主要局限于间充质细胞，包括气道成纤维细胞、肌成纤维细胞和平滑肌细胞。

ADAM33在气道炎症和重塑中发挥作用，类似于ADAM家族中参与（促）炎症介质脱落的其他蛋白质和生长因子，以及细胞外基质的重塑。研究者选择6个ADAM33多态性（F+1、S1、S2、T1、V4和Q-1）的12项研究，对2630例病例和4376例对照进行荟萃分析。研究发现，ADAM33 S1多态性是中国人中吸烟人群COPD的危险因素，而Q-1多态性是总体人群COPD的危险因素。ADAM33与COPD中AHR的严重程度之间存在关联。AHR对COPD患者来说很重要，因为它与FEV 1加速下降和COPD死亡风险增加有关。AHR的确切病理生理学尚不清楚，但认为它是由气道炎症过程以及气道重塑引起的几何变化引起的。如上所述，*ADAM33*可能在这两个过程中都起作用，从而导致AHR加重。

DAM33 SNP ST+5与COPD人群中的总痰细胞计数相关。当将其替换为痰中性粒细胞或巨噬细胞的数量时，发现其与SNPs S_2、F+1和Q-1显著相关，但与其他SNPs无关。这表明没有一种特定的细胞类型主要解释总细胞计数与SNP ST+5的关联。几项研究表明，COPD患者诱导痰液中中性粒细胞和巨噬细胞的数量以及促炎细胞因子如白细胞介素8和肿瘤坏死因子α的浓度显著增加。一般认为，AHR的严重程度与炎症程度有关，事实上，之前的研究确实显示了AHR的严重程度与这些COPD患者的总痰细胞计数之间存在独立的正相关。O'Shaughnessy等人的研究显示，在气流受限吸烟者的支气管活检中，中性粒细胞和$CD8^+$T淋巴细胞数量增加，这种增加与肺功能水平呈负相关。因此，假设具有更多CD8细胞遗传倾向的个体更容易受到CD8细胞进一步增加的影响，这可能最终导致气流受限。研究证实，SNP ST+5 COPD的存在与COPD患者的CD8细胞数量关系密切。

此外，东亚人群ADAM33多态性T1、T2、S2和Q-1 SNP与COPD显著相关。由于多个SNP可能共同作用以增加COPD的风险，因此构建了单倍型，并在病例组和对照组之间比较了它们的频率。单倍型数据表明，CGGGGAGC、CGGGGAGT、CGGGCAGC和CGGGGGGC单倍型可能是COPD的危险因素。相比之下，CGAAGAGC单倍型可能是该疾病的保护因素。T1和T2 SNP位于胞质尾的外显子19（包括SH3结构域和磷酸化位点），这可能会影响信号传导。SNP Q-1位于外显子之前的内含子中，外显子包含一个表皮生长因子（EGF）结构域。EGF信号在肺形态发生中很重要，缺乏EGF受体（EGFR）的小鼠表现出异常分支和肺泡化不良。EGFR信号调节MMPs，在肺形态发生过程中介导上皮-间质相互作用。*ADAM33*与MMPs密切相关，但可能直接结合EGF。EGF结构域的干扰可能会影响*ADAM33*的调节。通过可变剪接，可以剪除外显子，产生*ADAM33*的β变体。在肺成纤维细胞中，在30%的*ADAM33* mRNA转录本中发现了这种变体。由于EGF结构域不完整，因此有人认为β变体阻止了*ADAM33*的合成，并可能对其蛋白酶活性产生负效应。因此，内含子Q-1 SNP可能会影响β变体的剪接并干扰*ADAM33*的生成，随后对蛋白酶活性的影响可能导致炎症诱导损伤后组织修复的缺陷。这可能导致肺泡组织的进行性破坏，从而加速肺功能下降。

总之，*ADAM33*是一种COPD易感基因，与受COPD影响个体的AHR和气道炎症的严重程度相关联。这些发现构成了将基因多态性与COPD病理生理学联系起来的桥梁，从而可能有助于未来更好地治疗COPD。

第三节　氧化/抗氧化失衡相关基因

一、谷胱甘肽S转移酶P1

*GSTP1*是谷胱甘肽硫转移酶家族的基因型，主要转移基因中最丰富的蛋白质亚型，即α、μ、π、θ四种亚型。*GSTP1*基因位于染色体11q13上，由9个外显子组成，长度为3.2 kb。*GSTP1*可以催化谷胱甘肽（GSH）与各种亲电和疏水物质结合，形成水溶性化合物后排出体外，从而减少细胞内生物大分子的损伤。*GSTP1*在维持细胞氧化平衡、调节细胞增殖和凋亡方面起着至关重要的作用。

多项研究表明，*GSTP1*可以通过多种途径抑制炎症。第一种也是最重要的一种模式是通过抑制活性氧（ROS）途径抑制炎症。如前所述，*GSTP1*属于GST家族，可以催化细胞内解毒反应，从而在缓冲ROS中发挥作用。MNPC是一种小分子NQO1和GSTP1双重抑制剂，可通过抑制NADPH醌氧化还原酶1（NQOl）和GSTP 1来减少ROS反应，导致细胞凋亡并减轻胶质母细胞瘤（GBM）细胞增殖。GSTP1是Ⅱ期解毒酶，可将醌直接还原为氢醌，消除氧化还原循环产生的

ROS。第二种模式是通过抑制LPS刺激的MAPK抑制炎症。*GSTP1*可以通过抑制LPS刺激的MAPK以及NF-κB激活来抑制脂多糖（LPS）诱导的促炎因子的过度产生。此外，*GSTP1*可抑制LPS诱导的TNF-α、IL-1β、MCP-1和NO的产生。通过上述方法，*GSTP1*可以减轻LPS诱导的急性肺损伤。最近的研究还表明，GSTP1可以通过调节自噬来抑制LPS诱导的炎症反应。第三种模式是通过调节线粒体能量学和细胞代谢抑制炎症。玛丽安娜（Marianne）等人研究发现，抑制*GSTP1*可以通过第三种模式加重肺水肿、炎性细胞浸润和其他炎症反应。总之，*GSTP1*可以通过上述三种模式调节炎症反应。

谷胱甘肽S-转移酶（GST）由二聚体Ⅱ相代谢酶的超家族组成，可催化还原型谷胱甘肽与各种亲电子化合物的结合。GST可能通过解毒烟草烟雾中的各种有毒物质，在细胞防御中发挥重要作用。*GSTM*具有遗传多态性，已有研究证实该基因的部分基因座的缺失与肺癌和肺气肿有关。已经报道了*GSTP1*的多态性——外显子5中的异亮氨酸（Ile）105缬氨酸（Val），外显子6中的丙氨酸（Ala）114缬氨酸（Val）。具有105Val等位基因的个体比具有105Ile等位基因的个体患肺癌的风险更高。然而，最近有人提出，在致癌芳香环氧化物的代谢方面，GSTP1/Val105比GSTP1/Ile105具有更高的催化效率。此外，*GSTP1*在肺泡、肺泡巨噬细胞和呼吸性细支气管中的表达比在外周肺中不表达的*GSTM*和其他种类的GST更丰富。COPD组中105Ile基因型的发现频率高于对照组，提示*GSTP1*外显子5中的105Ile基因型可能与COPD的发病机制有关。

二、微粒体环氧化物水解酶

微粒体环氧化物水解酶（microsomal epoxide hydrolase，EPHX1），也称MEH、EPHX、EP-OX或HYL1。EPHX1是一种进化上高度保守的生物转化酶，几乎在所有组织中都有表达，主要定位于真核细胞内质网的微粒体部分，属于一种平滑的内质网酶。人类*EPHX1*基因直系同源物已在127种生物体中被发现。人类拥有两种EPHX酶，即微粒体EPHX1和可溶性EPHX2。EPHX1反应涉及将环氧化物转化为反式二氢二醇，因此，其是对烟草烟雾产生的高反应性环氧化物中间体代谢必不可少的酶。EPHX1属于α/β水解酶家族，来自系统发育不同生物的微粒体环氧化物水解酶的同源性比较表明它们起源于共同的祖先。N末端部分将EPHX1蛋白锚定到膜中，而C末端包含催化残基。

人类*EPHX1*（基因ID：2052）位于1号染色体（1q42.12）上，由9个外显子和8个内含子组成。其中299编码外显子。哺乳动物EPHX1是一种51 kDa的蛋白质，具有455个氨基酸残基，通过单个N端锚附着在内质网膜的胞质部位。*EPHX1*基因表达的复杂调控最初归因于替代启动子的存在，而后来证明了各种转录后机制的贡献，例如上游开放阅读框。肝脏中的人类*EPHX1*表达由近端E1启动子选择性驱动，但另一个启动子区域（E1-b启动子）驱动成人和胎儿来源的其他组织中的表达。与人类、黑猩猩和恒河猴中E1-b序列的高度保守性相比，E1-b在其他脊椎动物物种中未被发现，这表明高等灵长类动物的进化更为近期。它包含几个Sp1/Sp3结合位点，并且在E-1b和E1之间的内含子区域中有两个DNA敏感位点（HS-1和HS-2）。这些元件参与*EPHX1*的细胞和组织特异性转录调控。基于这些发现，研究者提出了E1-b′的*EPHX1*转录独立（顺式和反式）调节作用。*EPHX1*表达的失调与包括癌症在内的几种人类病理有关。

EPHX1是一种Ⅱ期酶，参与对多种环境物质的氧化防御。在解毒过程中，它通过反式将多环芳烃（PAH）、芳胺和丁二烯与农药中的芳烃、烯烃和脂肪族环氧化物的顺式构型的多种环氧化物底物代谢成毒性较小的反式二氢二醇。然而，在某些情况下（烟草烟雾中存在苯并芘），也会产生高反应性致癌化合物。因此，EPHX在环境致癌物的代谢活化和解毒中都发挥着重要作用。

微粒体环氧化物水解酶（microsomal epoxide hydrolase，mEPHX）是一种参与抗氧化应激保护机制的酶，其基因多态性与个体对COPD发展的易感性有关。流行病学研究表明，基于rs1051740和rs2234922 SNPs的低活性*EPHX1*表型是高加索人COPD的危险因素。进一步的研究发现，EPHX编码区中的两种常见多态性是酶活性变化的原因，一种突变降低了活性，而另一种突变提高了活性。外显子3中的T到C转变将酪氨酸（Tyr）残基113变为组氨酸（His），从而将酶活性降低了约50%（慢等位基因）；外显子4中的A到G转变将组氨酸（His）残基139变为精氨酸（Arg），产生一种酶，其活性增加25%（快速等位基因）。基于这两个单核苷酸多态性，可将种群分为四组特定的EPHX表型，其具有不同的活性（快速、正常、缓慢和极慢）。在评估EPHX1酶活性和COPD风险时，发现EPHX1的极慢活性表型和慢活性表型与COPD风险增加显著相关。*EPHX1*的两个多态性T113C和A139G都与COPD的风险相关。

人类EPHX1是一种进化高度保守的代谢酶，具有异常广泛的底物选择性。目前的证据表明，EPHX1是微粒体防御外源性毒性机制的重要组成部分，而且该酶也具有重要的生理作用。

三、超氧化物歧化酶

肺内有几道防线抵御氧化剂、污染物和刺激物的伤害，例如烟草烟雾损伤。其中一道重要的防线是抗氧化酶的产生。超氧化物歧化酶是强大的抗氧化酶，可将超氧自由基还原为反应性较低的过氧化氢分子。SOD家族由三种金属酶组成，即铜-锌-SOD（SOD1）、锰-SOD（Mn-SOD，SOD2）和细胞外SOD（SOD3）。其中，两种超氧化物歧化酶（MnSOD和CuZnSOD）定位于肺细胞。

一种超氧化物歧化酶主要定位于肺细胞外（ECSOD，SOD3）。其他肺抗氧化酶，如过氧化氢酶、谷胱甘肽过氧化物酶，以及硫氧还蛋白/过氧还蛋白和谷氧还蛋白家族的酶，有助于将过氧化氢清除为水。这些抗氧化酶共同作用以保护肺免受氧化应激。Mn-SOD由单个基因编码，包含五个外显子，位于染色体6q25 7上。Mn-SOD其中的一种多态性导致丙氨酸16（GCT）被缬氨酸（GTT；Ala16Val多态性）取代，并通过改变其前导信号的构象影响Mn-SOD进入线粒体。研究发现，细胞内MnSOD Mn-SOD（G5774A）基因多态性与COPD的发生发展有关。Mn-SOD 5774A等位基因是COPD的易感基因之一。Mn-SOD的AA和AG基因型与最严重的COPD相关。

COPD患者血浆SOD活性降低表明，疾病中的氧化/抗氧化防御系统功能障碍细胞外液中的主要SOD是ECSOD。ECSOD在肺、肺内衬液和脉管系统中含量很高。ECSOD位于肺细胞外基质、气道上皮细胞连接处、血管内壁和气道平滑肌表面。ECSOD是一种135 000 MW的四聚体糖蛋白，具有用于分泌到细胞外的N端信号肽、含铜/锌的活性结构域和C端肝素结合尾。带正电荷的肝素结合尾允许ECSOD与带负电荷的细胞外基质成分和内皮细胞结合。ECSOD在细胞外区室中的分布表明，该酶在保护细胞外基质蛋白免受自由基损伤和潜在地保护该组织免受慢性炎症的进展方面发挥着关键作用。

ECSOD在保护肺免受自由基损伤和控制炎症方面有重要作用。ECSOD可改善多种原因引起的肺损伤。研究发现，ECSOD可保护小鼠免受石棉引起的肺损伤。与暴露的野生型小鼠相比，缺乏ECSOD的暴露于石棉的小鼠具有更大的炎症反应、更多的纤维化和更多的氧化损伤。在另一种肺损伤模型中，高氧、高水平的ECSOD降低了毒性。在该特定模型中，与野生型动物相比，过表达ECSOD的动物死亡率显著降低，与野生型小鼠相比，其支气管肺泡灌洗液中的炎症细胞更少。最近，贡戈拉等发现成熟动物的条件性ECSOD敲除会在环境氧气水平下导致急性肺损伤。ECSOD也被证明可以防止博来霉素诱导的肺纤维化。过度表达ECSOD的小鼠纤维化较少，肺胶原蛋白总量减少。ECSOD抑制与LPS暴露相关的炎症。ECSOD减少了肺气道中中性粒细胞的数量，并减少了炎性细胞因子TNF-α和MMP-2的表达。ECSOD通过其C末端结合结构域与多种人类细胞外基质蛋白结合。ECSOD与胶原蛋白、透明质酸和硫酸乙酰肝素结合，这些蛋白在肺细胞外基质中含量很高。这些胶原蛋白、透明质酸和硫酸乙酰肝素碎片的积累会在细胞外基质中引发炎症反应。ECSOD与细胞外基质蛋白结合并保护这些蛋白免于碎片化。ECSOD已被证明可抑制纤维化。上皮细胞和巨噬细胞释放TGF-β，刺激成纤维细胞增殖并导致纤维化损伤。EC-SOD抑制TGF-β信号通路，从而防止体内纤维化。

许多研究表明，肺功能和COPD存在显著的家族聚集性。遗传学研究表明，ECSOD多态性与正常和改变的肺功能有关。在小鼠中，SOD3变体与肺功能降低有关。在人类中，已观察到EC-SOD多态性与儿童和成人肺功能降低之间的关联。Framingham Heart研究中的全基因组关联显示，ECSOD基因的SNP与FEV1%和FVC相关。某些ECSOD单倍型可减轻肺部炎症，并降低急性肺损伤的严重程度和死亡率。因此，动物和人类基因研究都表明，ECSOD中的多态性对肺功能很重要，特定的多态性与肺功能有关。

采用遗传学的方法评估ESCOD与COPD风险之间的关系，发现ECSOD多态性与降低患COPD的风险相关。特别是，ECSOD多态性R213G已被证明可以降低吸烟者患COPD的风险。这种多态性导致ECSOD的肝素结合尾的第213位氨基酸上的甘氨酸被精氨酸取代。ECSOD的正常肝素结合尾有6个带正电荷的氨基酸簇，这使得ECSOD能够与带负电荷的细胞外基质结合。R213G突变减少了结合尾的正电荷，并显著改变了蛋白质与组织或细胞外基质结合的亲和力。其结果是R231G ECSOD蛋白出现上调，据推测这与气道内衬液中的含量有关，在这种情况下，它将处于保护肺部免受吸入引起的抗氧化损伤的理想位置。因此，吸烟且携带这种ECSOD多态性的个体患COPD的风险降低。

大多数患COPD的人都有吸烟史。吸烟会增加肺氧化应激，增加炎症细胞因子，并导致炎症细胞向肺部募集。如果不加以控制，这种慢性炎症过程会导致慢性气道疾病、肺组织破坏和COPD。COPD存在于家族群中，这表明遗传学在COPD的进展中起重要作用。几项遗传学研究表明，ECSOD中的R213G突变与预防COPD发展有关。

第四节　全基因组关联分析研究

一、COPD易感性相关基因

*FGFR2*基因属于成纤维细胞生长因子受体家族，位于人类染色体10q26.13上。据报道，*FGFR2*基因在上皮细胞中编码FGFR2b，在间充质干细胞中编码FGFR2c。研究发现，*FGFR2*突变体通过抑制α-平滑肌肌动蛋白和胶原蛋白沉积来减轻肺纤维化。Masunaga等人的研究表明，与非肿瘤性肺相比，肺乳头状腺瘤细胞中*FGFR2*表达高。此外，FGFR2b信号传导通过肺损伤后的支气管上皮干细胞促进肺泡上皮再生。这些发现表明，*FGFR2*基因在肺部疾病中发挥了至关重要的作用。进一步研究了FGFR2 SNP中*rs2420915*、*rs1907240*和*rs2257129*对COPD发生的影响。结果表明，*rs2420915*、*FGFR2-rs1907240*和*rs2257129*是COPD发展的危险因素。这些数据提示，*FGFR2*变异可能参与COPD的发生和发展，这为COPD患者的个体化治疗提供了新的线索。

MGAT5是一种典型的癌症相关糖基转移酶，位于2q21.2-q21.3上。它与肿瘤细胞的生长、迁移和侵袭密切相关。此外，研究发现MGAT5与非小细胞肺癌的组织学和预后相关。同样，MGAT5在肺腺癌细胞中过度表达，敲除MGAT5可以在体外和体内抑制细胞生长。*rs6430491*和*MGAT5-rs2593704*与COPD风险降低相关，说明*MGAT5*基因在COPD发病机制中具有潜在作用。

端粒延长解旋酶1（RTEL1）是一种DNA解旋酶，对于调节端粒长度至关重要，该基因位于染色体20q13.3上。RTEL1是一种必需的DNA解旋酶，可分解多种DNA二级结构以促进其复制、修复和重组过程，并有助于维持端粒的完整性。国内研究RTEL1中的五个SNP，发现rs4809324与我国汉族人群COPD风险降低显著相关，RETL1的多态性在我国汉族人群COPD风险中起重要作用。

此外，TNF-α与COPD的发病有关，包括参与中性粒细胞从骨髓的释放和中性粒细胞的活化。在COPD患者的痰液、支气管肺泡灌洗液、支气管活检和循环中发现TNF-α水平升高。遗传多态性分析已经确定了与COPD风险相关的*TNF-α*基因中的几种单核苷酸多态性，包括-238 G/A、-308 G/A、-376 G/A、-863 C/A、-857 T/C、-1031 T/C和+489 G/A。对亚洲人和非亚洲人的研究表明，TNF-α-308 G/A多态性与COPD风险增加有关。具有A等位基因（GA或AA）的个体比具有GG基因型的个体更容易发生COPD。AA基因型个体患COPD的风险显著高于GA基因型个体患COPD的风险（77.6%与51.3%），且TNF-α-308 AA基因型的携带者最容易患COPD。

二、COPD表型和病理生理特点的相关基因

除COPD和肺功能的遗传决定因素外，有研究者使用GWAS对COPD相关的表型进行了评估。这些COPD Gene研究中的遗传分析由 拉格兰（Ragland）等人完成。与COPD和肺功能的GWAS相比，这些COPD相关表型的研究因样本量较小和/或缺乏可用于复制的队列而受到限制。COPD的一些GWAS基因座，例如*TGFB2*、*FAM13A*、*HHIP*、*CYP2A6*和*CHRNA3/IREB2*等，与多种COPD相关表型相关。其他COPD GWAS基因座，例如MTCL1和SFTPD，仅与COPD相关。

胸部CT表型是了解COPD异质性的有效评估方法，可以确定肺气肿的存在、严重程度、分布和模式。玛尼查库尔（Manichaikul）等分析了7 914名受试者的多种族一般人群样本的CT，他们在*SNRPF*和*PPT2*附近发现了全基因组的显著关联。PPT2区域中关联最强的SNP位于*AGER*基因的内含子内。*AGER*编码与肺气肿密切相关的sRAGE蛋白生物标志物。另有研究者在COPD Gene、ECLIPSE、Gen KOLS和NETT研究中对胸部CT表型进行了GWAS，确定了与定量肺气肿（低于-950 HU的低衰减区域的百分比）的五个全基因组显著关联，包括两个先前确定的COPD GWAS基因座（*HHIP*和*CHRNA3*）。与肺功能相关的AGER区域也与定量肺气肿相关。SERPINA1附近的区域基因也与肺气肿有关，它似乎是由Z等位基因驱动的。因此，具有高度特异性表型，即使是罕见的大效应变异也可以在遗传关联研究中被鉴定。此外，与肺功能水平无关的DLC1附近的区域与肺气肿有关。寻找CT气道壁表型的遗传决定因素比寻找肺气肿表型更具挑战性，这可能是因为CT分辨率低，只能看到相对较大的气道。

对来自COPD Gene、ECLIPSE和Gen KOLS的11 532名受试者的GWAS研究了肺气肿分布。发现了五个全基因组显著关联，包括*HHIP*和染色体15q25以及三个新基因座（靠近*SOWAHB*、*TRAPPC9*和*KIAA1462*）。Castaldi等人基于COPD Gene中局部直方图结构分析肺气肿模式的遗传决定因素。除了几个新的关联（VWA8与全小叶性肺气肿、MYO1D与严重的小叶中心性肺气肿），多个先前确定的COPD GWAS基因座与结构性肺气肿模式相关：CHRNA3/AGPHD1（中度小叶中心、重度小叶中心和全小叶）、TGFB2（中度小叶中心）、MMP12（中度小叶中心）和CYP2A6（中度小叶中心）。染色体15q25区域与多种不同肺气肿模式的关联可能与尼古丁成瘾对所有肺气肿模式的影响和/或在该基因座处存在几个与COPD相关的遗传决定因素有关。

研究COPD相关表型的遗传决定因素是了解COPD异质性的一种方法。另一种方法是使用机器学习、成像模式或其他临床特征来定义COPD亚型，然后评估这些亚型的遗传关联。卡斯塔尔德（Castald）等人根据FEV1（预测百分比）、-950 HU的肺气肿、肺气肿分布（上肺野/下肺野）和节段性气道壁面积使用K-means聚类定义了四种COPD亚型。轻度上肺为主的肺气肿簇与

HHIP附近的SNP相关，而重度肺气肿簇与染色体15q25基因座密切相关。

第五节 其 他

COPD属于异质综合征之一，其本质是肺实质破坏和气道疾病。COPD患者的临床表现差异很大，包括COPD恶化的频率、运动能力水平和恶病质的发展程度等。遗传决定因素会影响COPD的异质性和易感性。

随着遗传变异评估和分析技术的进步，COPD基因研究的方法越来越多。COPD遗传学的早期研究集中在使用连锁分析方法发现受影响亲属之间的基因组共享区域。尽管这些基于连锁的方法在单基因综合征（如囊性纤维化）研究中非常成功，但它们在研究复杂疾病（如COPD）中的效果要差得多。在病例对照关联研究中评估了许多候选基因，这些基因是根据已知的COPD病理生物学的知识选择的。因此，GWAS应运而生，这为发现COPD的遗传易感性提供了可能。

皮拉伊（Pillai）等人证明了染色体15q25上的CHRNA3/CHRNA5/IREB2区域与COPD存在全基因组关联。大型普通人群样本的研究为HHIP SNP与FEV1/FVC的关联提供了强有力的支持。CHARGE联盟还发现FEV1/FVC与*FAM13A*基因座相关的证据，该基因座与COPD易感性密切相关。随后，在与ECLIPSE、GenKOLS和NETT-NAS人群的协作荟萃分析中，将10 192名吸烟者的全部COPDGene队列的COPD GWAS结合起来，发现在中度至重度COPD病例（支气管扩张剂后FEV1<80%预测FEV1/FVC<70%）与对照吸烟者的GWAS中，RIN3附近的一个新区域与COPD相关。在MMP12附近发现了额外的严重COPD（FEV1<50%预测值）GWAS区域和TGFB2。霍布斯（Hobbs）及其同事使用COPD患病状态作为表型，对ICGC中26项合作研究的15 256例COPD病例和47 936名对照进行了GWAS，确定了COPD的22个全基因组重要位点。

来自ICGC和UK Biobank的样本联合COPD GWAS确定了82个与COPD相关的全基因组显著性位点。在SpiroMeta队列中，在35个新基因座（与COPD或肺功能无关）中有27个基因座至少名义上与FEV1或FEV1/FVC相关。一些COPD GWAS基因座与肺气肿的相关性更强，而另一些与气道表型的相关性更强。因此，COPD基因位点可能影响COPD的异质性表现。

COPD易感基因有*CHRNA3/5*、*IREB2*、*HHIP*、*FAM13A*和*AGER*等。GWAS已确定染色体15q25上的几个基因会影响COPD风险，包括*CHRNA3*、*CHRNA5*和*IREB2*。*CHRNA3/5*基因座与COPD中的肺气肿和吸烟强度相关。*CHRNA3/5*区域也与肺癌和尼古丁成瘾有关。这个共同的易感区域是否是肺癌和COPD的共同致病途径，或者它是否仅与尼古丁成瘾有关，一直存在争议。此外，*CHRNA3/5*基因座内的因果变异在肺癌中可能与在COPD中不同。有一些证据表明，该基因座在COPD的发病机制和吸烟中具有独立的作用。

*CHRNA3/5*和*CHRNB4*是尼古丁胆碱能受体的亚基，胆碱能系统不仅在胆碱能神经元细胞中活跃，而且在支气管上皮细胞和气道炎症细胞中也有活性。这些蛋白质对尼古丁有反应，并在长期接触烟草时上调。最近一项将GWAS结果与表达数量性状基因座（eQTL）研究结果相结合的研究发现，15q25区域的单核苷酸多态性（SNP）与血液和痰样本中*IREB2*和*CHRNA3*的表达有关。*CHRNA3/5*和*IREB2*可能在COPD的发病机制中发挥不同的作用。

*IREB2*最初是通过表征COPD患者和对照之间肺组织中的差异基因表达以及对候选区域内的SNP进行基因分型来鉴定的。IREB2是一种结合铁反应元件（IRE）、维持细胞铁代谢并响应氧和铁供应而受到调节的蛋白质。COPD患者的肺组织中*IREB2*表达较高。*IREB2*基因敲除小鼠大脑

中的铁代谢异常，导致细胞功能障碍。然而，*IREB2*作用于*COPD*的发病机制尚不清楚。

COPD相关的变异位于*HHIP*上游的染色体4q31。在几个GWAS中，该基因区域与COPD易感性相关。该区域还与普通人群的肺功能有关。*HHIP*基因座与COPD受试者的无脂肪质量和恶化有关。*HHIP*与COPD中的各种CT表型相关，包括不同的肺气肿模式和肺气肿的严重程度。*HHIP*与肺气肿测量的相关性比与气道表型的相关性更高，并且与肺气肿亚组的相关性更显著。这种差异可能反映了由*HHIP*驱动的不同致病过程，或者可能是由COPD状态和成像测量之间的相关性驱动的。*HHIP*也与一般人群的成年身高有关。考虑到FEV1预测是由身高决定的，可能存在控制这两种表型的遗传因素。使用候选基因策略，发现*HHIP*基因在子宫内与ETS相互作用，表明该基因参与了生命早期对烟雾暴露的肺部反应。*HHIP*编码膜糖蛋白，是Hedgehog通路的内源性拮抗剂。Hedgehog信号传导对肺和其他器官的形态发生很重要。虽然*HHIP*在COPD中的作用尚不完全清楚，但一些研究已经证实了该基因在COPD发病机制中的功能。相关的SNP位于*HHIP*的上游，表明它们可能影响启动子的活性。研究证实，与COPD相关的SNP会影响*HHIP*的表达，而rs1828591的风险等位基因会降低其表达水平。据报道，*HHIP*在COPD肺组织和上游基因组区域中的表达降低。*HHIP*与*HHIP*启动子相互作用。*HHIP*增强子区域中变异的风险等位基因通过对转录因子的不同结合亲和力降低启动子的活性。这些研究表明，*HHIP*区域的遗传变异通过影响肺组织中*HHIP*的表达水平来影响COPD的风险。

使用COPD队列中的Gen KOLS、NETT/NAS和ECLIPSE等三个队列为基础的GWAS研究确定了*FAM13A*基因中染色体4q22的变异。它们是COPD中一些高度相关的SNP，位于内含子中。*FAM13A*与普通人群的GWAS中的肺功能相关，并与哮喘受试者的肺功能相关。在COPD Gene研究、GenKOLS和ECLIPSE队列中使用患有慢性支气管炎的COPD病例的GWAS确定了其与*FAM13A*的显著关联，而一些用于肺气肿的GWAS并未确定全基因组关联。COPD合并慢性支气管炎的*FAM13A* SNP的优势比显著高于非慢性支气管炎COPD，提示*FAM13A*与慢性支气管炎亚型的发病机制更相关。值得注意的是，*FAM13A*也与特发性肺疾病相关，但*FAM13A*在肺组织中的表达并没有因病例/对照状态或基因型而异。

*FAM13A*最初是在研究奶牛产奶量的数量性状基因时被发现的，并在肾脏、胰腺、肺和胸腺中表达。虽然*FAM13A*的功能尚未得到广泛研究，但其Rho GAP结构域可能与COPD有关。Rho GTPase是细胞骨架动力学的关键调节剂，参与肺内皮屏障，并在几种肺部疾病中调节失衡。*FAM13A*的表达可能与特定的SNP相关。对于COPD而言，*FAM13A*风险等位基因和*FAM13A*增加了在肺中的表达，尽管COPD病例和对照之间肺组织中的表达没有差异。最近的一项研究发现，*FAM13A*通过增加β-连环蛋白的稳定性来激活Wnt信号传导。尽管肺癌细胞系中*FAM13A*的消耗降低了Wnt信号传导的活性，但*FAM13A*突变肺在形态上与野生型肺没有区别，并且Wnt信号在*FAM13A*基因敲除肺中保持正常。而且Akt调节*FAM13A*的磷酸化，导致*FAM13A*的细胞质隔离。考虑到Akt在COPD发病机制中起作用，*FAM13A*可能通过异常的Akt信号传导导致肺部疾病。还需要进一步的研究来验证*FAM13A*在COPD发病机制中的作用。

与COPD显著相关的6p21区域基因包括*TNXB*、*PPT2*、*AGER*和*NOTCH4*。*AGER*有一个潜在的功能变异体rs2070600，对它在COPD发病机制中的研究最多。使用动脉粥样硬化多种族研究队列通过CT确定的肺气肿百分比GWAS确定了与AGER / PPT区域的显著关联。使用COPD Gene、ECLIPSE、NETT和Gen KOLS研究的队列，该区域确实与GWAS中的肺气肿严重程度和气体滞留相关。

*AGER*的蛋白质产物是晚期聚糖终产物（RAGE）的受体，它是免疫球蛋白超家族的多配体受体，与涉及稳态功能、炎症和发育的分子相互作用。COPD患者的气道和肺泡壁的*RAGE*水平升高。暴露于烟草后，小鼠的*RAGE*表达增加，而在*RAGE*基因敲除小鼠中，吸烟引起的肺泡巨

噬细胞炎症反应减少。*RAGE*上调的转基因小鼠在肺发育过程中肺泡形态发生受损，远端气腔扩大和肺泡细胞凋亡增加。另一项使用*RAGE*转基因小鼠的研究发现，肺泡空间逐渐扩张，外周肺明显炎症和肺泡不稳定。囊性纤维化患者中*AGER*的启动子变体与肺功能差有关，它增加了气道上皮细胞系的表达，表明它是肺病严重程度的调节因子。

*RAGE*的可溶性异构体（sRAGE）含有*RAGE*细胞外结构域，可与循环的促炎配体结合，防止*RAGE*活化。暴露于慢性缺氧的小鼠肺*RAGE*蛋白下调，sRAGE水平升高，这可能对慢性缺氧具有适应性和保护作用。COPD患者的sRAGE循环水平降低。降低的sRAGE水平与两个COPD队列中的肺气肿增加有关。血浆sRAGE水平降低也与气流受限随时间的进展有关。在使用选择性维A酸激动剂（TESRA）和ECLIPSE研究治疗肺气肿的患者中，sRAGE与弥散能力、肺气肿和COPD疾病状态相关，而变体rs2070600与循环sRAGE水平相关，并且sRAGE水平降低与血管并发症有关。*RAGE*可能通过调节炎症和细胞凋亡参与COPD的发病机制，进一步研究该基因的功能可能确定其为潜在的治疗靶点。

在COPD的GWAS中确定了更多的区域。使用来自ECLIPSE、NETT/NAS、GenKOLS和COPDGene研究的受试者的GWAS确定染色体19q13与之前确定的HHIP、FAM13A和15q25区域与COPD相关。染色体19q13含有*CYP2A6*、*RAB4B*、*MIA*和*EGLN*，它们可能参与COPD的发病机制，并且发现EGLN2在吸烟者的气道上皮中失调。使用完整COPD Gene队列的GWAS确定了与*TGFB2*、*MMP12*和*RIN3*的其他关联。使用肺组织中基因表达变化的连锁分析确定了*SERPINE2*。气道厚度GWAS确定了染色体2q上的rs734556，这与*SERPINE2*表达有关。

在COPD病例和对照受试者中进行了一项关于染色体4q24上GSTDS中SNP的关联研究，该研究最初被证明与一般人群的肺功能相关。GSTDS的变异与COPD易感性显著相关。该区域的53个SNP也在Gen KOLS、NETT、ECLIPSE和部分COPD Gene中进行了测试，结果表明其与COPD易感性的关联显著。4q24中的54个*GSTCD*和*INTS12*基因在人肺组织和气道细胞中表达，并且这些基因的表达被人气道平滑肌细胞中的*TGFβ1*改变。

染色体15q25区域存在两个COPD GWAS基因——一个与尼古丁成瘾相关（与烟碱乙酰胆碱受体基因如*CHRNA3*和*CHRNA5*相关）；一个与尼古丁成瘾无关（与*IREB2*相关）。虽然COPD GWAS基因单独的影响不大，但当其与遗传风险评分相结合时，它们的影响更为显著。例如，Busch等人根据前七个COPD GWAS基因座创建了一个简单的遗传风险评分，他们将此风险评分应用于国际COPD遗传学网络。在对相关协变量进行调整后，每个额外的COPD风险等位基因与FEV1降低相关。

尽管COPD GWAS已经确定了多个全基因组的显著关联，但大部分估计的COPD遗传力仍然无法解释。这种缺失的遗传力可能与非常小效应的常见变体和/或小效应或大效应的罕见变体有关。COPD GWAS中最有趣的发现之一是确定了五个基因组区域，这些区域也与特发性肺纤维化（idiopathic pulmonary fibrosis，IPF）相关，但作用方向相反，COPD的风险等位基因保护免受IPF影响。

（张德刚、石军年）

参考文献

[1] BASHIR A, SHAH N N, HAZARI Y M, et al. Novel variants of SERPIN1A gene: interplay between alpha1-antitrypsin deficiency and chronic obstructive pulmonary disease[J]. Respiratory Medicine, 2016, 117: 139-149.

[2] GREENE C M, MARCINIAK S J, TECKMAN J, et al. α1-Antitrypsin deficiency[J]. Nature Review Disease Primers, 2016, 28(2): 16051.

[3] BLANCO I, BUENO P, DIEGO I, et al. Alpha-1 antitrypsin Pi*Z gene frequency and Pi*ZZ genotype numbers worldwide: an update[J]. International Journal of Chronic Obstructive Pulmonary Disease, 2017, 12:561-569.

[4] STOCKLEY R A, DIRKSEN A, STOLK J. Alpha-1 antitrypsin deficiency: the European experience[J]. COPD, 2013, 10(1):50-53.

[5] ZHANG R, LI H, ZHAO H, et al. Polymorphisms in a disintegrin and metalloprotease 33 gene and the risk of chronic obstructive pulmonary disease: a meta-analysis[J]. Respirology, 2014, 19(3): 312-320.

[6] ŚCISKALSKA M, MILNEROWICZ H. Activity of glutathione S-transferase and its π isoenzyme in the context of single nucleotide polymorphism in the GSTP1 gene(rs1695)and tobacco smoke exposure in the patients with acute pancreatitis and healthy subjects[J]. Biomedicine & Pharmacotherapy, 2021, 140:111589.

[7] UYS J D, MULHOLLAND P J, TOWNSEND D M. Glutathione and redox signaling in substance abuse[J]. Biomedicine & Pharmacotherapy, 2014, 68(6):799-807.

[8] YANG Y. GSTpi regulates VE-cadherin stabilization through promoting S-glutathionylation of Src[J]. Redox Biology, 2020, 30:101416

[9] BI X. GSTP1 inhibits LPS-induced inflammatory response through regulating autophagy in THP-1 cells[J]. Inflammation, 2020, 43(3):1157-1169.

[10] JONES J T. Glutathione S-transferase pi modulates NF-κB activation and pro-inflammatory responses in lung epithelial cells[J]. Redox Biology, 2016, 8:375-382.

[11] RIVERA-INGRAHAM G A. Salinity stress from the perspective of the energy-redox axis: lessons from a marine intertidal flatworm[J]. Redox Biology, 2016, 10:53-64.

[12] FLETCHER M E. Influence of glutathione-S-transferase(GST)inhibition on lung epithelial cell injury: role of oxidative stress and metabolism[J]. American Journal of Physiology-Lung Cellular and Molecular Physiology, 2015, 308(12):1274-1285.

第十二章
慢性阻塞性肺疾病的药物治疗

目前慢性阻塞性肺疾病（COPD）的药物治疗主要用于减轻患者的症状，减少病情急性加重的频率和严重程度，同时改善患者的运动耐量和生活质量，从而改善患者长期的健康状况。COPD患者使用药物治疗时应根据疾病的分级严重程度逐步调整治疗，如果没有出现明显的药物副作用或病情恶化情况，应在同一水平维持长期的规律治疗，并定期评估疗效，根据患者的疗效和依从性及时调整系统治疗方案。迄今为止，没有确凿的临床试验证据表明任何现有的COPD治疗药物可以长期维持FEV1下降率。虽然COPD患者药物治疗在降低肺功能下降速度方面存在潜在益处，但仍需要进一步的大样本、多中心研究来了解具体哪些患者可能受益；同时每类治疗药物的选择取决于药物的可及性、成本以及副作用，每种治疗方案都需要个体化。

第一节　常用药物

一、支气管舒张剂

支气管舒张剂是一种增加FEV1和/或改变其他肺活量变量的药物，主要通过松弛支气管平滑肌来扩张支气管，从而达到缓解小气道气流受限的目的。支气管舒张剂通过改变气道平滑肌张力和改善呼气流量来使痉挛的支气管松弛，而不是改变肺弹性回缩力，是控制COPD患者症状的主要药物。支气管舒张剂倾向于减少休息和运动期间的动态过度充气，并改善患者的运动耐力。通常建议COPD患者定期使用支气管舒张药物，以预防或减轻症状，但由于药物毒性，通常不建议定期使用短效支气管扩张剂。与口服药物相比，吸入制剂副作用更小，能够直接作用于肺组织，肺泡内药物浓度高且稳定，因此多首选吸入治疗。

临床常用的支气管舒张剂有β_2受体激动剂、抗胆碱能药及茶碱类药。短效支气管舒张剂价格较为便宜，但药物疗效不如长效支气管舒张剂。通常不同作用机制与作用时间的药物可以联合用药，以增加对小气道痉挛的舒张作用，也可以减少同类药物叠加使用产生的不良反应。研究发现，β_2受体激动剂、抗胆碱能药和（或）茶碱类药联合应用可进一步改善COPD患者的肺功能与临床症状，这与临床应用经验相符。

（一）β_2受体激动剂

β_2受体激动剂通过刺激β_2肾上腺素受体来放松气道平滑肌2-肾上腺素能受体，包括短效β_2受体激动剂（SABA）和长效β_2受体激动剂（LABA）。代表性的SABA有沙丁胺醇。研究证实，

SABA的定期按需使用可改善FEV1和COPD症状。用药后数分钟内即可开始起效，血液中的药物峰值在15～30分钟可达到，有效持续时间通常为4～6小时，每次剂量为100～200 μg（每喷100 μg），24小时不超过8～12喷。而LABA持续时间可达12小时或更长，所有的吸入$β_2$受体激动剂长期应用都会不同程度地对支气管保护作用和支气管扩张剂活性产生耐受。一项随机对照试验通过比较茚达特罗150 μg每日一次与福莫特罗12 μg每日两次吸入治疗4周对吸入沙丁胺醇（总累积剂量为800 μg）的剂量反应曲线的影响，发现在应用茚达特罗和福莫特罗进行常规治疗后再应用沙丁胺醇也可以引起FEV1明显的剂量依赖性增加。这项研究结果支持沙丁胺醇作为抢救药物用于COPD患者支气管痉挛的快速缓解，说明LABA药物的定期使用并不影响按需SABA治疗带来的额外益处。福莫特罗是长效定量吸入剂，吸入1～3分钟后即可起效，药效时长可达12小时以上，常用剂量为4.5～9 μg，每日两次，其起效速度快，因此临床应用时也可作为临时急救用药来缓解急性支气管痉挛症状。一项平行随机对照试验将14 939名COPD患者随机分配每天接受两次LABA或安慰剂，研究时间为3个月至3年。研究表明，LABA治疗改善了SGRQ的生活质量，减少了COPD患者需要住院治疗的恶化次数，同时CRQ得分也有所提高。长效$β_2$受体激动剂茚达特罗每天吸入一次即可，也被证实可以缓解患者的呼吸困难、改善健康状况和降低患者病情急性加重，但是部分患者在吸入药物后可出现咳嗽等副反应，需密切关注。另外，奥拉特罗和维兰特罗同样也是每日使用一次的LABA，可改善患者肺功能指标和临床不适症状。

（二）抗胆碱能药

抗胆碱能药在COPD治疗的全程都被推荐应用。目前临床上用于COPD治疗的抗胆碱能药主要有以下几种：①短效抗胆碱能药（SAMAs），主要阻断抑制神经元M2受体，包括异丙托溴铵、氧托溴铵；②长效抗胆碱能药物（LAMAs），包括噻托溴铵、阿地溴铵、格隆溴铵和乌美溴铵，其中噻托溴铵与M3毒蕈碱受体结合时间更长，与M2蕈毒碱受体分离更快，疗效更好，也是临床上单药应用最多的抗胆碱能药。随机对照试验系统评估得出：与短效$β_2$受体激动剂相比，短效抗胆碱能药异丙托溴铵在肺功能、健康状况和口服糖皮质激素改善方面较弱；噻托溴铵可改善症状和健康状况，提高肺康复的有效性，并降低急性加重的发生率和减少住院治疗次数。临床试验表明，与LABA相比，LAMAs治疗对COPD患者急性加重的施益更大。

1. 异丙托溴铵

异丙托溴铵是一种水溶性的阿托品季胺类衍生物，极少吸收入血，从而可避免吸入后出现类似阿托品的副作用。异丙托溴铵为可阻断M1、M2、M3受体，特异性差。临床定量吸入时，持续时间长，30～90分钟可以达到最大作用效果，能维持6～8小时，尤其适用于需立即缓解症状但对$β_2$受体激动剂无法耐受的患者。异丙托溴铵不良反应少，安全性可靠。研究显示，早期COPD患者吸入异丙托溴铵每日三次，每次40 μg吸入治疗，5年随访未发现明显耐药或副作用。

2. 噻托溴铵

噻托溴铵是一种长效季胺类抗胆碱能药，选择性结合M受体，能较快从M2受体解离，而与M1、M3受体结合时间较长，尤其与M3受体结合时间长达34.7小时，因此疗效持续时间可>24小时。与异丙托溴铵相比，噻托溴铵与M受体的结合力是其的10倍，支气管舒张疗效更为显著，显示了其特异的、强劲的抗胆碱能功能。噻托溴铵长期应用可以持续改善COPD患者的肺功能，且对轻症患者效果可能会更好一些，推荐早期应用。抗胆碱能药物和$β_2$受体激动剂具有不同作用机制，联合用药时能更好地缓解患者症状，使心肺功能得到改善。噻托溴铵联合LABA，能够更快使支气管平滑肌松弛。研究证实，与单独吸入噻托溴铵相比，噻托溴铵联合福莫特罗治疗可以明显提高患者FEV1和缓解症状，最终减轻COPD的急性加重。对于严重气流受限、反复急性加重、持续呼吸困难的COPD患者，推荐抗胆碱能药和$β_2$受体激动剂以及糖皮质激素联合吸入治疗，使支气管达到最大限度的扩张，但最终疗效仍需大型随机对照试验来验证。

（三）茶碱类药

关于黄嘌呤衍生物对COPD患者的确切作用仍存在争议。甲基黄嘌呤类药物因其可解除气道平滑肌痉挛而在COPD患者中应用广泛，但是总体来看，在一般治疗量的血药浓度下，甲基黄嘌呤类药物并没有很突出的支气管舒张效果。茶碱是最常用的甲基黄嘌呤类药物，有证据表明，对于稳定期的COPD患者，甲基黄嘌呤类药物与安慰剂相比只有轻度支气管扩张作用。另有研究证实，与单独使用沙美特罗相比，沙美特罗联合茶碱可显著改善COPD患者的FEV1和呼吸困难症状。为探讨COPD患者吸入的糖皮质激素中加入小剂量茶碱的疗效，Devereux等设计了一项大型实用随机对照试验，主要观察在1年的治疗期间，使用抗生素、口服皮质类固醇或两者同时使用的中度或重度急性发作的次数。研究发现，与安慰剂相比，在使用吸入性皮质类固醇治疗的急性加重风险高的COPD成人中添加低剂量茶碱的联合治疗并没有减少1年内COPD患者急性加重的次数，提示不支持使用低剂量茶碱作为吸入性皮质类固醇的辅助治疗来预防COPD的恶化。茶碱缓释片每日只需口服1～2次即可在体循环中达到较为稳定的血药浓度。临床需注意药物的相互作用，抗惊厥药、利福平等茶碱半衰期缩短而降低血药浓度，西咪替丁、大环内酯类、氟喹诺酮等类药物可能使茶碱血药浓度升高，而导致严重的副反应。

二、糖皮质激素

证据表明，COPD患者存在的相关慢性炎症对糖皮质激素的治疗反应有限。临床数据表明，ICS在COPD患者中的剂量-反应关系和长期（>3年）安全性尚不清楚。大多数研究发现，单独使用ICS进行常规治疗并不能改变FEV1的长期下降和COPD患者的死亡率。因此，目前对于ICS在COPD治疗中的应用仍存在争议。研究发现，对于中度至极重度COPD加重的患者，ICS联合LABA治疗在改善肺功能、健康状况和减少加重方面比单用疗效更佳。糖皮质激素给药方式包括吸入、口服、静滴三种，病情急性加重可口服或短期内静脉给药。一般每日使用泼尼龙30～40 mg，7～10日；但是这种全身给药的方法，长期应用存在糖皮质激素的不良反应：肥胖、高血压、糖尿病、骨质疏松、皮肤变薄等。糖皮质激素治疗疗程达10日后，如无效则停用；如有效，则改为吸入制剂应用。吸入疗法具有无或很少发生全身不良反应等优点，但对其疗效仍有争议。现有研究表明，病情稳定的COPD患者使用ICS并不能延缓FEV1的降低，无法达到预期的肺功能获益。β_2受体激动剂、茶碱或大环内酯类药物可能在部分COPD患者中起到增加皮质类固醇敏感性的协同作用，但这些疗效在临床上仍需进一步考究。多项分析提示，单独使用ICS治疗对COPD患者死亡率的影响尚未提供确凿的获益证据，因此COPD患者不推荐单独应用ICS。在TORCH试验中，与接受安慰剂或沙美特罗+丙酸氟替卡松组合的患者相比，单独使用丙酸氟替卡松治疗的患者死亡率更高。在中度至极重度COPD患者或COPD急性加重患者中，ICS与LABA结合比单独使用任何一种成分在改善肺功能方面更有效，同时可改善健康状况和减少恶化，但未能证明联合治疗对生存率有显著影响。2022年7月13日四川大学华西医院王可教授、成都市第二人民医院陈红医生团队在《CHEST》发表了最新的研究结果，通过分析全球60项关于含ICS制剂用于COPD患者的RCT提供的数据（纳入超过10万例COPD患者）提出：含ICS的吸入制剂，尤其是三联制剂可能降低COPD患者的死亡风险，用药因素（包括用药疗程、ICS的剂量及类型）可能与死亡风险降低相关。并在全球首次提出了使用含ICS制剂后死亡风险降低的COPD患者亚组，这些亚组患者可能具备下列基线特征：血嗜酸性粒细胞计数≥200个/μL或≥2%，用药前一年中度/重度急性加重次数≥2，肺功能分组为GOLD Ⅲ或Ⅳ，年龄<65岁，体重指数≥25。其中，血嗜酸性粒细胞计数≥200个/μL是COPD患者使用含ICS制剂后死亡风险降低的最佳预测因子。最

后得出研究结论，使用含ICS的吸入制剂，尤其是使用三联制剂超过6个月与COPD患者的死亡风险降低有关。用药因素（ICS制剂的剂量及疗程）与患者的基线特征是COPD患者使用含ICS制剂后死亡风险降低的相关预测因子，其中基线血嗜酸性粒细胞计数≥ 200个/μL是最强的预测因子。

COPD稳定期的治疗目标是提高患者生活质量、减少症状和并发症，达到长期肺功能的获益。ICS作为COPD稳定期患者吸入用药，与全身用药相比具有靶组织高药物浓度、全身副作用小的特点。研究发现，ICS（布地奈德800 μg/d或丙酸氟替卡松1 mg/d）能使COPD稳定期患者急性发作频率、就诊率降低，提高生活质量，降低气道高反应；但是由于ICS对COPD患者的长期疗效不确切，建议在特定人群中联合其他支气管舒张剂用药以提高疗效。

三、其他药物

（一）祛痰药（黏液溶解剂）

COPD患者小气道常易被分泌物阻塞，导致气道不通畅，应用祛痰药促进黏液溶解，有利于气道引流而改善小气道通气。因此，有气道黏液阻塞的COPD患者，早期即可加用祛痰剂。黏液溶解剂种类较多，主要包括N-乙酰半胱氨酸（NAC）、羧甲司坦、厄多司坦、福多司坦、氨溴索和溴己新等药。

（二）抗氧化剂

长期以来，氧化应激一直被认为在COPD的发病机制中起着重要作用，其中香烟烟雾由于能够产生大量的氧化自由基，改变呼吸道的结构，并增强导致COPD肺部炎症而被重点关注。多种氧化剂、自由基与COPD的发病机制有关，因此，使用抗氧化剂是治疗该疾病的合理辅助手段，应用抗氧化剂（如NAC、羧甲司坦等）被认为可降低COPD患者反复加重的频率。其中，NAC具有巨大的治疗潜力，它具有直接对抗氧化剂和游离硫醇的能力，口服NAC被证明能有效降低外周血和呼出气体冷凝物中的氧化生物标志物，可减缓COPD的恶化。有学者指出，NAC应当被加入常规COPD的治疗中。为了在预防COPD加重或可能的呼吸功能和症状改善方面获益，必须长期服用大剂量NAC（平均每天1 200 mg）。一项研究表明，大剂量NAC在具有高恶化风险的患者中达到最大疗效；另一项研究则表明，NAC对仍处于疾病中度严重阶段的患者更有效。因此，NAC的具体受益群体、长期用药期限仍需在不同人群中进行其他大规模的临床试验，以确定大剂量NAC对COPD患者治疗的作用。

（三）免疫调节剂

COPD患者多数存在免疫功能受损，但由于尚未有明确的临床数据证明其在COPD患者中的疗效，所以不推荐常规应用。常见免疫调节剂有大环内酯类药物、匹多莫德、胸腺素制剂、维生素D、他汀类药物、细菌溶解产物等。

大环内酯类药物主要通过抑制炎性细胞介导的炎性反应、减少炎性细胞的生成、促使炎性细胞凋亡、减少下气道黏液分泌等减轻COPD的炎症，有效降低COPD急性加重次数与发生频率，缩短急性加重期持续时间，使患者生活质量得到提高。《大环内酯类抗菌药物急诊成人及儿童临床应用指导意见》（2020年）指出，与对照组相比，大环内酯类药物治疗危重AECOPD，可显著缩短患者住院时间。研究表明，匹多莫德可以调节COPD患者急性加重期T淋巴细胞的免疫功能，增强T细胞活性，从而增强机体抗感染能力。胸腺素制剂也被证实可以促进T淋巴细胞分化、发育和成熟，同时调节T淋巴细胞亚群比例，进而改善细胞免疫功能，提高机体免疫力，但对

COPD患者的免疫调节作用仍需更多临床研究来探索。维生素D属于类固醇衍生物，是脂溶性维生素，可以促进钙、磷在肠道中被吸收，降低骨质疏松的风险，还参与调节免疫系统等。COPD患者与健康人相比，血清25羟维生素D水平较低，血清促炎细胞因子水平较高，尤其是GOLD分级Ⅳ级COPD患者。GOLD 2022版建议对所有重症COPD住院患者进行检测，以确定其是否存在严重缺乏维生素D（维生素D<10 μg/L或<25 nmol/L）并及时补充。他汀类药物如辛伐他汀、瑞舒伐他汀等，常用作降脂药。研究表明，他汀类药物也有免疫调节作用，但其在COPD中的作用仍存在争议且不明确，需进一步的证据证明。细菌溶解产物被认为可增强机体免疫功能，预防慢性支气管炎急性发作，急性呼吸道感染时也可以采用该药合并治疗。

（四）疫苗

疫苗接种目前已被多项研究证明能够降低COPD患者的死亡率，同时可以减轻相关下呼吸道感染的发生概率及严重程度，安全且有效。接种鼻喷式流行性感冒疫苗被证实可以减轻COPD患者的急性加重的严重程度和病死率，而接种23价肺炎球菌多糖疫苗（PPSV23）可能使<65岁的COPD患者发生社区获得性肺炎的患病率降低。因此，推荐>65岁的COPD患者冬季或秋季接种流感疫苗和/或肺炎球菌疫苗，以期减少COPD患者急性加重的严重程度和死亡率。推荐人群接种含有灭活或减毒疫苗，尤其是COPD患者，每年国家会根据预测的病毒种类制备相关疫苗并投放至各地疾控中心进行分配并接种。

1. 流感疫苗

接种流感疫苗可进一步降低COPD患者的病死率，减缓COPD患者病情的恶化。因此，推荐慢性呼吸系统疾病患者，尤其是老年患者和重度COPD患者优先接种。流感可导致严重肺炎，但也可与继发性细菌感染一起出现或随后出现，最常见的是金黄色葡萄球菌和肺炎链球菌。流感与细菌败血症和急性呼吸窘迫综合征（ARDS）的高易感性相关。目前已知在成人和儿童人群中同时出现细菌性肺炎的病毒感染发生率为30%～50%，H3N2亚型与重症监护室（ICU）入院率高有关。甲型流感是成人ARDS的主要病毒病因。与ARDS独立相关的危险因素是年龄为36～55岁、怀孕和肥胖。同时，流感感染是全球死亡率和发病率的重要原因，对老年人和慢性病患者的影响最大。COPD患者特别容易感染流感。因此，建议COPD患者接种流感疫苗，特别是季节性三价流感疫苗（TIV）。疫苗接种后的随访时间、与其他疫苗的联合接种，以及疾病严重程度或共病对疫苗疗效都有影响。总体而言，TIV对COPD患者的死亡率有益，但是否可预防疾病加重尚不清楚。国外一项针对老年人的研究提出，更高的抗原剂量在预防流感感染和流感住院方面较标准剂量有优势。也有研究分析了流感疫苗接种对继发于COPD后的缺血性心脏病的影响，总共对29 178名COPD患者按年龄进行了分层，结果提示，流感疫苗接种仅在老年COPD患者中与缺血性心脏病（IHD）风险降低相关。此外，IHD的COPD患者的疫苗接种率高于没有IHD的患者。从多年来的疫苗接种经验来看，流感疫苗接种后不良反应的发生通常是轻微和短暂的。

2. 肺炎球菌疫苗

GOLD 2023版的报告指出，肺炎球菌疫苗接种、肺炎球菌结合疫苗（PCV20或PCV15）和肺炎球菌多糖疫苗（PPSV23）已被批准用于≥65岁的成人；如果19～64岁的成年人患者慢性肺部疾病（包括COPD、肺气肿和哮喘）、吸烟、实体器官移植等，且以前从未接种过肺炎球菌结合疫苗、接种史未知者，也同样建议接种。目前的接种建议是PCV15，然后是PPSV23或一剂PCV20，仅接受PPSV23治疗的成年人可在最后一次接受PPSV23剂量后1年接受PCV（PCV20或PCV15）。关于PPSV和PCV对COPD患者的影响的具体数据有限，一项对COPD患者注射疫苗的系统回顾观察到，COPD患者注射了多价肺炎球菌疫苗，明确降低了COPD急性加重的频率，显示出了确切的保护作用。接种肺炎链球菌疫苗是预防肺炎和降低COPD恶化率的最有效的措施之一。2021年的一项为期5年的开放标签、前瞻性、观察性队列研究比较了PPSV23和PCV13在COPD患者中的有效性，主要终点包括5年随访期间每年肺炎发作和COPD加重的频率，次要终点包括呼吸困难严重程度（MMRC）动态、BODE指数、FEV1、CAT指数、SGRQ评分和6分钟步行试验结果。结果显示，接种PCV13和PPV23疫苗可显著降低接种后第一年的肺炎总发病率；PPV23组47%的患者在接种疫苗后第5年出现肺炎，而PCV13组为3.3%（P<0.001）；COPD恶化率分别为81.3%和23.6%（P<0.001）。在5年随访期间，接种PCV13疫苗显著降低并维持了BODE指数，尽管两种疫苗在接种后的第一年具有可比的临床效果，但只有PCV13在5年随访期具有持续的临床效果。在长期随访中，接受PPV23治疗的55岁以上患者发生肺炎的风险明显更高，在减少COPD病情加重方面也显示出了类似的效果。因此，在疫苗接种时可作为参考来选择，也需要更多的临床研究来进一步验证上述观点，肺炎球菌疫苗在成人免疫计划中可与流感疫苗共同使用，同时给药的药物免疫原性和安全性是确定的。

3. 百白破疫苗

成人COPD患者建议接种百日咳疫苗，以预防百日咳、破伤风和白喉等。青少年时期未接种疫苗者，建议常规接种带状疱疹疫苗，而COPD患者建议接种COVID-19疫苗。

（五）中药治疗

COPD患者应用中医治疗也应遵循辨证施治的原则。某些中药具有止咳祛痰、舒张支气管和调节机体免疫功能等作用，临床应用后可以有效缓解患者的不适症状，改善肺功能和免疫功能，从而提高患者的生活质量。目前关于COPD中药治疗的临床研究日渐增多，但大多数样本量较少，仍需大规模随机对照试验的数据来进一步推动中医治疗的应用。

四、戒烟药物

大部分COPD患者发病与吸烟有关，目前戒烟是减缓COPD进展最有效的措施。现在常用的戒烟方法有尼古丁替代疗法及抗抑郁药物治疗，但两者效果并不能长期维持，患者复吸率高。尼古丁替代疗法，包括使用尼古丁口香糖、吸入器、鼻喷雾剂、透皮贴片或含片，被证实能够可靠地提高长期戒烟率，而且明确比安慰剂有效。持续咀嚼尼古丁口香糖会产生分泌物被吞下而不是通过颊黏膜吸收，导致很少吸收并可能引起恶心。随着对尼古丁成瘾的神经机制逐渐明确，多种新型戒烟药将应用于临床。伐尼克兰（畅沛，Varenicline）为$\alpha4$-β_2尼古丁受体部分拮抗剂，通过减轻或阻断尼古丁对人体的作用，帮助吸烟者戒烟。恶心是戒烟药物最常见的不良反应，其他还包括头痛、呕吐、肠胃胀气、失眠、多梦和味觉障碍等。利莫那班是首个大麻脂（CBI）受体拮抗剂，通过作用于大脑与脂肪组织中的CBI受体来减少食物和烟草的摄入，达到戒烟及减肥的效果。

目前，随着电子烟的广泛使用，尤其是在青少年人群中，电子烟对戒烟的效果仍存在争议。对希望戒烟的人来说，电子烟作为香烟的替代品，使用率逐渐增加。电子烟里不仅含有尼古丁，还存在其他化学物质，如蔬菜甘氨酸、丙二醇、各种调味剂、挥发性羰基、二乙酰、活性氧和金属等，这些物质对人体健康的长期影响目前还不明确。同时，电子烟应用后具有急性不良影响，包括严重的急性肺损伤、嗜酸性肺炎、肺泡出血或其他类型的肺部异常改变，甚至还有导致死亡的报道。在动物模型和体外人体气道研究中，可以看到电子烟引起的类似于香烟烟雾导致的COPD的呼吸道黏膜病理改变，如呼吸道中性粒细胞炎症、呼吸道过敏、纤毛麻痹和黏液分泌增加，这些改变最终在人体中是否会成为COPD发病的独立危险因素尚不清楚。因此，这也是未来可能的研究方向。

目前，国内越来越多的医院开始开设戒烟门诊，有医生和其他健康专业人士的咨询帮助，更能提高戒烟率，即使是短暂的咨询，也能督促吸烟者戒烟。咨询强度和戒烟成功存在正相关关系，包括增加治疗时间的长度、治疗的次数和治疗的周期。

五、COPD药物治疗展望

近年来随着对COPD研究的进展，COPD的治疗也有了不少新的疗法，这些新疗法能预防气流阻塞的加重，改善COPD患者的预后。

（一）新型支气管舒张剂

目前认为，支气管舒张剂在控制COPD症状方面具有无法撼动的基石地位，是治疗COPD的首选药物。

1. 新型抗胆碱能制剂

在COPD的治疗方面，抗胆碱能制剂是较好的支气管扩张药，比β_2受体激动剂疗效更佳。目前对蕈毒碱受体的药理学研究已有很大进展，气道上有多种蕈毒碱受体，它们具有不同的生理功能。因此，应用选择性的蕈毒碱受体拮抗剂比非选择性的药物（如溴化异丙托品）具有更好的疗效，其中M1受体位于副交感神经节，阻断这些受体可以缓解支气管痉挛作用。乙酰胆碱的支气管痉挛作用主要通过M1受体起作用，M2受体位于胆碱能神经的末梢，能抑制乙酰胆碱的释放，非选择性的抗胆碱能制剂同时阻断M1和M2受体。然而，阻断M2受体可增加乙酰胆碱释放，使支气管扩张效应减弱。噻托溴铵（思力华）可迅速与M2受体解离，而与M1和M2受体解离缓慢，该药最重要的特征是作用时间长。临床上使用包含多种支气管舒张剂的吸入器，可以简化患者用药步骤，更有利于COPD的治疗。临床试验结果显示，LABA和噻托溴铵联合使用可明显扩张支气管，改善COPD的症状，作用大于单独使用及LABA+ICS联合。目前已经有多种两联制剂，如福莫特罗+噻托溴铵、沙美特罗+噻托溴铵联合、Carmoterol+噻托溴铵、Indacaterol+ NVA237、CSK159797+CSK233705等。

2. 长效β_2受体激动剂

新型吸入型长效β_2受体激动剂，如茚达特罗和卡莫特罗已经逐渐进入大众的视野。茚达特罗是一种非常有效的支气管舒张剂，作用时间可超过24小时，且起效时间短，安全性良好，患者极少出现耐药现象。临床试验显示，卡莫特罗可使FEV1改善30小时以上，布地奈德和卡莫特罗合用可增加疗效。茚达特罗在游离支气管中表现出高度的内在拟交感活性，使用于中重度哮喘患者可保持24小时扩张支气管的疗效，200 mg的剂量安全有效，可单独或与其他药物合用。超长β_2受体激动剂可以简化治疗流程，使患者更方便应用，依从性更高，最终改善疾病的预后，如与长效抗胆碱能药物合用，可以起到疗效协同的作用。

阿福特罗为福莫特罗的一种新变构体，其吸入制剂和雾化剂型（商品名brovana）在美国已投入临床使用。该药起效快，主要疗效持续时间不足24小时，通常一日应用两次。临床试验显示，患者吸入较高剂量后，FEV1%在24小时后仍可改善15%，因此在某些情况下可每日应用一次，比如患者症状较轻或临床疗效较好者。

（二）抗感染治疗

COPD的特征为小气道慢性炎症，用支气管灌洗液同样也能检测出中性粒细胞数量升高，因此研究者们也希望利用药物抑制COPD患者的气道炎症，从而对COPD的治疗起到有利影响。

1. 化学激动因子抑制剂

COPD患者痰液中白介素-8（IL-8）有显著的升高，阻断IL-8的抗体可抑制中性粒细胞炎症。转录因子NF-κB可诱发IL-8，抑制NF-κβ则能抑制IL-8，TNF-a也能增加气道中的IL-8。

目前人类TNF抗体已被用于临床治疗，对某些慢性炎症性疾病（如类风湿关节炎和克罗恩病）有效，可溶性的TNF受体能结合释放出来的TNF，目前已在临床试用，未来也许能用于COPD的治疗。

2. 磷酸二酯酶抑制剂

磷酸二酯酶（PDE）抑制剂的主要作用是通过抑制细胞内环AMP的分解来减少炎症反应，其主要同工酶为PDE4，现在临床上正在试用几种PDE4抑制剂治疗哮喘。第一代PDE4抑制剂由于存在不良反应（如恶心），限制了其临床应用；第二代PDE4抑制剂不良反应较少。既往常用的茶碱制剂作用较弱，并且是一种非选择性PDE抑制剂。PDE4抑制剂不仅能抑制从肺泡巨噬细胞中释放出的化学趋化因子，而且对中性粒细胞产生直接作用，PDE4为人体内肺泡巨噬细胞内PDE的主要亚型。罗氟司特（ronumilast）是一种选择性PDF4抑制剂，是每日口服一次的长效药物，它对支气管没有直接的扩张效应，可减轻COPD患者的急性加重，在长效支气管舒张剂中加入罗氟司特对肺功能也有有利影响。COPD患者口服罗氟司特4周以上可明显减少痰内中性粒细胞数量和IL-8浓度。

3. 转化生长因子β抑制剂

COPD患者存在小气道纤维化，其中转化生长因子（TGF-β）可能在致病机制中起了关键作用，TGF-β在氧化应激或吸烟状态下会被激活，研究也发现COPD患者小气道内TGF-β相关基因表达上调。目前TGF-β受体酪氨酸激酶（激动素受体样激酶5）的小分子抑制剂如SD-280已经问世，TGF-β的很多功能是通过结缔组织生长因子介导的，因此抑制该因子或其受体可能在COPD药物研发上有重要价值。

4. 核因子-κB抑制剂

NF-κB可以调节IL-8和其他趋化因子、TNF-α和其他炎症细胞因子及MMP9表达。研究发现，COPD患者巨噬细胞和上皮细胞中NF-κB处于被激活状态，COPD急性加重的患者尤为明显。

5. p38 MAP激酶抑制剂

有丝分裂原激活的蛋白激酶（MAPK）在慢性炎症中发挥重要作用，p38 MAPK通路就是其中一种，主要调控炎症因子表达。COPD患者肺泡巨噬细胞中，p38 MAPK处于激活状态。已开发出几种p38 MAPK小分子抑制剂，SD-282是p38-α亚型的一种强效抑制剂，在体外能有效抑制肺巨噬细胞释放TNF-α，并能有效抑制吸烟COPD小鼠模型的炎症。

（三）表面活性物质

吸烟或其他因素导致COPD患者表面活性物质生成减少，外源性表面活性物质补充疗法可能对COPD治疗有效，但价格昂贵，且疗效不确切。

（四）抗蛋白酶制剂

COPD患者存在消化弹性蛋白酶和对抗消化弹性蛋白酶之间的失衡，因此抑制这种蛋白溶解酶或者增加抗蛋白酶，理论上都能预防COPD患者气道阻塞的加重。

1. 中性粒细胞弹性蛋白酶抑制剂

中性粒细胞弹性蛋白酶能刺激黏液分泌，还能使上皮细胞释放出IL-8，造成炎症状态。中性粒细胞弹性蛋白酶的多种多肽抑制剂（如ICI200355）和非多肽类抑制剂（如ONO-5046）能抑制中性粒细胞弹性蛋白酶诱导的肺损伤和黏液分泌，但目前还没有COPD患者应用此类抑制剂的研究报道。

2. α1-抗胰蛋白酶制剂

α1-抗胰蛋白酶（α1-AT）缺乏与肺气肿的关系，提示这种内源性的中性粒细胞蛋白酶抑制剂可能对COPD有治疗作用。虽然人类α1-AT已能应用于α1-AT缺乏的患者和严重的肺气肿患者治疗，但目前只发现α1-AT对FEV1的改善只有微弱效应，没有证据表明α1-AT能阻断COPD患者病程的进展。

（五）抗氧化制剂

氧化剂参与了COPD的病理过程，氧化剂有损伤作用，可加强弹性蛋白酶的活性和增加黏液的分解，还能活化许多炎性因子，如IL-8和诱导型一氧化氮（NO）合成酶。这些均提示抗氧化剂可用于COPD的治疗。NAC在体内外均有抗氧化作用，能抑制内毒素诱发的中性粒细胞炎症，被证实可减慢COPD患者FEV1的下降速率，同时缓解重症COPD患者的病情，将来可能有更有效的抗氧化制剂应用于临床。

Rogliani等人比较了不同抗氧化剂（如厄多司坦、羧甲司坦和NAC）对COPD急性加重期（AECOPD）、AECOPD持续时间和住院治疗的疗效。结果表明，厄多司坦的总体疗效/安全性优于其他两者，未来需要对相同的COPD人群进行头对头研究，以确认荟萃分析的结果，但三者诱导的AE严重程度均较轻，总体耐受性良好。由于研究人群、治疗剂量和伴随治疗的异质性，目前可用的数据不能准确识别COPD抗氧化药物的潜在靶人群。

（六）黏液调节制剂

1. 速激肽受体拮抗剂

速激肽为一种有效的刺激黏膜下腺体和杯状细胞分泌的物质，速激肽受体拮抗剂能显著地抑制黏液分泌，也许能成为COPD患者黏液过度分泌的一种调节制剂。临床试验表明，速激肽受体拮抗剂能有效地减少COPD患者黏液生成和缓解咳嗽症状。

2. 感觉神经多肽释放抑制剂

感觉神经多肽释放抑制剂可以阻断速激肽的调节效应，抑制感觉神经末端释放出速激肽，也是减少黏液分泌的一种途径。吗啡能作用于感觉神经而抑制黏液分泌，但由于吗啡的成瘾性而不能用于临床治疗。阿片类药物，如BW443，不能透过血脑屏障，临床上有一定的应用前途。

3. 黏液溶解制剂

已有多种药物能降低黏液的黏稠度，使之容易从呼吸道中被清除，包括半胱氨酸衍生物，如N-乙酰半胱氨酸、甲基半胱氨酸等能有效地降低黏液的黏稠度。DNA酶也能降低痰液的黏稠度，尤其是感染性的痰液。

（七）肺血管扩张药物

血管活性肠肽（VIP）有抗炎、扩张血管和支气管的作用，因此有可能治疗COPD。COPD患者雾化吸入VIP 3个月，6分钟步行试验行走距离明显增加，生活质量得到改善，且无严重的不良反应，初步证实VIP可改善COPD患者的运动能力及生活质量。

第二节　药物的作用机制

一、支气管舒张剂

（一）β_2受体激动剂

β_2受体激动剂通过刺激β_2肾上腺素能受体来放松气道平滑肌，这增加了负责控制平滑肌张力的细胞内信使环AMP，因此，β_2肾上腺素能受体的激活直接导致支气管扩张。β_2肾上腺素能受体激动剂也可能由于副交感神经节上β_2肾上腺素能受体的刺激而减弱胆碱能神经传递。毒蕈碱拮抗剂（X）阻断M3受体以阻止乙酰胆碱（ACh）的结合，通过抑制支气管收缩间接刺激平滑肌松弛。β_2受体与β_2受体（β_2R）相互作用，激活刺激性G蛋白（Gs）与腺苷酸环化酶（AC）的偶联。这导致环磷酸腺苷（cAMP）的产生增强，其激活蛋白激酶A（PKA）并导致平滑肌松弛。β_2受体还可能与副交感神经节的突触前β_2Rs相互作用，调节副交感神经传递。上述效应均有利于缓解或消除气道痉挛。

（二）抗胆碱能药

抗胆碱能药是治疗COPD最有效的支气管扩张剂，迷走神经胆碱能张力似乎是COPD中气道阻塞的唯一可逆因素。上皮细胞中ACh的合成通过增加胆碱乙酰转移酶（ChAT）表达的炎症刺激而增强，这种ACh理论上可能有助于气道疾病中的胆碱能作用。由于毒蕈碱受体在小气道平滑肌中表达，而小气道平滑肌似乎不受胆碱能神经支配，这可能是外周气道胆碱能变窄的重要机制，可能与COPD相关。ChAT也在炎症细胞中表达，包括巨噬细胞和T淋巴细胞，这是炎症性气道疾病中ACh的另一来源。人类T淋巴细胞表达ChAT并在免疫激活时释放ACh，但它们也表达毒蕈碱受体，因此有能力对ACh作出反应。炎症细胞不仅具有合成ACh的能力，还可通过激活烟碱和毒蕈碱受体对ACh作出反应。这表明抗胆碱能药可能对神经元和神经外释放ACh激活的炎性细胞具有抑制作用。由于胆碱能神经除了刺激支气管收缩外，还会刺激黏液分泌，抗胆碱能药可能会减少气道黏液分泌，这也是引起口干症状的原因。

有大量证据表明，胆碱能通路可能在调节急性支气管运动反应中起重要作用，有许多机械、化学和免疫刺激能够通过迷走神经途径引起反射性支气管收缩。抗胆碱能药对二氧化硫、惰性粉尘、冷空气和情绪因素的急性攻击提供了一定的保护，但对抗原攻击、运动和烟雾的效果较差。由于抗胆碱能药只会抑制反射性胆碱能支气管收缩，无法显著阻断组胺和白三烯等炎症介质对支气管平滑肌的直接影响。因此，抗胆碱能药在哮喘中的效果不如β_2激动剂。

（三）茶碱类药

茶碱已被证明在哮喘和COPD中具有抗炎作用，其血浆浓度远低于其支气管扩张作用所需的浓度，它可减少COPD患者气道中中性粒细胞相关的炎症和轻度哮喘患者气道中嗜酸性粒细胞的数量。即使在低浓度下，它也会使降低的组蛋白去乙酰化酶2（HDAC2）恢复正常，因此可能逆转COPD患者的皮质类固醇抵抗。有证据表明，即使给予最大有效剂量的β_2肾上腺素受体（AR）激动剂，它也可以发挥额外的支气管扩张作用，当作为缓释制剂给药时，它可以减少夜间哮喘的影响。

多索茶碱是一种新一代黄嘌呤，具有支气管扩张和抗炎活性，因此被称为“新茶碱”。实际上，除PDE2A1外，多索茶碱不与任何类型的腺苷受体或任何已知的磷酸二酯酶（PDE）亚型显著相互作用，其药理作用不受任何已知HDAC酶的影响，多索茶碱对腺苷受体或PDE4缺乏作用，这表明该药的作用不同于茶碱或PDE4抑制剂。多索茶碱可与β_2-AR相互作用，引起血管和支气管平滑肌松弛。多索茶碱可以抑制脂多糖（LPS）诱导的小鼠肺部炎症反应，并在体内和体外调节白细胞迁移，表明该药对白细胞水肿具有重要作用。

二、糖皮质激素

糖皮质激素是治疗哮喘最有效的抗炎药之一，但对COPD相对无效。糖皮质激素受体（GR）同源二聚体与DNA识别位点相互作用，通过增加抗炎基因的组蛋白乙酰化和与糖皮质激素副作用相关的几个基因的转录（反式激活）来激活转录。糖皮质激素也具有转录后效应，并降低某些促炎mRNA种类的稳定性。严重哮喘患者和吸烟的哮喘患者以及所有COPD患者的糖皮质激素反应性降低。糖皮质激素抵抗的几种分子机制已被确定，涉及GR的翻译后修饰。由于氧化/硝化应激，组蛋白脱乙酰酶-2的活性和表达显著降低，从而使炎症对糖皮质激素的抗炎作用产生抵抗力。分离的糖皮质激素和选择性GR调节剂显示出改善的反式抑制而非反式激活作用，但迄今为止，很难将抗炎作用与副作用分离。针对糖皮质激素抵抗患者，正在研究替代性抗感染治疗以及可能逆转糖皮质激素耐药分子机制的药物。糖皮质激素在抗炎的同时也有免疫抑制作用，小剂量时主要抑制细胞免疫，大剂量时抑制浆细胞和抗体生成，从而抑制体液免疫功能，这降低了机体的防御功能。因此，细菌或其他病原体感染时需要使用抗生素，以防炎症扩散或病情恶化。

第三节　初始治疗方案推荐

GOLD 2023版指南根据ABE分组更新了初始药物治疗信息和图表，如图12-1所示。需要关注的是：（1）LABA/LAMA的重要性提高，推荐作为B组起始治疗药物，推荐二者联合作为E组起始治疗药物；（2）ICS+LABA不再单独作为COPD治疗药物推荐，如有ICS使用指征，LABA+LAMA+ICS被证明优于ICS+LABA。但对于已使用ICS+LABA的患者，如治疗效果好，可以继续维持治疗。另外，其他用药建议包括：不建议使用茶碱，除非无其他药物选择或存在经济因素；严重、非常严重的气流受限，慢性支气管炎患者可考虑加用PDE4抑制剂；可考虑加用大环内酯类药物，尤其是阿奇霉素，不局限于既往吸烟患者；不推荐用他汀类、β受体阻滞剂药预防急性加重。同时，后续治疗如初始治疗反应良好，则继续维持初始治疗；如治疗反应不佳，则检查依从性、吸入装置使用技术以及可能影响依从性、吸入技术的合并症。另外，应考虑两个主要的可治疗特征（呼吸困难或急性加重），当两者均存在时，使用急性加重治疗策略；根据患者情况，依据流程图选择相应治疗；评估患者反应，及时调整并复核；治疗推荐基于诊断时的ABE测评。

急性加重史

≥2次中度急性加重或1次导致入院的急性加重	E组 LABA + LAMA * LABA+LAMA+ICS（血EOS≥300个/mL）	1. LABA+LAMA重要性提高，推荐作为B组和E组起始治疗药物 2. ICS/LABA不再单独作为COPD治疗药物推荐
0～1次中度急性加重且不导致入院	A组 单支气管扩张剂	B组 LABA + LAMA*
	mMRC为0～1，CAT< 10	mMRC>2，CAT ≥10

图12-1　GOLD2023初始治疗方案推荐

引自：AGUSTÍ A. Global Initiative for Chronic Obstructive Lung Disease 2023 Report：GOLD executive summary［J］. Am. J. Respir. Crit. Care. Med.，2023，207：819.

COPD加重被定义为14天内的呼吸困难和/或咳嗽、咳痰症状的恶化，通常与呼吸道感染或其他损害肺部的局部或全身炎症增加有关。由于上述症状的非特异性，需与肺炎、充血性心力衰竭和肺栓塞等合并症鉴别。COPD加重期的治疗目标是尽快控制病情的加重，并且减轻急性加重可能产生的长期影响。初始治疗常常推荐起效快的短效吸入型β_2受体激动剂和/或短效抗胆碱能药，长效支气管舒张剂对急性加重的症状缓解效果缺乏研究数据支持，一般不推荐，但患者在出院前应尽快启动长效支气管扩张剂的维持治疗。经常出现病情加重和血中嗜酸性粒细胞水平升高的患者，应考虑在双支气管扩张剂治疗方案中加入吸入糖皮质激素。当患者经早期积极治疗后呼吸功能仍持续恶化，首选无创机械通气治疗，以便尽快改善患者气体交换状况，减轻呼吸工作和气管插管的需要，缩短整体住院时间，提高患者的生存率。COPD患者加重期的恢复时间不同，通常需要4～6周，部分患者经积极治疗也未能恢复到加重期前的功能状态，应根据患者急性加重的严重程度给予个体化的治疗方案。

一、院外治疗

通常来说，大多数COPD急性加重是轻度的，可以通过及时专科门诊给予口服或吸入药物治疗来缓解，包括支气管扩张剂、皮质类固醇和抗生素，建议适当增加以往所用支气管舒张剂的剂量及频度，或者仅使用短效支气管扩张剂治疗。如患者既往无抗胆碱能药应用史，可给予异丙托溴铵或噻托溴铵吸入治疗，直至病情缓解。症状较重的患者，可连续给予较大剂量的短效支气管舒张剂雾化治疗数天，以缓解患者症状。

全身性糖皮质激素对加重期治疗有益，可促进病情缓解和肺功能恢复。如患者的基础FEV1<50%预计值，除支气管舒张剂外，可考虑短期口服糖皮质激素或给予ICS+LABA雾化吸入治疗。尽管COPD急性加重的感染源可能是病毒或细菌，在病情恶化过程中使用抗生素仍存在争议。因此，门诊就诊患者如果合并有脓痰不易排出，可适当给予抗生素治疗。COPD患者急性加重常见的病原菌有流感嗜血杆菌、肺炎链球菌、卡他莫拉菌等，初始治疗一般根据经验用药，如青霉素、β-内酰胺类/酶抑制剂、大环内酯类、第一代或第二代头孢菌素、多西环素、左氧诺氟沙星等都可以首选给药，这些药物除青霉素外，可使用口服制剂，较重者给予静脉用药。

二、住院治疗

COPD急性加重病情严重者需住院治疗，如患者出现以下一条，则建议住院治疗：

（1）症状严重，如静息时呼吸困难症状突然恶化、呼吸频率快、血氧饱和度降低、神志不清、嗜睡等；

（2）急性呼吸衰竭；

（3）新出现的体征，如发绀、外周水肿；

（4）急性加重对初始治疗药物无效；

（5）存在严重的合并症，如心力衰竭、新出现的心律失常等；

（6）家庭支持不足。

在实践中，COPD加重的临床表现是异质性的，识别COPD患者的加重诱因通常较困难。个体之间的肺部炎症差异很大，目前并没有特异性的生物标志物评估或炎症靶向治疗干预等客观的标准来衡量病情加重，症状的增加可能是COPD常规症状的延续。同时，对于真正的症状增加与患者对症状的感知的区分是非常困难的。据报道，COPD患者呼吸困难的感觉在经历频繁急性加重的患者中增强，而在不经常发作的患者中减弱。因此，GOLD指南建议住院患者急性加重的严重程度应基于患者的临床体征，并建议进行以下分类：

（1）无呼吸衰竭：R≤24次/分，P<95次/分，精神状态好，FiO_2 24%～35%即可改善低氧血症，$PaCO_2$正常。

（2）急性呼吸衰竭（不危及生命）：R>24次/分；使用辅助呼吸肌；精神状态良好；需要FiO_2 > 35%才可纠正低氧血症和高碳酸血症。

（3）急性呼吸衰竭（危及生命）：R>24次/分，辅助呼吸肌参与呼吸，精神差，FiO_2>40%也不能改善缺氧症状，$PaCO_2$较基线明显升高或>60 mmHg或合并酸中毒（pH≤7.25）。

COPD加重住院后的长期预后差，5年死亡率可达到50%。与不良预后独立相关的因素包括年龄较大、BMI较低、合并疾病（如心血管疾病或肺癌）、既往因COPD加重住院、指数恶化的临床严重程度以及出院时需要长期氧疗。胸部CT扫描显示肺气肿和支气管壁增厚、上呼吸道症状发生率较高和严重程度较高、生活质量较差、肺功能较差、运动能力较低等，与COPD患者急性加重的高死亡风险相关。在寒冷的天气期间，死亡风险也可能会增加。

AECOPD住院患者治疗原则：根据症状、血气分析、CT等综合判定病情严重程度；氧疗，监测血气结果；应联合给予β_2受体激动剂和抗胆碱能药物或静脉加用茶碱类药物；口服或静脉加用糖皮质激素；合理、规范给予抗生素治疗；必要时及早启用无创性机械通气；治疗全程都应关注水、电解质平衡和营养状态，早期识别和处理合并症。此外，尤其需要关注肺血管栓塞的发生，存在高危因素者可预防性皮下注射低分子量肝素。

三、支气管扩张剂

虽然没有来自随机对照试验的高质量证据，但是根据临床经验，通常将吸入SABA和/或SAMA作为初始方案。中重度的COPD急性加重患者，可静脉滴注茶碱类药物，老年患者尤其需要关注剂量相关的副作用。住院患者首选雾化吸入给药，已经给予机械通气的患者可以通过专用的接头连接定量气雾剂吸入药物，或者根据呼吸机的说明书使用雾化治疗。近年来，快速起效的长效支气管舒张剂逐渐应用于临床，但其用于治疗COPD急性加重尚缺乏证据，目前建议在病情趋向稳定时恢复长效支气管舒张剂维持治疗。

四、糖皮质激素

COPD加重时使用全身糖皮质激素可缩短恢复时间，改善肺功能（FEV1）、氧合指数，减少早期复发、治疗失败的风险以及住院治疗的时间。几乎所有的国际指南都推荐使用皮质类固醇治疗COPD加重，因为它可以改善AECOPD的结果。激素的剂量及用药期限要与疗效及安全性权衡，建议每天口服泼尼松30～40 mg，连续7～10天后逐渐减量停药。病情严重者也可以静脉给予甲泼尼松龙，每天40 mg，每天1次，3～5天后改为口服，随后逐渐减量停药。长时间使用糖皮质激素可导致患者罹患肺炎，且死亡的风险增加。与全身糖皮质激素相比，雾化ICS不良反应较小，可以代替或部分代替全身性糖皮质激素治疗。比较雾化布地奈德和全身甲基强的松龙（甲泼尼龙）治疗AECOPD的临床疗效和副作用，发现两组患者治疗后症状、肺功能和动脉血气分析均显著改善，而布地奈德组不良事件发生率较低，甲基强的松龙治疗的患者PaO_2水平改善程度更高。结果表明，吸入布地奈德（2 mg，3次/天）和全身甲基强的松龙（40 mg，1次/天）对AECOPD具有相似的临床效果，吸入布地奈德可代替全身皮质类固醇治疗AECOPD。

五、抗生素

（一）抗菌治疗指征

下呼吸道细菌感染是COPD急性加重最常见的原因。因此，应对患者评估感染相关的指标和是否有抗菌治疗的指征，指征明确者，抗生素治疗可以缩短恢复时间，降低短期死亡风险和缩短住院时长。COPD急性加重抗菌治疗的临床指征为：同时具备呼吸困难加重、痰量增加和脓性痰这3个主要症状；具备脓性痰和另1个主要症状；需要有创或无创机械通气治疗。此外，抗生素的应用还需要综合评估患者是否需要住院治疗、既往急性加重和住院史以及发生合并症的风险，最终决定是否应用。由于抗生素在COPD急性加重中的作用存在争议，必须确定受益于抗生素的患者的生物标志物。研究发现，使用CRP作为生物标志物指导COPD严重急性加重期的抗生素治疗可显著减少治疗，因此无论门诊还是住院患者怀疑合并细菌感染时均应检测C反应蛋白，可作为是否启动抗菌治疗的参考。降钙素原作为一种急性期反应物，在炎症和感染时反应升高，作为特异性的生物标志物来启动或停止COPD急性加重患者的抗生素仍存在争议。因此，目前并不支持使用降钙素原指导COPD加重期的抗生素应用。

（二）病原学检测

反复急性加重、初始抗菌治疗欠佳、伴有脓痰的重症患者以及有铜绿假单胞菌（PA）高危因素的患者，均推荐进行病原学检测，以便及时针对致病菌给予针对性抗菌治疗。PA感染的高危因素有以下几项：既往痰培养PA阳性；90天内住院并有抗菌药物静脉应用史；极重度COPD（FEV1占预计值<30%）；近2周全身性应用糖皮质激素（每天泼尼松>10 mg）。针对需要抗菌治疗的患者尽早加用抗生素治疗，流感季节还需根据患者症状完善流感病毒核酸检测。

（三）抗菌治疗的药物选择

抗生素应基于当地的细菌耐药性模式选择，通常，最初的经验性治疗是使用克拉维酸、大环内酯或四环素。存在PA危险因素和预后不良危险因素的患者推荐使用更广谱的抗菌药物方案。有研究显示，12个月的低剂量红霉素治疗降低了中重度COPD患者的发作频率和严重程度，具有可接受的耐受性；每天阿奇霉素治疗也被证明可以缓解COPD加重，并被推荐用于有反复加重风险的患者。然而，除了产生耐药微生物的可能性外，阿奇霉素还与听力下降的风险增加有关，以及与QT间期延长相关的心血管事件有关。其他亚组分析表明，慢性阿奇霉素治疗可能不会对当前吸烟者有益。目前尚缺乏关于大环内酯治疗超过12个月以及其他抗生素用于COPD治疗的数据。给药途径（口服或静脉注射）取决于患者的进食能力和抗生素的药代动力学。口服抗生素更可取，静脉使用抗菌药物病情好转后的患者，可更换为口服治疗。

（四）抗菌药物治疗后评估及抗菌疗程

抗菌药物治疗2～3天后，若症状改善则提示治疗反应好，推荐整体疗程为5～7天；若初始治疗反应不佳，应全面分析原因后再调整治疗方案，包括：抗菌药物是否覆盖了潜在致病原；是否存在痰液清除障碍等影响感染控制的因素；反复检查感染的病原学，注意耐药菌或特殊病原体感染，尤其是已经较长时间使用广谱抗菌药物和（或）近期反复全身应用糖皮质激素治疗的患者，应注意真菌感染的可能；评估是否存在未控制的并发症和（或）并发症。

抗病毒治疗：需住院治疗的患者如果有流感的流行病学、临床和实验室依据，推荐使用抗流感病毒药物奥司他韦、帕拉米韦或扎那米韦等。对于鼻病毒等其他呼吸道病毒感染，目前尚缺乏应用抗病毒药物治疗的依据。

第四节　联合治疗

GOLD指南指出联合使用不同作用机制和作用时间的支气管舒张剂可能会增加支气管扩张的程度，但产生副作用的风险并不高，甚至是更低。在改善FEV1和患者症状方面，SABA联合SAMA比单独使用其中任何一种药物要更优。LABA和LAMA联合治疗比单用对FEV1更加有益，早期就被推荐用于轻中度COPD患者，以期获得更长时间的肺功能保护作用。目前已有多种LABA和LAMA联合制剂，如福莫特罗/格隆溴铵、奥达特罗/噻托溴铵、维兰特罗/乌镁溴铵、茚达特罗/格隆溴铵等。COPD患者的肺过度膨胀与双心室舒张末期容积减少以及发病率和死亡率增加有关。有研究指出，LABA+LAMA的联合治疗在减少肺过度充气方面比LABA+ICS联合治疗更有效，但双支气管扩张药是否能改善心脏功能尚不清楚。Hohlfeld等人进行了一项双盲、随机、双期交叉、安慰剂对照、单中心研究，这也是第一项分析LABA+LAMA联合治疗对COPD肺过度充气患者心功能影响的研究。通过左心室舒张末期容积测量，联合使用茚达特罗+格隆溴铵显著改善了心功能，这也支持了在有肺过度充气表现的COPD患者中可早期使用双支气管扩张药。不同的支气管舒张剂联用对急性加重的影响不同，可能与不同的研究设计入选人群标准、研究药物的种类、装置、研究观察时间等因素不同有关。

ICS和LABA联合较单用ICS或单用LABA在肺功能、临床症状和健康状态改善以及降低急性加重风险方面获益更佳。目前已有布地奈德/福莫特罗、氟替卡松/沙美特罗、倍氯米松/福莫特罗、糠酸氟替卡松/维兰特罗等多种联合制剂。根据GOLD 2023版最新报告的初始治疗推荐，建议选择LABA和LAMA单用或联合使用，大部分LABA都与吸入性皮质类固醇（LABA-ICS）固定组合。有研究表明，ICS+LABA治疗后仍然有症状的患者，增加LAMA的三联治疗能显著改善肺功能及健康状态，减轻症状，并能减少急性加重；且与单独使用LAMA或LABA+LAMA联合治疗比较，使用三联治疗的患者能获得更好的疗效，但是长期应用需关注ICS所带来的肺炎患病风险。若患者血嗜酸性粒细胞计数≥300个/μL，同时症状较为严重（CAT>20分），应考虑首选ICS+LAMA+LABA治疗，其较ICS+LABA有更好的临床疗效，同时要动态监测患者血嗜酸性粒细胞计数水平。使用吸入糖皮质激素、LAMA和LABA固定剂量方案治疗COPD的研究已在单剂量吸入糖皮质激素水平上进行，但缺乏两个剂量水平的研究。因此，有学者进行了160 μg及320 μg布地奈德两种剂量联合格隆溴铵/福莫特罗的三联治疗，对比18 μg格隆吡咯烷+9.6 μg福莫特罗或320 μg布地奈德+9.6 μg福莫特罗两联治疗导致中度或COPD加重的发生率。最终结果表明，布地奈德-格隆溴铵-福莫特罗联合三次治疗相对于LAMA-LABA或吸入糖皮质激素-LABA联合两联治疗在中度或重度COPD急性发作、症状、症状和预后方面都存在优势，320 μg布地奈德剂量的三联疗法也比LAMA-LABA疗法的全因死亡率更低；160 μg布地奈德三联疗法是COPD的有效治疗方案。这种低剂量吸入糖皮质激素三联疗法方案显示出比高剂量吸入糖皮质激素-LABA方案更大的疗效，其恶化率更低，症状更轻，与健康相关的生活质量也得到了更大的改善。目前国内有布地奈德/富马酸福莫特罗/格隆溴铵和糠酸氟替卡松/维兰特罗/乌镁溴铵两种三联组合制剂。

ICS联合LABA在COPD稳定期的疗效已明确，ICS和LABA有相互促进作用，糖皮质激素可提高β_2肾上腺受体的表达，而LABA可加速激素受体核转位，促进诱导基因的转录和表达，增强糖皮质激素的抗炎效应。吸入氟替卡松500 μg，每天2次，联合吸入沙美特罗50 μg，每天2次，可大幅减少气道炎症细胞，尤其是$CD8^+$T细胞和巨噬细胞（$CD68^+$），对痰液检查中性粒细胞有一定影响。两者在气道细胞内相互补充的这种生物效应在临床上产生协同效应，两药联用的疗效比单用一种疗效明显要好。TORCH研究证明联合吸入治疗后可改善COPD患者的呼吸困难评分、6分钟步行距离、生活质量评分等指标，并减少急性加重次数和住院次数，表明联合用药对COPD的治疗有相当的优越性。

第五节　吸入装置选择和吸入前准备

大多数用于治疗COPD的药物都是吸入性的，因此，适当使用吸入器设备对于优化吸入器治疗的获益风险比至关重要。要实现这一目标，需要选择适当的设备，定期检查吸入器的使用情况，必要时随时调整设备。吸入装置的个体化选择需要综合考虑患者对当前和以前设备的满意程度以及偏好，尽量选用一种类型的吸入装置。同时，医生还要考虑患者的认知能力、灵活性和力量、药物的可及性、价格等各方面因素；患者的装置能力、吸气流速和手口协调操作能力为最重要的影响因素。只有当患者有足够的吸气流速（吸气峰流速≥30 L/min），且手口协调能力好，才建议使用干粉吸入装置（DPI）、压力定量吸入装置（pMDI）（包括传统pMDI和共悬浮pMDI）或软雾吸入装置（SMI）；手口协调能力不佳的患者吸入装置推荐次序依次为DPI、pMDI+储物罐、SMI。对于吸气流速不足（吸气峰流速<30 L/min），手口协调能力好的患者吸入装置推荐次序依次为SMI、pMDI；手口协调能力不佳患者吸入装置推荐次序依次为pMDI+储物罐、SMI、雾化器；需机械通气的患者吸入装置推荐次序依次为雾化器、pMDI或SMI。应用吸入药物治疗时，考虑到COPD患者存在黏液过度分泌，可能阻塞小气道，影响药物颗粒进入小气道效应部位。因此，在吸入治疗前，建议患者适当地咳嗽、咳痰，尽量排出气道分泌物，从而更加有利于药物进入效应部位。

第六节　药物常见的不良反应

一、支气管舒张剂

（一）β_2受体激动剂

吸入β_2受体激动剂的不良反应远低于口服剂型。由于药效学和药代动力学的变化，尤其是药物与药物-疾病的相互作用，药物副作用在老年患者身上更常见。β肾上腺素受体激动剂（β激动剂）具有变力和变时作用，可增加心律失常和心肌病的发病率，还可加重或诱发心肌缺血，并引起电解质紊乱，从而导致心律失常。功能性β_2肾上腺素受体存在于成骨细胞中，长期使用β受体激动剂可导致骨质疏松。其他相对常见的不良反应还有头晕和头疼，不常见的不良反应有口咽部刺激，罕见的不良反应有恶性心律失常、异常支气管痉挛，以及心力衰竭人群的氧耗增加。此外，在β_2受体激动剂与噻嗪类利尿剂联合使用的情况下，低钾血症的发生率可能进一步增加。文献报道LABA在合并心血管疾病的COPD患者中仍有较好的安全性，因此此类患者用药时无需更改吸入剂类型。慢性心力衰竭患者在平静状态下耗氧量可能会增加，但是这些代谢效应会逐日降低（即短期反应）。早期研究指出，SABAs和LABAs在初始给药时刻可发生PaO_2轻度下降，这一影响归因于这些药物的肺血管舒张作用。通过比较沙美特罗、沙丁胺醇和抗胆碱能药异丙托溴铵对20例稳定型COPD患者气体交换的急性影响，发现尽管这三种药使用后PaO_2都有小幅下降，但这种下降是短暂的，因此这种急性副作用可能在临床上并不具备明确的意义。

（二）抗胆碱能药

吸入抗胆碱能药通常耐受性很好，但可能导致口干、瞳孔扩张、视力模糊和急性青光眼等副作用。吸入抗胆碱能药会出现反常的支气管收缩，也会引起中枢效应，最明显的是认知功能受损。其他副作用还有咳嗽、局部刺激症状、头痛、头晕、荨麻疹等。临床上也有罕见的过敏性反应，如舌唇和面部的血管性水肿、瞳孔散大、喉痉挛和尿潴留等。在一个针对COPD患者的长期大型临床试验中，噻托溴铵的标准治疗没有增加心血管风险。尽管最初有学者对通过轻雾吸入装置递送噻托溴铵的安全性存在担忧，但研究显示，干粉吸入装置和软雾吸入装置在死亡率和急性加重方面并无统计学差异。

（三）茶碱类药物

茶碱的临床使用受到其剂量依赖的不良影响的限制，不良反应包括常见的胃肠道症状、心悸、心律失常和心肌梗死、腹痛、头痛、胸痛、失眠、呼吸急促等。茶碱类药物的治疗剂量窗小，血液中茶碱浓度>5 mg/L即有治疗作用，浓度为15 mg/L时不良反应明显增加，过量使用严重时可导致呼吸、心搏骤停。早在1993年就有学者研究了茶碱血药浓度与疗效之间的关系。研究发现，仅在血浆浓度较高（17 mg/L）时，峰值流量、截留气体体积、两阶段肺活量、行走距离、日常活动呼吸困难和疲劳等评估指标才有改善，但患者的FEV1、FVC和情绪功能并没有变化。因此，茶碱与多种药物联用时要警惕药物相互作用，其不良反应、毒性与剂量有关，且它们的有效治疗剂量接近中毒剂量。甲基黄嘌呤是所有磷酸二酯酶亚群的非特异性抑制剂，毒性作用广泛，包括由心房和室性心律失常引起的心悸和惊厥等严重不良反应。临床上需注意这类药物与红霉素等常用药物有显著的相互作用，某些喹诺酮类抗生素（环丙沙星，但不是氧氟沙星）、别嘌醇、5-羟色胺摄取抑制剂（氟伏沙明）和5-脂氧合酶抑制剂等都存在相互作用，需引起警惕。

二、糖皮质激素（ICS）

总体来说，ICS的不良反应发生率低，安全性高。也有证据表明，ICS的使用改变了气道微生物组，并且与口腔念珠菌病、声音嘶哑、皮肤皲裂和肺炎的高发病率有关。临床主要关注ICS对增加肺炎发病率的影响，患者存在吸烟史、年龄≥55岁、既往有病情加重或肺炎史、体重指数（BMI）<25 kg/m^2、血嗜酸性粒细胞计数<2%等都是肺炎发生的高危因素。其他罕见的不良反应有过敏反应（皮疹、荨麻疹、血管性水肿和支气管痉挛）、白内障、分枝杆菌感染、库欣综合征及关节痛等。ICS治疗是否会降低骨密度和增加骨折风险，目前并没有确切的随机对照试验来佐证，而关于停用ICS治疗后对肺功能、症状和病情恶化的影响亦尚未明确。因此，目前临床上应用时暂时不需要特殊调整。

三、PDE4抑制剂

PDE4抑制剂的不良反应比吸入药物要大，常见恶心、腹泻、食欲缺乏、睡眠障碍和头痛等。通常发生在治疗早期，停药后可好转，随着患者用药时间的延长，副作用逐渐减少。有抑郁症状的患者应谨慎使用，罗氟司特与茶碱不应同时应用，可能会加重副作用。

第七节　用药期间注意事项

对所有COPD患者的药物治疗，都应建立“评估-回顾-调整”长期随访的管理流程。同时，所有患者在调整治疗方案前，医生都要综合评估患者的吸入技术、用药依从性和其他非药物治疗方法（包括肺康复和自我管理教育）的应用，识别任何可能影响治疗效果的因素并加以调整，考虑升级或降级或更换吸入装置及药物，然后重复以上“回顾-评估-调整”管理流程，最后达到个体化治疗方案的制定。

在以改善呼吸困难为治疗目标的随访路径中，应注意以下方面：①使用LAMA或LABA单药治疗仍存在呼吸困难或运动受限的患者，推荐升级至LABA+LAMA；如果升级后呼吸困难或运动受限未改善，可考虑更换吸入装置或药物。②使用ICS+LABA治疗仍存在呼吸困难或运动受限的患者，推荐升级至三联疗法（ICS+LABA+LAMA）。③在任何情况下，均应考虑其他原因导致的疗效不佳，如非COPD引起的呼吸困难、吸入器使用不当或依从性差，同时应注意COPD治疗具有“天花板效应”。

患者每次临床就诊时，医生应检查患者的吸入器技术、坚持处方治疗（包括药物和非药物）、吸烟状况和是否持续暴露于危险因素。对于重症患者，应鼓励其进行体育活动，并考虑转诊进行肺康复治疗。总而言之，药物治疗是把双刃剑，需要医生的谨慎、细心而全面的综合评估。

（曾双、石军年）

参考文献

[1] CAZZOLA M, CALZETTA L, PAGE C, et al. Influence of N-acetylcysteine on chronic bronchitis

or COPD exacerbations: a Meta-analysis[J]. Eur. Respir. Rev., 2015 ,24(137):451-461.

[2] 中国医师协会急诊医师分会,中华医学会急诊医学分会,中国急诊专科医联体,等.大环内酯类抗菌药物急诊成人及儿童临床应用指导意见[J].中国急救医学,2020,40(11):1036-1045.

[3] 中华医学会老年医学分会骨代谢疾病学组.老年人维生素D临床应用专家共识(2018)[J].中华老年医学杂志,2018,37(9):953-957.

[4] 路明,姚婉贞.2019年版慢性阻塞性肺疾病全球倡议主要更新内容解读(非药物治疗篇)[J].中华结核和呼吸杂志,2019,42(3):238-240,192.

[5] GROHSKOPF L A, ALYANAK E, FERDINANDS J M, et al.Prevention and control of seasonal influenza with vaccines: recommendations of the advisory committee on immunization practices, United States, 2021-22 influenza season[J]. MMWR Recomm Rep., 2021, 70(5): 1-28.

[6] KALIL A C, THOMAS P G. Influenza virus-related critical illness: pathophysiology and epidemiology[J]. Crit Care, 2019, 23(1): 258.

[7] SANEI F, WILKINSON T. Influenza vaccination for patients with chronic obstructive pulmonary disease: understanding immunogenicity, efficacy and effectiveness[J]. Ther. Adv. Respir. Dis., 2016, 10(4): 349-67.

[8] WALTERS J A, TANG J N, POOLE P, et al.Pneumococcal vaccines for preventing pneumonia in chronic obstructive pulmonary disease[J]. Cochrane Database Syst. Rev., 2017, 1: 1390.

[9] IGNATOVA G L, AVDEEV S N, ANTONOV V N. Comparative effectiveness of pneumococcal vaccination with PPV23 and PCV13 in COPD patients over a 5-year follow-up cohort study[J]. Sci. Rep., 2021, 11(1): 15948.

[10] VOGELMEIER C F, ROMÁN-RODRÍGUEZ M, SINGH D, et al. Goals of COPD treatment: Focus on symptoms and exacerbations[J]. Respir. Med. , 2020, 166: 105938.

[11] DING Z, LI X, LU Y, et al. A randomized, controlled multicentric study of inhaled budesonide and intravenous methylprednisolone in the treatment on acute exacerbation of chronic obstructive pulmonary disease[J]. Respir. Med., 2016, 121: 39-47.

[12] WJAECO C, MIRAVITLLES M, HURST J R, et al. Management of COPD exacerbations: a European Respiratory Society/American Thoracic Society guideline [J]. Eur. Respir. J., 2017, 49 (3): 1600791.

[13] CHEN K, PLEASANTS K A, PLEASANTS R A, et al. Procalcitonin for antibiotic prescription in chronic obstructive pulmonary disease exacerbations: Systematic review, Meta-analysis, and clinical perspective[J].Pulm. Ther., 2020, 6(2): 201-214.

[14] 慢性阻塞性肺疾病急性加重抗感染治疗中国专家共识编写组.慢性阻塞性肺疾病急性加重抗感染治疗中国专家共识[J].国际呼吸杂志,2019,39(17):1281-1296..

[15] ROGLIANI P, MATERA M G, PAGE C, et al.Efficacy and safety profile of mucolytic/antioxidant agents in chronic obstructive pulmonary disease: a comparative analysis across erdosteine, carbocysteine, and N-acetylcysteine[J]. Respir. Res., 2019, 20(1): 104.

[16] HOHLFELD J M, VOGEL C J, BILLER H, et al. Effect of lung deflation with indacaterol plus glycopyrronium on ventricular filling in patients with hyperinflation and COPD (CLAIM): A double-blind, randomised, crossover, placebo-controlled, single-centre trial[J].Lancet. Respir. Med., 2018, 6(5): 368-378.

[17] SUISSA S, DELL A S, ERNST P. Comparative effectiveness of LABA-ICS versus LAMA as initial treatment in COPD targeted by blood eosinophils: A population-based cohort study[J]. Lancet.

Respir. Med.,2018,6(11):855-862.

[18] LIPSON D A,BARNACLE H,BIRK R,et al. FULFIL Trial: Once-Daily triple therapy for patients with chronic obstructive pulmonary disease[J]. Am. J. Respir. Crit. Care. Med., 2017, 196(4): 438-446.

[19] RABE K F,MARTINEZ F J,FERGUSON G T, et al.Triple inhaled therapy at two glucocorticoid doses in Moderate-to-Very-Severe COPD[J]. N. Engl. J. Med.,2020,383(1):35-48.

第十三章
慢性阻塞性肺疾病的呼吸康复治疗

在2013年美国胸科学会（ATS）/欧洲呼吸病学会（ERS）关于《肺康复要点与进展》官方声明中，将“肺康复”界定为：对患者作出充分判断后，在此基础上实施的个性化治疗的全面干预手段，其内容主要涉及身体锻炼、健康教育、心理健康干预以及营养保障等，以期改善COPD患者的身心状态，缓解呼吸困难情况，提高健康行为，同时提高社会参与度和降低治疗成本。

由于肺健康适应证范畴的拓展，有人提出以“呼吸康复”代替“肺康复”的新理论，把呼吸系统健康界定为：以所有能够引起呼吸系统问题的疾病症状为目标，在整体评价患者健康状况的基础上，制订的包括体育锻炼、心理健康教育、宣教、减少诱因等个体化非物质的治疗方法。其目标在于减少各种引发或增加呼吸系统问题的因素、改变呼吸系统症状。

第一节　呼吸康复定义

一、呼吸康复的重要性

我国20岁及以上成年人COPD的患病率约为8.6%，40岁以上人群患病率约为13.7%，60岁以上人群患病率约为27%。年纪越大，COPD的患病率越高。2017年世界慢性阻塞性肺病倡议（GOLD）的报告认为：肺康复（pulmonary rehabilitation，PR）是减轻呼吸困难和提高人体功能与生命品质的最有效治疗手段与方法。

虽然呼吸道功能恢复的效果已得到广泛认可，但呼吸康复训练的参与度和完成度却并未超出预期。有研究资料显示，约42%的COPD患者曾进行过肺康复训练。美国胸科协会和欧洲呼吸学会认为，目前肺康复存在许多限制，包括资源不足、医保分配比例低和缺少专业的医疗服务提供者。另外，其他原因（交通、人员流动性、时间和训练场地）可能使COPD患者不能参加并保持肺康复培训。最重要的原因是，患者未能将常规锻炼程序完全嵌入日常生活中，在完成肺康复计划后不久就恢复了久坐不动的生活方式。

随着科技的飞速发展，各种远程康复方法正在迅速发展，开创了“智能康复”的新时代。通过“互联网+”的科技以及互联网用户广覆盖的有利条件可部分改变COPD患者服药不合理、运动依从度低、对氧疗忽视的现象，进而解决患者行动不便、交通花费昂贵的难题。COVID-19大流行迫使医疗保健系统将重点转移到虚拟护理服务上。这种转变将远程肺康复带到了中心舞台，并证明了其作为面对面肺康复的可行替代方案的价值。远程肺康复在医学界的大规模采用将逐渐发生，多学科合作以及高质量的临床研究和技术进步是支持和加速这一过程的关键。

二、呼吸康复临床应用

呼吸康复是有效管理COPD的基石，也是最具成本效益的治疗方法之一。实现以患者为中心的个体化呼吸康复计划的目标是了解个人的日常生活，并为每个人制订最佳的锻炼方案。在临床应用中应注意呼吸康复的适应证和康复前的个体化评估。

（一）呼吸康复的适应证

2013年《ATS/ERS共识：肺康复要点与进展》中介绍，肺康复适合于大多数COPD患者，非COPD患者（包括支气管扩张症、间质性肺部疾病患者等）在进行了呼吸康复疗法之后，均能使患者的情况获得显著改善，其活动耐力与生存品质亦获得了显著改善。此外，通过对肺肿瘤术后、肺减容术后和肺移植术后的肺部手术患者开展呼吸康复疗法，可降低术后并发症和促进患者术后恢复。但是年龄较大、女性、贫困，或患有糖尿病、哮喘或疼痛疾病的患者，目前不太适合转诊进行PR计划。

（二）呼吸康复前的个体化评估

呼吸康复是与患者合作的综合个性化管理策略。呼吸康复计划通常具有跨学科特征，需要多个护理者的密切合作。同时，因为COPD是一种异质性的临床综合征，患者除了合并症和并发症外，还表现出躯体、心理和功能残疾，这增加了临床表现的复杂性。故干预必须基于患者的特殊需要，基于早期的持续诊断，考虑病情严重度、复杂性以及合并症。

1.临床症状评估

对于COPD患者而言，呼吸困难是最常见的症状。美国胸科学会将呼吸困难定义为“呼吸不适的主观体验，由强度不同、定性不同的感觉组成”，即呼吸困难的主观化程度完全依赖患者的自我报告状况。因此，在PR之前、期间和之后，识别患者呼吸困难的程度并评估症状就显得极为重要。呼吸困难程度方面，可采用经过改良的英国医学研究委员会（mMRC）呼吸困难量表或Borg评分表进行评估，或采用COPD患者自我评估量表（CAT）（见表8-3）进行自我症状评估。

2.临床检查评估

通过FEV1、FEV1/FVC（%）、FEV1%等肺功能指标，判断患者通气功能受限的严重程度；动脉血气分析以及胸部影像学检查等也可进一步评估病情的严重程度。

3.运动能力评估

运动能力评价是进行肺康复项目锻炼的重要基础，每次训练前、中、后均要评价患者的运动能力，包括耐力评估和力量评估，用来评估患者的表现以及训练的有效性。可用6分钟步行试验、5次起坐试验、起立行走试验等来进行耐力评估。COPD患者的肌力明显下降，尤其是重度患者。因此，有必要在PR前后识别周围肌肉无力（包括肢体和呼吸力量），以规定适当的阻力训练负荷。手动肌肉测试（MMT）、握力测力法、计算机测力、一次重复最大（1RM）测试都可被用来测量肌力。（吸气和呼气）呼吸肌损伤是COPD患者的常见临床表现。早期发现呼吸肌无力对于预防和干预呼吸衰竭是必要的，最大吸气压（MIP）和最大呼气压是最简便的指标。

4.营养状况评估

采取体格检查和实验室检查对营养状况进行评估。体格检查通常包括BMI、手握力、三头肌皮褶厚度（TSF）检查。实验室检查包括生物电阻抗测定（BIA）、双能X线吸收法（DEXA）、细胞免疫功能、血红蛋白和白蛋白等。

5.生活质量评估

生活质量评估通常采用慢性呼吸调查问卷（CRQ）、圣乔治呼吸问卷（SGRQ）、健康相关生活质量研究问卷（HRQL）、临床慢性阻塞性肺疾病问卷（CCQ）、慢性阻塞性肺疾病评估测试（CAT）等。

6.合并症的评估

COPD患者尤其是老年患者常并发某些病症，如心血管疾病、代谢综合征及糖尿病、骨质疏松症和抑郁/焦虑、肺癌、胃食管反流病（GERD）等慢性合并症，这些合并症都将严重影响患者住院率和死亡率。因此，要在早期诊断COPD合并症并予以及时处理，以降低不良事件的发生风险。

第二节　运动训练

运动训练能够显著缓解COPD患者骨骼肌质量与力量的损失，是对COPD骨骼肌功能失调最有效的非药物干预方案之一。运动训练可改善极重度COPD患者的运动耐量和健康相关生活质量。ATS/ERS指南亦指出，COPD患者在住院期间实施肺康复会增加死亡率。COPD患者出院后3周内实施PR可降低住院率并提高生活质量，而出院后8周内实施PR可提高运动能力。因此，COPD患者有必要在早期开展肺康复运动训练。

对患者和项目结果的评估是PR实践的基本要素。在训练前，肺康复治疗师应评估患者的健康状况，如临床表现、运动能力、与健康相关的生活质量等。肺康复运动训练包括有氧运动、阻力训练、上肢和平衡训练，以及瑜伽、太极拳、吸气肌训练、全身振动训练和神经肌肉电刺激等。

运动训练对COPD患者有益，与年龄、性别、呼吸困难程度或疾病严重程度等因素无关。应推荐所有体力活动水平下降且能有效沟通的COPD患者进行运动训练。但有以下情况者不适宜进行运动训练：伴有骨关节疾病、重症肌无力、肢体残疾等影响步行的疾病；存在活动性肺结核、恶性肿瘤或者血液系统疾病者；严重心功能不全者；既往有精神疾病史；无法配合完成医务工作者所展开的各项治疗及检查操作。明显运动不耐受的患者，可考虑进行全身运动训练。

第三节　呼吸康复的禁忌证

一、呼吸康复的目的

为减轻COPD患者呼吸困难的症状，延缓疾病的进展，争取稳定甚至改善患者的病理生理状态，增强运动的耐力，进而改善患者的生理及心理状态，以逐步适应正常的社会生活，提高个体生存能力。

二、呼吸康复禁忌证

并不是所有人群都适用呼吸康复训练，如COPD合并严重心力衰竭、不稳定型心绞痛、心功能不全等心血管疾病的患者，若进行呼吸康复训练，可能导致心血管疾病急性发作，严重时会危及生命。深静脉血栓患者在呼吸康复中可引发血栓脱落，引起栓塞而危及生命。关节病变、精神异常、认知障碍、感知障碍患者多不能有效配合康复训练。近期短时间内实施了腹部手术或其他原因所致腹部条件差者，应待机体恢复至能承受呼吸康复训练时再进行康复训练。

第四节　营养不良和心理干预

一、COPD合并营养不良

（一）现状及原因

现有研究资料指出，30%～60%的COPD患者合并营养不良，而COPD患者出现营养不良常由诸多因素共同作用导致（筛选和评估恶病质的相关调查方法见表13-1），具体病因和机制目前尚未完全阐明，但已明确相关因素包括：

（1）摄入不足：体力活动减少所致的食欲减退、抑郁倾向和进食时呼吸困难等都可导致COPD患者饮食摄入不足。

（2）机体代谢消耗增加：呼吸消耗的增加导致机体处于能量高消耗状态。

（3）性别、年龄等因素：随着年龄的增长，机体各个器官机能逐渐衰退，老年人经常出现牙齿脱落、咀嚼功能明显下降，以及胃肠道消化吸收功能明显下降等特点，使得老年COPD患者更容易合并营养不良，其中女性COPD患者更容易合并营养不良。

（4）炎症因子：肿瘤坏死因子-α（TNF-α）、IL-6、IL-8、脂肪因子（如瘦素、脂联素等）等都与COPD合并营养不良相关。患有COPD的老年人如果并发肺部感染，会更容易发生营养不良，前述炎症介质明显升高。常见的导致肺部感染的危险因素包括使用呼吸机、长期卧床、患有糖尿病等。

（二）营养不良处理措施

COPD患者机体蛋白质消耗高于正常水平。如果COPD患者进食碳水化合物比例过高，就会导致二氧化碳在肺内聚集，增加机体负担，严重时甚至可导致二氧化碳潴留，不利于机体恢复。所以，高蛋白、高脂肪、低碳水化合物的营养方案通常被推荐给瘦弱的COPD患者。然而，这并不代表热量摄入越多就一定对患者越有利。研究表明，按适当的比例摄入蛋白质、脂肪和碳水化合物比单纯增加热量摄入更为重要。

1. COPD患者的营养补充疗法

虽然之前人们对COPD患者的营养补充疗法的疗效尚未统一意见，但近来的一篇报告显示，营养补充剂治疗能促进患者体重更好地恢复，提高去脂体重指数，改善呼吸肌力，从而提高COPD合并营养不良患者的运动耐力，促进机体恢复。

表 13-1 筛选和评估恶病质的调查方法

项目	NRS－200212a	MNA－SF21a，b	MUST22a	ESPEN 20158a	ASPEN/AND7a	SGA4 a	Evans 20085c	PEW 200823 d	Fearon 20116c
病因									
食物摄入减少	×	×	×	×	×	×		×	×
疾病负担/炎症	×	×	×	×	×	×	×	×	×
症状									
厌食症		×				×	×		×
虚弱		×				×	×		
标志/表型									
减肥	×	×	×	×	×	×	×	×	×
体重指数	×	×	×	×			×	×	×
瘦身/无脂肪		×		×	×	×	×	×	×
肌肉质量									
脂肪量					×	×		×	
体液潴留/腹水					×	×			
肌肉功能:握力					×	×	×		
生物化学							×	×	

注：NRS－2002表示2002年营养风险筛查；MNA－SF表示迷你营养评估量表；MUST表示营养不良通用筛查工具；ESPEN表示欧洲临床营养和代谢学会；ASPEN表示美国肠外和肠内营养学会；AND表示营养与饮食协会；SGA表示主观全球评估；PEW表示蛋白质能量消耗。a为营养不良方法，b为老年人适用，c为恶病质，d为慢性肾脏病适用。

2. 高热量疗法以外的营养补充疗法

水果和蔬菜摄入量（fruits and vegetables，FV）：在增加了FV和谷物中的膳食纤维摄入量的前提下，受试者患COPD的风险明显降低。许多研究表明，维生素C和维生素E都具有抗氧化性，维生素C和维生素E的摄入量与肺功能关系的调查显示，在健康受试者和COPD患者中，摄入较高的维生素C和（或）维生素E的受试者FEV1得到更多支持。但对于是否可以通过服用这些维生素来预防COPD的发展或恶化，目前尚未达成共识。

其他营养素的摄入量：核因子红细胞2相关因子2（nuclear factor erythroid 2-related factor 2，Nrf2）的表达减弱被认为是COPD患者氧化应激增强的一个原因。N-乙酰半胱氨酸（N-Acetyl-L-cysteine）的抗氧化作用可以降低机体氧化应激。西蓝花等十字花科植物中所含的萝卜硫素（别名：莱菔硫烷）被认为是一种强化Nrf2的重要营养物质。增强的氧化应激使组蛋白去乙酰化酶-2（Histone Deacetylase 2，HDAC2）的活性下降，组蛋白乙酰化随之增强，最终增强炎症反应和抑制HDAC2活性。

体育锻炼：通过适度的体育锻炼可以增加肺通气量，促进代谢，改善机体的营养状态，有利于机体的康复。

其他辅助方法：在营养支持的基础上给予患者氧疗，可以有效地增加患者体重，改善呼吸肌状态。

3. COPD患者营养不良的疗效评价

为了改善COPD患者的营养不良状况，摄入高热量的食物、水果和蔬菜以及维生素、氨基酸等营养物质，预防及控制感染，增加体育锻炼，可在一定程度上改善COPD患者的营养不足，延缓COPD的进展，以及抑制炎症的发生。然而，针对以上方法疗效的许多研究得出的结果尚不统一，其原因可以从以下几个方面解释：①样本量、研究设计和研究时间的不同；②疾病的严重程度和表型不同；③不同基线营养水平的COPD患者，营养补充治疗的效果可能不尽相同；④COPD患者的营养治疗效果可能会被其他可能对COPD有益的营养物质补充剂所混淆。因此，COPD患者营养不良的治疗方案需要精准个体化。

二、COPD合并心理障碍

（一）COPD合并心理障碍现状

抑郁和焦虑是COPD患者常见的重要合并症，发生率高，约占全部COPD患者的33%，部分患者甚至同时具有抑郁和焦虑倾向，严重影响患者的生活质量，通常与不良预后直接相关。抑郁和焦虑也是COPD急性加重的原因之一。

（二）COPD合并心理健康障碍原因

COPD为进行性发展疾病。随着病情进展，患者可逐步出现骨骼肌功能障碍、骨质疏松、营养不良等表现，从而导致活动耐力呈现持续下降趋势，致使患者的户外生活和社交活动逐渐变少，与社会的脱节程度逐渐加大，对家庭照护的依赖性更高。以上情况极易给患者造成巨大的心理压力，最终可能导致多种消极心理的产生，从而进一步加剧患者生理上的不适以及症状的恶化。

调查显示，病程超过5年、学历较低、病情严重、收入较低、多次住院的患者更容易出现心理方面的问题。学历较低的患者通常对病情了解欠缺，不易发觉身体异常，治疗意识不强，以至于就诊时的心态和身体状况通常都较差。收入较低的COPD患者存在很大生存和治疗的负担，以及家属不能满足患者的要求等原因都可能加重患者焦虑和抑郁的心理。另外，随着入院次数增多，患者容易对治愈失去期待，对治疗出现对抗心理，不利于疾病治疗。

（三）心理干预措施及疗效

心理干预措施可改善老年COPD合并心理问题患者的呼吸道症状和抑郁程度，减轻稳定期COPD的炎症反应。目前常见的心理干预措施包括：

1. 认知干预

健康教育：为患者讲解COPD相关知识，消除患者对疾病的恐惧心理，教育患者如何做到自我病情监测、调节情绪等。

正视心理问题：鼓励患者面对真实的自己，并主动发现自身问题，以平常心看待疾病，积极配合治疗，争取早日康复。

2. 行为干预

鼓励患者积极参加体育活动及日常社交，可以根据自己的爱好在身体可承受范围内选择运动方式，寻找适合自己的社交方式，避免与社会脱节。

养成健康的生活习惯：早睡早起；养成高蛋白、高脂肪、低碳水化合物的饮食习惯，预防低蛋白血症的发生；养花草，以改善患者心情。

3. 支持干预

家属、医护人员以及社会各层面也要及时发现患者需求并及时提供帮助，不仅限于物质支持，还要注意患者的心理需求，及时给予精神及情感支持。

总的来说，心理干预能够非常有效地缓解 COPD 患者的情绪变化，有益于患者心理层面的恢复。

（张甲翠）

参考文献

[1] WANG C, XU J, YANG L, et al. Prevalence and risk factors of chronic obstructive pulmonary disease in China(the China Pulmonary Health [CPH] study): A national cross-sectional study[J]. Lancet., 2018, 391(10131): 1706–1717.

[2] GLOECKL R, SCHNEEBERGER T, JAROSCH I, et al. Pulmonary rehabilitation and exercise training in chronic obstructive pulmonary disease[J]. Dtsch. Arztebl. Int., 2018, 115(8): 117–123.

[3] JONES A W, TAYLOR A, GOWLER H, et al. Systematic review of interventions to improve patient uptake and completion of pulmonary rehabilitation in COPD[J]. ERJ. Open. Res., 2017, 3(1): 89.

[4] AUGUSTINE A, BHAT A, VAISHALI K, et al. Barriers to pulmonary rehabilitation-A narrative review and perspectives from a few stakeholders[J]. Lung India., 2021, 38(1): 59–63.

[5] WEN J, MILNE S, SIN D D. Pulmonary rehabilitation in a postcoronavirus disease 2019 world: feasibility, challenges, and solutions[J]. Curr Opin Pulm Med., 2022, 28(2): 152–161.

[6] LEOCHICO C F D. Adoption of telerehabilitation in a developing country before and during the COVID–19 pandemic[J]. Ann. Phys. Rehabil. Med., 2020, 63: 563–564.

[7] VESTBO J, HURD S S, AGUSTÍ A G, et al. Global strategy for the diagnosis, management, and prevention of chronic obstructive pulmonary disease: GOLD executive summary[J]. Am. J. Respir. Crit. Care. Med., 2013, 187(4): 347–365.

[8] ROCHESTER C L, VOGIATZIS I, HOLLAND A E, et al. An Official American Thoracic Society/European Respiratory Society Policy Statement: Enhancing implementation, use, and delivery of pulmonary rehabilitation[J]. Am. J. Respir. Crit. Care. Med., 2015, 192: 1373–1386.

[9] STONE P W, HICKMAN K, STEINER M C, et al. Predictors of Referral to Pulmonary Rehabilitation from UK Primary Care[J]. Int. J. Chron. Obstruct. Pulmon. Dis., 2020, 15: 2941–2952.

[10] WOUTERS E F M, WOUTERS B B R E F, AUGUSTIN I M L, et al. Personalised pulmonary rehabilitation in COPD[J]. Eur. Respir. Rev., 2018, 27(147): 170125.

[11] LEE A L, HOLLAND A E. Time to adapt exercise training regimens in pulmonary rehabilitation—a review of the literature[J]. Int. J. Chron. Obstruct. Pulmon. Dis., 2014, 9: 1275–1288.

[12] ZENG Y, JIANG F, CHEN Y, et al. Exercise assessments and trainings of pulmonary rehabilitation in COPD: A literature review[J]. Int. J. Chron. Obstruct. Pulmon. Dis., 2018, 13: 2013–2023.

[13] PANAGIOTI M, SCOTT C, BLAKEMORE A, et al. Overview of the prevalence, impact, and management of depression and anxiety in chronic obstructive pulmonary disease[J]. Int. J. Chron. Obstruct. Pulmon. Dis., 2014, 13(9): 1289–1306.

[14] EMIEL F M W, REIN P, MAUD K, et al. An update on pulmonary rehabilitation techniques for patients with chronic obstructive pulmonary disease[J]. Expert Review of Respiratory Medicine, 2020, 14(2): 149–161.

[15] GAYAN R G. Relevance of nutritional support and early rehabilitation in hospitalized patients with COPD[J]. J. Thorac. Dis.,2018,10(12):1400-1414.

[16] PANERONI M, SIMONELLI C, VITACCA M, et al. Aerobic exercise training in very severe chronic obstructive pulmonary disease: a systematic review and Meta-analysis[J]. Am. J. Phys. Med. Rehabil.,2017,96(8):541-548.

[17] WEDZICHA J A, MIRAVITLLES M, HURST J R, et al. Management of COPD exacerbations: a European Respiratory Society/American Thoracic Society guideline[J]. Eur. Respir. J., 2017, 49(3): 1600791.

[18] EMTNER M, WADELL K. Effects of exercise training in patients with chronic obstructive pulmonary disease—a narrative review for FYSS (Swedish Physical Activity Exercise Prescription Book) [J]. Br. J. Sports. Med.,2016,50(6):368-371.

第十四章
慢性阻塞性肺疾病氧疗及家庭无创通气管理

长期氧疗（LTOT）是慢性低氧性呼吸衰竭患者的既定治疗方法，已被证明可以提高COPD和严重静息低氧血症患者的生存率。对LTOT治疗的支持基于近40年前发布的两项具有里程碑意义的试验，至今这些早期试验的数据和经验仍被用于开具LTOT治疗处方的基础。尽管LTOT治疗可提高COPD患者的生存率，但在患者需要LTOT时，预期寿命有限。患者易患AECOPD，在死亡率和AECOP复发方面预后较差。与活动相关的周期性低氧血症的稳定COPD患者使用氧疗为确定氧气在该人群中的作用提供了必要的数据。在COPD急性加重期的氧疗可能挽救患者生命，但给予过量的氧气也会危及生命。氧疗是COPD患者静息低氧血症的主要治疗手段。LTOT用于中度低氧血症、运动性低氧血症、夜间氧饱和度降低和姑息治疗的其他用途没有强有力的循证医学支持，尽管如此，在上述情况下患者仍需进行氧疗。

第一节　氧　疗

证据表明，加湿高流量鼻插管（HFNC）可以使呼吸阻力降低，呼吸做功负荷降低，肺顺应性改善。但HFNC主要用于急性和危重症护理环境中，用于治疗轻度至中度急性缺氧衰竭和呼吸机脱管治疗。然而，越来越多的证据表明HFNC对慢性呼吸道疾病有益。

LTOT在临床应用时需密切关注患者的依从性、安全性及不良反应等问题。临床医生可以采取多媒体互动、共享的方法，通过综合评估患者疾病病程、生理状况、生活方式和治疗偏好，制订个体化的氧疗浓度、氧疗时间以及给氧方式等。根据美国胸科协会2020年发布的一项成人慢性肺病家庭氧疗的临床实践指南，COPD伴严重慢性静息低氧血症的患者强烈建议长期使用氧疗；推荐中度慢性静息低氧血症COPD患者长期使用氧疗，而重度运动低氧血症COPD患者则建议按需使用氧疗；在外活动且在运动过程中需要>3 L/min连续流动氧气的患者，有条件的，推荐使用流动液体氧气。LTOT可提高COPD和严重低氧血症患者的生存率。如上述指南所述，不符合LTOT标准的中度低氧血症（包括孤立的夜间去饱和）尚不确定。国外一项系统综述和荟萃分析研究了家庭氧疗（LTOT或夜间氧疗）对COPD和中度低氧血症患者总生存率的影响。结果表明，在COPD和中度低氧血症患者中，家庭氧疗可能对3年死亡率几乎没有影响。因此，这些数据也表明不支持在这一患者群体中广泛使用长期家庭氧疗。

一、稳定期COPD

COPD稳定期进行LTOT可提高慢性呼吸衰竭患者的生存率。LTOT一般经鼻导管吸入，吸氧流量建议1.0～2.0 L/min，吸氧建议每天至少15小时，接受LTOT的COPD患者一般有如下标准之一：①PaO_2≤55 mmHg，或SaO_2≤88%，伴或不伴有在3周内出现2次高碳酸血症的情况；②PaO_2为55～60 mmHg，同时患者合并肺动脉高压、外周性水肿（即存在充血性心力衰竭体征），或者合并继发性红细胞增多（红细胞压积>55%）。通过LTOT治疗后，期望患者能够在静息时PaO_2≥60 mmHg和（或）SaO_2至少达到90%，这样才能够保证机体重要器官的功能以及组织的基本氧供维持生命。在LTOT过程中可能存在多种问题影响患者安全，包括：①COPD患者及其家属缺乏对LTOT的认识，因而患者很难坚持LTOT。段献荣等对进行家庭氧疗的COPD患者进行问卷调查，发现至少81.3%的COPD患者没有能力从医院或医护人员以外的途径获得家庭氧疗的相关知识，患者没有认识到LTOT在COPD长期院外治疗中的重要地位。②COPD患者家庭氧疗依从性差，患者的文化程度与依从性存在正相关关系，高学历患者对疾病的理解能力与获取相关疾病治疗信息的能力较强，更重视自我保健。此外，氧疗时间每天超过15小时对患者的日常活动或劳动都有很大的限制，患者易产生厌烦情绪，降低了患者家庭氧疗的依从性；患者的经济条件、疾病严重程度也与依从性密切相关。几乎一半的稳定期COPD患者在运动期间会出现肺功能减退。

二、急性加重期COPD

COPD患者在病程中突然出现咳嗽、咳痰变得更加频繁，呼吸困难、气短变得更严重的情况，通常被称为急性加重，这是患者反复住院的常见原因。标准院前管理包括雾化支气管扩张剂（通常由6～8 L/min的氧气驱动）、皮质类固醇和氧气。氧疗可以预防严重的低氧血症以挽救生命，正常人使用高流量氧疗会导致每分钟通气量增加（1分钟内吸入或呼出的空气量）并降低呼气末二氧化碳浓度。然而，即使病情稳定的COPD患者吸入高氧也会导致每分钟通气量减少和二氧化碳浓度增加，这可能是由于通气抑制或通气-灌注不均恶化造成的。在COPD急性加重期间使用高流量氧疗与死亡率、住院时间、通气需求和高依赖病房入院率的增加有关，额定氧疗的使用与更少的酸中毒、更低的辅助通气需求和降低死亡率有关，而且氧疗的不当使用会导致急性患者酸中毒。因此，控制性氧疗对AECOPD合并呼吸衰竭的患者具有非常重要的临床意义。治疗目标要以纠正低氧血症、保证SPO_2维持在88%～92%为基础。氧疗目标达到后，还应该动态监测患者氧合指数，从患者CO_2潴留、呼吸性酸中毒得到改善来评估。根据患者监测的血气分析结果及时调整氧疗参数，如治疗效果欠佳，应该积极寻找可能的影响因素、原因，并及时处理。

COPD急性加重期还可以选择HFNC，通过鼻插管提供加热、加湿的空气，并根据需要补充氧气，可以提供相对恒定的氧浓度、温度和湿度以及高流量的气体治疗。HFNC产生低水平的气道正压，对咽部死腔有冲刷作用，可降低吸气阻力，改善黏液清除。通过其生理效应，短期使用HFNC可改善稳定期高碳酸血症COPD患者的呼吸模式，减少高碳酸血症。

第二节　家庭无创通气

家庭无创正压通气（hNPPV）目前常用于AECOPD合并Ⅱ型呼吸衰竭的患者，这是其首选的呼吸支持方式。主要临床疗效表现在患者呼吸性酸中毒、呼吸频率、呼吸困难程度的改善等方面，可减少患者插管次数，缩短患者住院时间，降低死亡率，减少有创通气的相关并发症（如气道损伤、呼吸机相关肺炎等）的发生率。hNPPV主要使用无创家用机械呼吸机（HMV）和双水平气道正压（BPAP）设备通过无创接口（如紧密贴合的面罩）进行机械通气。BPAP机器通常提供压力定向通气，较新的设备可能还具有额外的呼吸机模式和监测功能，BPAP机器也可以称为呼吸辅助设备。HMV机器能够提供压力目标、体积目标和/或体积预设通风，HMV通常是气管切开术（侵入式接口）患者的首选机器，但也可通过非侵入式接口（紧密贴合的面罩）用于患者。与BPAP机器相比，HMV通常具有额外的通气模式、监测、呼吸机控制以及安全、报警和备用电源功能。

合理规范的操作可以保证NPPV的疗效，提高患者的耐受性及依从性，包括接口的合理选择，呼吸机与患者连接的舒适性、密封性和稳定性，操作流程和参数设置与调节等。合理设置hNPPV的参数对疗效有显著的影响。有证据支持采用降低$PaCO_2$基础水平的20%，或者$PaCO_2$降低至48 mmHg的参数设置标准，或采用“高强度”通气策略（吸气压滴定到20～30 cmH_2O，1 cmH_2O=0.098 kPa），可以提高临床治疗效果。

在临床应用时，COPD加重期使用hHPPV治疗的适应证主要有：呼吸性酸中毒（动脉血pH值≤7.35和$PaCO_2$≥45 mmHg）、严重呼吸困难、常规氧疗或HFNC治疗不能纠正的低氧血症者等。相对禁忌证如下：呼吸抑制或停止、心血管系统严重疾病（低血压、心律失常、心肌梗死等）、嗜睡甚至昏迷、不能配合者，易误吸者（吞咽反射异常，严重上消化道出血），痰液黏稠不能排出者，近期曾行面部或胃食管手术者，头面部外伤、鼻咽部通道异常者等。

第三节　其他治疗

随着NIPPV的使用增加，COPD加重期患者对有创机械通气的需求显著减少。但由于各种原因，COPD患者可能会出现急性呼吸衰竭，需要进行有创机械通气。在积极的药物和NPPV治疗条件下，若患者病情进行性恶化，合并严重的酸碱失衡和（或）意识障碍时，应及时进行有创机械通气治疗。呼吸衰竭最常见的病因是COPD加重，其次是肺炎，21%的重度COPD患者呼吸衰竭的病因没有明确定义。随着对COPD患者加重期机械通气研究的深入，自主呼吸试验的广泛应用和危重患者镇静的最小化，机械通气的持续时间和ICU住院时间也显著减少。Gadre等人的研究表明，重度COPD患者发生急性呼吸衰竭需要机械通气的全因死亡率为25%，这组患者的ICU死亡率（25%）与报告的所有危重患者的机械通气死亡率非常相似。研究还发现，COPD加重组的ICU死亡率仅为9%，但该组患者的住院死亡率为17%。因此，当重症COPD患者从ICU转出时需要密切监测其病情变化。对COPD加重组来说，机械通气的持续时间比传统所需时间要短得多，同时严重COPD的存在不会对这些患者成功脱离机械通气的能力产生不利影响，反而COPD加重组需要机械通气的时间更短（2天）。

COPD急性加重期启动有创机械通气的指征主要包括：不能耐受NPPV治疗，或NPPV治疗失败，或存在NPPV应用禁忌证；呼吸、心跳停止；意识状态下降，镇静药物无法控制烦躁不安；严重误吸或反复呕吐；持续性气道分泌物排出困难；恶性心律失常；补液或血管活性药物都无法纠正的血流动力学不稳定；严重低氧血症（PaO_2<40 mmHg或PaO_2/FiO_2<200 mmHg），且患者不能耐受HPPV；严重的呼吸性酸中毒（pH<7.25）及高碳酸血症导致呼吸抑制或骤停；严重心血管系统疾病（低血压、休克、心力衰竭等）等。

与稳定期COPD患者相比，AECOPD患者气道阻力高，呼吸肌负荷重，可严重影响肺通气功能，呼吸衰竭持续进展时需机械通气来及时干预。有证据提示，早期（≤6 h）的有创机械通气治疗可以更好地促进肺泡复张，过长时间的延误治疗可导致撤机困难、插管时间延长和人机对抗等。国内有研究也佐证了早期（≤6 h）有创机械通气治疗可以缓解患者痰液引流不畅。AECOPD合并重度呼吸衰竭患者，早期的有创通气能够改善$PaCO_2$、PaO_2水平，缩短机械通气及ICU住院时间，值得临床推广。临床上，机械通气治疗的应用也并不总是成功的。柳士勋等人通过回顾性分析57例COPD急性加重伴呼吸衰竭患者的临床资料，发现AECOPD伴呼吸衰竭患者的血清N端脑钠肽前体（N-terminal pro-brain natriuretic peptide，NT-proBNP）的高表达、基础疾病的并发以及低pH值在其机械通气治疗失败中都是独立的影响因素（OR>1，$P<0.05$），其中可能的原因有：①血清NT-proBNP高表达通常反映患者的基础心功能不全，尤其是左心功能，容易引起血液流动性不稳定，从而可能导致通气治疗失败；②患者合并的常见基础疾病，尤其是糖尿病、高血压等，可对血管内皮功能造成损伤，因而对机械通气治疗产生不利影响；③血气分析显示低pH值主要反映患者体内二氧化碳潴留情况，严重的二氧化碳潴留可加重意识障碍、呼吸抑制、血流动力学异常等，最终加重患者病情，导致机械通气治疗失败。因此，在选择有创机械通气治疗时需兼顾疗效与患者整体病情评估，而在终末期COPD患者启动有创机械通气治疗的同时，还必须充分考虑患者的生存期、预后及患者本人和家属的意愿，以及医院是否具备重症监护设施及医护团队。

有创机械通气治疗常用的通气模式有以下几种：辅助控制模式（A/C）、同步间歇指令通气（SIMV）、压力支持通气（PSV）和SIMV与PSV联合模式。COPD患者通常存在内源性呼气末正压（PEEP），容易出现吸气功耗增加和人机不协调。因此，临床应用时可以常规给予适当的外源性PEEP，推荐压力一般不超过内源性PEEP的80%。COPD急性加重患者的有创机械通气治疗后撤机可能会遇到阻碍，早在2000年王辰院士团队便探索了早期拔管和序贯无创机械通气（MV）治疗COPD伴重度高碳酸血症型呼吸衰竭的可行性和疗效。团队通过对22例因肺部感染（肺炎或化脓性支气管炎）导致严重高碳酸血症型呼吸衰竭的插管COPD患者进行研究，当患者肺部感染得到显著控制后拔管（定义为早期拔管），结果发现，在因肺部感染和高碳酸血症呼吸衰竭而需要插管和MV的COPD患者中，早期拔管后开始无创MV可显著减少有创和总的通气支持时间，减少VAP风险和ICU住院时间。随后，国内逐步有学者开展了多项研究，评价了有创无创序贯机械通气治疗COPD呼吸衰竭的疗效及安全性，均提示序贯治疗可以有效减少机械通气时间及患者住院时间，同时可以降低呼吸机相关肺炎（ventilator associated pneumonia，VAP）的发生率及院内死亡率，值得临床推广应用，尤其是对于COPD合并Ⅱ型呼吸衰竭的患者疗效肯定。2021年国内有学者通过对某呼吸重症监护室（RICU）连续收治的AECOPD患者进行入组筛查，研究探讨了AECOPD导致严重呼吸衰竭（SRF）患者早期拔管后立即使用序贯HFNC和NIPPV的优缺点，试验期间HFNC或NIPPV序贯失败的患者进行再次气管插管。结果提示，对于AECOPD所致SRF的早期拔管患者，序贯HFNC的依从性增加，并发症显著减少，但最终效果可能比序贯NIPPV更差。因此，针对实际临床应用，医生仍需考虑得更加全面、系统，才能制订出更加个体化的呼吸支持治疗方案。

（曾双、魏海东）

参考文献

[1] LACASSE Y, CASABURI R, SLIWINSKI P, et al. Home oxygen for moderate hypoxaemia in chronic obstructive pulmonary disease: a systematic review and Meta-analysis[J]. Lancet. Respir. Med., 2022, 10(11): 1029-1037.

[2] ALISON J A, MCKEOUGH Z J, LEUNG R, et al. Oxygen compared to air during exercise training in COPD with exercise-induced desaturation[J]. Eur. Respir. J., 2019, 53(5): 1802429.

[3] BONNEVIE T, ELKINS M, PAUMIER C, et al. Nasal high flow for stable patients with chronic

obstructive pulmonary disease: a systematic review and Meta-analysis[J]. COPD,2019,16:368-377.

[4] NAGATA K, HORIE T, CHOHNABAYASHI N, et al. Home high-flow nasal cannula oxygen therapy for stable hypercapnic COPD: a randomized clinical trial[J]. Am. J. Respir. Crit. Care. Med., 2022,206(11):1326-1335.

[5] 中华医学会呼吸病学分会呼吸危重症医学组,中国医师协会呼吸医师分会危重症医学工作委员会.成人经鼻高流量湿化氧疗临床规范应用专家共识[J].中华结核和呼吸杂志,2019,42(2):83-91.

[6] STORGAARD L H, HOCKEY H U, LAURSEN B S, et al.Long-term effects of oxygen-enriched high-flow nasal cannula treatment in COPD patients with chronic hypoxemic respiratory failure[J]. Int. J. Chron. Obstruct. Pulmon. Dis.,2018,16(13):1195-1205.

[7] WILSON M E, DOBLER C C, MORROW A S, et al. Association of home noninvasive positive pressure ventilation with clinical outcomes in chronic obstructive pulmonary disease: A systematic review and Meta-analysis[J]. JAMA,2020 ,323(5):455-465.

[8] ERGAN B, OCZKOWSKI S, ROCHWERG B, et al. European Respiratory Society guidelines on long-term home non-invasive ventilation for management of COPD[J]. Eur. Respir. J., 2019, 54(3) 1901003.

[9] MURPHY P B, HART N.Home non-invasive ventilation for COPD: how, who and when? [J]. Arch Bronconeumol,2018,54(3):149-154.

[10] ZHOU L, LI X, GUAN L, et al. Home noninvasive positive pressure ventilation with built-in software in stable hypercapnic COPD: a short-term prospective, multicenter, randomized, controlled trial [J].Int. J. Chron. Obstruct. Pulmon. Dis.,2017,12:1279-1286.

[11] MURPHY P B, REHA L S, ARBANE G, et al. Effect of home noninvasive ventilation with oxygen therapy vs oxygen therapy alone on hospital readmission or death after an acute COPD exacerbation: A randomized clinical trial[J]. JAMA,2017,317(21):2177-2186.

[12] STRUIK F M, SPROOTEN R T, KERSTJENS H A, et al. Nocturnal non-invasive ventilation in COPD patients with prolonged hypercapnia after ventilatory support for acute respiratory failure: A randomised, controlled, parallel-group study[J]. Thorax, 2014, 69(9):826-834.

[13] WEIR M, MARCHETTI N, CZYSZ A, et al. High intensity non-invasive positive pressure ventilation(HINPPV)for stable hypercapnic chronic obstructive pulmonary disease(COPD)patients[J]. Chronic Obstr Pulm Dis. ,2015,2(4):313-320.

[14] LDUIVERMAN M L, MAAGH P, MAGNET F S, et al. Impact of High-Intensity-NIV on the heart in stable COPD: A randomised cross-over pilot study[J]. Respir. Res.,2017,18(1):76.

[15] GADRE S K, DUGGAL A, MIRELES-CABODEVILA E, et al.Acute respiratory failure requiring mechanical ventilation in severe chronic obstructive pulmonary disease(COPD)[J]. Medicine(Baltimore),2018,97(17):e0487.

[16] 方国强 ,万秋风 ,田雅洁,等.AECOPD致严重呼吸衰竭患者早期拔管后序贯经鼻高流量湿化氧疗与无创正压通气的优劣比较[J]. 中华危重病急救医学,2021,33(10):1215-1220.

第十五章 疫苗接种

COPD的特征是慢性炎症，可导致不可逆的气流阻塞和肺功能进行性下降，COPD给全球医疗保健系统带来巨大负担。据估计，在英国，每名患者每年的COPD医疗保健服务费用为1 639.08英镑，其中主要部分是由急性加重导致住院所产生的费用。COPD已成为世界上第三大死亡原因，仅次于心血管疾病。COPD的急性加重主要是由呼吸道病毒感染所致。

COPD急性加重最常见的原因是呼吸道感染，疾病急性发作与季节性变化有关，在呼吸道病毒传播较多的冬季多发。在正常的肺组织内，自身固有防御系统可以保护下呼吸道免受感染侵袭。然而，COPD患者气道的病理变化为细菌定植提供了理想的条件。杯状细胞增生和黏膜下腺增生导致黏液分泌过多，使COPD患者更容易受到细菌感染。即使在戒烟后，感染和炎症也可能持续存在，这为急性病毒感染提供了可能。以前认为，只有小部分急性加重是由病毒感染引起的，但通过聚合酶链反应技术发现，病毒感染可占COPD急性加重病因的50%，其中流感病毒感染高达28%。虽然鼻病毒是COPD急性加重的最常见原因，但流感也是COPD急性加重的常见病原体，而且病毒感染是COPD死亡和发病的主要因素。COPD急性加重表现为患者呼吸道症状的急性恶化超出正常变化，需要更换药物进行治疗。急性加重导致肺功能下降速度加快，生活质量下降，1年死亡率增加。

第一节 流感疫苗

COPD患者更容易罹患流感。COPD等合并症的存在会影响感染的严重程度和发生流感相关并发症的风险，例如肺炎和继发性细菌感染。COPD的严重程度是感染预后的主要因素，严重程度增加，低氧血症和高碳酸血症提示COPD患者预后不良。

接种流感疫苗可使流感发病率降低约60%，住院率降低约40%。除了预防流感，三价流感疫苗（TIV）还能使流感并发症（如肺炎）的发生率降低约80%。TIV还与降低其他重要死亡原因的发生率有关，如脑梗死和糖尿病。因此，流感疫苗接种已被确立为COPD管理的关键干预措施。

流感疫苗常用的有两种：TIV和减毒流感疫苗（LAIV）。TIV是一种非活性疫苗，包含三种病毒株［典型的总血凝素（HA）蛋白含量为45 μg］，包括15 μg H_1N_1、15 μg H_3N_2和15 μg乙型流感病毒株。TIV通常肌肉注射给药一次。与TIV不同，LAIV含有减毒活病毒，通过鼻内给药。LAIV包含三种减毒活病毒株，通过鼻内喷雾直接作用于呼吸道。LAIV的生产依赖于病毒基因组的重组，包括编码HA和神经氨酸酶（NA）的基因。对流感的免疫是通过模仿自然感染从而导致局部炎症反应。尽管个体对LAIV产生更持久的免疫反应，但由于其仅适用于5～49岁的人群，因此，TIV仍然是最常用的流感疫苗制剂。一项随机对照试验比较了LAIV与TIV的疗效，表明LAIV对儿童（6个月～17岁）更有效，但在17岁以上的人群中，TIV疗效优于LAIV。由于LAIV的给药年龄段短，因此选择TIV作为COPD患者的疫苗接种。此外，作为一种依赖于病毒复制的疫苗，LAIV可诱发气道炎症，促进COPD进展。四价流感疫苗（QIV）包含两种甲型流感病毒株和两种乙型流感病毒株。

流感病毒具有两种主要的外部结构抗原——HA和NA。HA是一种糖蛋白，可使流感病毒与人体的关键靶标——呼吸道上皮细胞结合。NA是一种酶，能够从受感染的宿主细胞中释放出来。抗原呈递细胞如巨噬细胞和树突状细胞，将流感抗原肽呈递给B细胞和 $CD4^+$ T淋巴细胞。这些细胞从幼稚细胞分化为记忆细胞，或是扩增活跃的记忆细胞和分泌抗体B淋巴细胞，产生针对流感HA和NA的抗体。B淋巴细胞响应HA和NA产生免疫球蛋白依赖于浆母细胞的发育，并通过中和病毒颗粒、防止病毒附着到上皮细胞和防止感染，最终释放新的病毒来提供针对流感病毒的免疫保护。

衡量免疫接种是否成功的方法是测量对流感疫苗的免疫反应。一般情况下，产生足够浓度的抗HA和NA抗体可提供免疫保护。因此，抗HA抗体滴度测定用于评估是否已经实现了免疫保护。接种疫苗后90%的健康年轻人血清抗体滴度增加4倍，被认为是对疫苗的成功免疫反应，这也是衡量潜在疫苗效力的一种方法。与未接种疫苗的患者相比，接种疫苗的患者流感发病率显著降低。尽管老年人群实现了血清滴度的增加，但他们经常出现流感样疾病，这表明抗体水平并不总是转化为临床保护。此外，研究发现，与未接种流感疫苗的老年人相比，接种疫苗后发生流感的老年人的血清抗体滴度没有显著差异。

澳大利亚的一项观察性研究发现，90%的健康受试者对TIV有反应，而COPD患者中只有43%的患者出现血清抗体滴度增加。进一步分析发现，COPD患者的IL-21浓度显著低于对照组。这种对TIV的免疫反应减弱与适应性免疫而非先天免疫有关，特别是涉及B淋巴细胞功能。但这项研究有一定的局限性。首先，疫苗接种前的血液样本仅取自一些队列，并非所有参与者在研究之前都曾接种过流感疫苗。因此，比较健康对照和COPD患者之间免疫反应的范围有限。

Cochrane系统评价了11项试验的结果，以确定流感疫苗对COPD患者的疗效。结果发现，接种灭活流感疫苗的COPD患者每年的恶化次数明显少于使用安慰剂的COPD患者。因此，流感疫苗降低了流感相关呼吸道感染的发病率。Howells等研究发现，与安慰剂相比，流感疫苗在预防COPD早期恶化方面没有显著的统计学差异，但重度COPD恶化率显著降低。Ting等人比较了接种疫苗和未接种疫苗的COPD患者急性加重的发生率，发现接种疫苗可显著降低COPD患者急性加重的发生率。

此外，几项研究评估了TIV与疫苗（最常见的是肺炎球菌疫苗）联合使用的有效性。Furumoto等人研究发现，流感和肺炎球菌疫苗联合使用可有效预防COPD患者的急性加重次数。另一项研究比较了流感疫苗与肺炎球菌疫苗对COPD患者的保护作用，发现TIV可有效降低COPD患者的死亡率，但肺炎球菌疫苗却不能降低COPD患者的死亡率。在加拿大进行的一项研究发现，TIV在降低流感相关呼吸道疾病发病率方面的效果达76%。这些研究表明，注射流感疫苗对预防COPD急性加重是一项有效的干预措施。

在评估TIV对COPD患者的疗效时，另一个需要考虑的重要因素是HA的浓度。正常成人剂量的TIV每株含有15 μg HA，因此总共含有45 μg HA。在泰国进行的一项双盲多中心随机试验发现，TIV在预防COPD患者流感相关急性呼吸道疾病方面的有效性达76%，但它使用的疫苗浓度是典型TIV的两倍。Izurieta等人在《柳叶刀》上发表的回顾性队列分析研究支持增加TIV剂量后可有效降低感染风险这一结论。研究发现，高剂量TIV含有60 μg HA抗原，约为标准剂量的四倍，高剂量TIV在预防所有年龄组流感感染比标准剂量高出22%。因此，在COPD患者中使用更高剂量的TIV疫苗能更有效地预防流感引起的急性加重。

流感病毒感染仍然是健康的威胁，也是季节性发病和死亡的重要驱动因素。COPD患者是最容易受到流感感染影响的群体。因此，依赖TIV疫苗策略对预防CODP急性发作发挥着重要作用。

第二节　肺炎球菌疫苗

COPD患者更容易发生呼吸道感染，原因在于他们的黏液纤毛清除机制受损，并且患者气道中介导细菌和病毒附着的特定细胞黏附分子增加。与正常对照组相比，COPD患者和吸烟者的血小板黏附因子受体（肺炎链球菌和非典型流感嗜血杆菌的细胞黏附分子）和ICAM1（鼻病毒的细胞黏附分子）的表达显著升高。这些蛋白质水平升高可能会增加呼吸道感染和细菌定植的风险。此外，某些治疗方法，例如吸入皮质类固醇，会进一步增加COPD患者患肺炎的风险，这种风险随着药物剂量的增加而增加。

预防COPD患者病情加重是控制COPD发作的主要目标。急性加重的主要诱因包括LRTI、环境污染物、污染以及对肺康复方案或长期氧疗的依从性差。然而，大约2/3的恶化与细菌或病毒LRTI或肺部细菌定植有关，并且与这些感染相关的微生物谱似乎因疾病严重程度而异。在一项针对住院COPD患者的研究发现，链球菌属在气道阻塞较轻的患者中更为普遍，而嗜血杆菌属、肠杆菌科和假单胞菌属在中度CODP患者中更普遍。这一发现表明，特别是轻度气流受限的患者，应该考虑接种肺炎球菌疫苗。

尽管对于是否应将肺炎视为AECOPD的病因或鉴别诊断存在一些争论，但肺炎诱发的AECOPD往往比非肺炎诱发的AECOPD病情更加严重。研究发现，与非肺炎AECOPD患者相比，肺炎AECOPD患者的住院死亡率和90天死亡率显著升高。一项对塞尔维亚流调的研究发现，在入院24小时内死亡的COPD患者中，肺炎是继心力衰竭（37%）之后经尸检确认的第二常见病因（28%）。

COPD给全球经济带来严重的负担，COPD患者以及其他有多种合并症的患者发生肺炎球菌性肺炎的风险和频率比没有合并症的健康成人高很多倍。细菌性肺炎感染是COPD患者呼吸道疾病的主要原因。与非肺炎性COPD患者相比，这些感染的结果往往更严重且更致命，导致住院时间更长、总花费更高。预防COPD患者的肺炎可以为这些患者以及社区带来益处。

肺炎球菌病可引起许多感染，包括脑膜炎、肺炎、菌血症、支气管炎、鼻窦炎和中耳炎等。肺炎是成人肺炎球菌疾病最常见的表现。

肺炎链球菌根据生物体上荚膜多糖的存在进行分类。目前，已鉴定出90多种不同的肺炎链球菌血清型。每个生物体根据免疫学相似性分为46个不同的亚组。虽然侵袭性肺炎球菌疾病可能发生于所有血清型，但近60%的病例是由相同的23种血清型引起的。此外，某些血清型似乎更常从特定器官系统中分离出来。例如，血清型1和3在肺炎中更常见，而血清型6、10和23则在脑膜炎中更常见。肺炎链球菌血清型疾病的病因也存在区域差异。荟萃分析表明，从患有侵袭性肺炎球菌疾病的幼儿中分离出的血清型在地理方面存在显著差异。此外，血清型14是全世界最常见的分离株，50%的个体分离出血清型1、5、6A、6B、14、19F和23F。

第一种肺炎球菌疫苗于1977年在美国获得食品和药物管理局（FDA）的批准。该疫苗包括

14种血清型。在美国引入肺炎球菌疫苗后，免疫功能正常的儿童和成人的侵袭性肺炎球菌疾病发病率一直在下降。20～39岁组发病率下降32%，40～64岁组发病率下降8%，65岁及以上人群组发病率下降18%。在原有的肺炎球菌疫苗基础上增加了额外的血清型，形成了肺炎球菌多糖疫苗23价（PPSV23）。PPSV23涵盖了血清型1、2、3、4、5、6B、7F、8、9N、9V、10A、11A、12F、14、15B、17F、18C、19F、19A、20、22F、23F和33F等。许多公共卫生机构向≥65岁的成年人和其他高危人群推荐23价疫苗（PPV23）。肺炎球菌疫苗接种（主要是PPV23）与COPD患者发生CAP和AECOPD的统计学显著疗效相关。总之，PCV往往比PPV具有更一致的免疫原性，并增加抗肺炎球菌免疫反应的持续时间和记忆力。接种PPV会产生仅限于B细胞刺激和抗体产生的免疫反应。相比之下，PCV含有与免疫原性载体蛋白共价连接的肺炎球菌多糖抗原，它们共同诱导T细胞依赖性体液免疫反应，并刺激T细胞帮助B细胞产生针对疫苗的抗体产生免疫记忆。这些特征可以改善初始免疫反应的幅度和持续时间，并有可能使免疫系统对随后接触疫苗型（VT）肺炎球菌菌株做出更有效的反应。在将体液免疫反应与PCV和PPV在正常未接种疫苗的成年人或老年人中进行比较的研究中，PCV的短期免疫球蛋白和功能性抗体反应通常更好。这在COPD患者中也得到了证实，功能性抗体反应持续至少2年。然而，在一些研究中，接种PCV或PPV23的老年人的体外B细胞特异性反应在接种后或6个月后没有显著差异。在健康成人中，PPV23的长期免疫反应在基线以上长达10年，但通常建议在5年后进行加强免疫。未见PCV在正常健康成人中超过2年的长期免疫原性，但已知在HIV阳性成人中显著的免疫反应可持续长达5年。

当前的欧洲呼吸学会和欧洲临床微生物学和传染病学会指南建议：仅将PPV23用于老年人和具有肺炎球菌疾病危险因素的成年人，例如年龄≥65岁、充血性心力衰竭、COPD和肺炎病史者。国际上的许多CRD指南都缺乏关于肺炎球菌疫苗接种的具体建议。对于COPD患者，当前GOLD指南建议接种肺炎球菌疫苗，其中提到PCV13的免疫原性增加，但并未明确提出是否优于PPV23。

LRTIs是急性加重的重要触发因素，所以在COPD患者中预防它们也有助于预防急性加重，急性加重的早期预防对于预防疾病进展和并发症至关重要。在COPD的自然病程中，每次急性加重都与后续加重的风险增加有关，这种加重的发生频率和严重程度往往更高。众所周知，患者会进入感染、恶化和疾病进展的恶性循环。每次加重时，可能会出现进一步的组织破坏和功能障碍，同时黏液纤毛清除率恶化和细菌定植增加，这些都会增加发生LRTI和再次加重的风险。通过比较CAP发作后COPD患者与未发生CAP的COPD患者的恶化频率，进一步证实了这一观点。有CAP的患者与没有CAP的患者相比，在患CAP后第1年的COPD的恶化风险高1.5倍。

对患有潜在危险因素（如COPD或CRD）的肺炎球菌疫苗疗效研究的回顾发现，疫苗对任何原因CAP的疗效差异很大，年龄≥50岁的CRD成人肺炎球菌疫苗的有效性为38%～43%，总疗效为29%。在一项针对596名COPD患者的随机对照试验中，PPV23对CAP的疗效在65岁以下的患者中为76%，在有严重气流阻塞（<40% FEV1）的患者中有效性达48%，两个因素结合效果最强，有效性达91%。在一项PPV23与流感疫苗联合预防成人CRD患者急性加重的研究中，PPV23+流感疫苗接种组的急性加重频率显著低于单独接种流感疫苗组，并且有时PPV23在COPD患者中具有显著的累加效应。一项Meta及两项随机试验的分析显示，与安慰剂相比，季节性流感疫苗在预防COPD患者病情加重方面具有显著疗效。如果流感疫苗与PPV23同时接种，这两种疫苗在降低肺炎住院率、死亡率、流感死亡率和肺炎死亡率风险方面提供了叠加效应。

肺炎球菌感染是导致COPD患者CAP和急性加重的重要因素，肺炎球菌疫苗和流感疫苗一起接种可能具有显著的预防作用。在COPD病程早期接种疫苗有助于维持稳定的健康状况，但仍需进一步论证。尽管肺炎和肺炎球菌感染的负担很大，但CRD-COPD患者仍需要接种疫苗。仍需要提高肺炎球菌疫苗的接种覆盖率和接种意识。作为公众医疗信息的主要来源，医生需要更有效地向患者（尤其是COPD患者）宣传PCV疫苗接种的益处。

第三节　百白破疫苗

一、百日咳及疫苗

百日咳是一种由百日咳鲍特菌（*B. pertussis*）引起的高度传染性呼吸道疾病，可直接由感染者传染给易感者。细菌附着在呼吸道上皮细胞的纤毛上后，会产生对免疫系统有全身影响的毒素，使纤毛运动受限，并引起呼吸道炎症，进而抑制肺部分泌物的清除。百日咳鲍特菌被认为是一种非侵入性病原体。然而，最近的研究表明，该细菌可以进入某些呼吸道细胞，如肺泡巨噬细胞和上皮细胞，引起一系列的临床症状。

百日咳的特点是初始期分泌大量黏液，在感染后7～10天患者出现轻度发热、流鼻涕和咳嗽等症状。在典型情况下，疾病逐渐发展到阵发期，百日咳患者表现出明显的“百日咳”，疾病恢复期可能持续数月。在婴儿和儿童中，百日咳可导致显著的并发症。此外，严重时淋巴细胞增多症可引起顽固性肺动脉高压、呼吸衰竭，最终导致死亡。

成年人百日咳没有典型的症状，诊断比较困难。临床上百日咳通常表现为长期咳嗽，儿童时期接种过疫苗的人咳嗽症状较轻。青少年和成人患者可出现百日咳并发症，如鼻窦炎、中耳炎、尿失禁、肺炎、体重减轻、肋骨骨折和晕厥等。

百日咳主要影响1～9岁的儿童。然而，在20世纪40年代后期引入全细胞百日咳（wP）疫苗后，百日咳发病率及死亡率大幅下降。1990年，wP疫苗被更明确的单组分或多组分无细胞百日咳（aP）疫苗所取代，其目的是提高安全性并减少副作用。由于wP或aP疫苗不能对百日咳提供终生免疫，百日咳病例数和流行周期有所增加。这充分证明，尽管疫苗覆盖率很高，但百日咳杆菌感染尚未得到充分控制。年龄较大的儿童、青少年和成人，尤其是年龄大于65岁或有COPD等合并症的患者百日咳发病率不断上升。这些受感染的人群是未完全免疫或根本未免疫的幼儿的传播源，并且更容易出现与百日咳相关的并发症，甚至死亡。

为了应对这一威胁，某些西方国家已经实施了为期10年的百日咳加强疫苗接种计划，并且建议为孕妇以及可能与新生儿接触的其他人接种抗原含量降低的白喉-破伤风-无细胞百日咳（Tdap）疫苗。

初步研究表明，与非COPD患者相比，COPD患者患百日咳的风险增加。Bonhoeffer等人对32名慢性支气管炎急性发作（AECB）的患者使用鼻咽拭子进行培养、聚合酶链反应和血液样本进行血清学检查，评估是否存在鲍特菌感染。研究发现，其中8名患者（31%）对鲍特菌感染呈血清阳性，5名患者（19%）是由百日咳杆菌引起的。一项病例对照研究比较了90名COPD患者和同等数量的非COPD对照患者百日咳杆菌的血清阳性率，发现COPD与抗百日咳毒素PT IgA血清学阳性之间没有显著关联，表明近期未感染百日咳。相反，COPD和抗PT IgG血清学阳性之间存在统计学显著相关性，这意味着COPD患者既往曾感染过百日咳，表明存在持续的亚临床感染。虽然研究人员无法辨别百日咳血清阳性率与COPD严重程度之间的关联，但百日咳杆菌的定植可能是COPD发展的潜在危险因素。

成人适应性和体液免疫的年龄相关变化导致免疫功能衰退，即针对某些疾病的免疫反应减弱。这些变化不仅会导致其成为易感人群，还会导致他们成为病原体的储存库，感染那些无法接种疫苗的人。COPD等疾病会提高对传染性病原体的易感性，这些病原体反过来会导致COPD患者疾病恶化。

二、白喉与COPD

呼吸性白喉是一种由白喉棒状杆菌产毒菌株引起的急性传染性疾病，这些菌株是非运动、非包膜、棒状的革兰阳性杆菌。产生毒素的溃疡棒状杆菌也可引起类似白喉的疾病。接种含有白喉类毒素的疫苗（即DTaP、DT、Tdap或Td）可预防白喉。白喉梭菌产毒菌株可在鼻咽或皮肤损伤处繁殖和产生白喉毒素而导致易感人群患病。呼吸性白喉的典型特征是灰色的假膜牢固地黏附在鼻咽、扁桃体或喉部的黏膜上。假膜延伸到气管-支气管树，可能会导致气道阻塞，严重时患者窒息死亡。此外，白喉毒素的全身传播可引起毒素介导的心脏和神经系统并发症。

NHANES Ⅲ期的分析表明，只有60%的总体人群样本对白喉有免疫力（定义为抗白喉类毒素浓度>0.1 IU/mL）。这种免疫力随着年龄的增长而逐渐下降，从6～11岁的91%和12～19岁的80%到60～69岁的30%。对白喉免疫取决于感染时是否存在针对白喉毒素的抗体。新生儿通过胎盘传递的母体抗体可以在最初几个月提供被动免疫。意大利8个城市收集的白喉血清流行率数据显示，随着年龄的增长，具有保护性抗白喉抗体滴度的受试者比例逐渐降低，大约1/3的受试者（年龄>60岁）抗毒素水平低于保护浓度。在奥地利进行的一项研究发现，65%的年龄>60岁的受试者在接种加强疫苗时没有保护性白喉抗体滴度。

三、破伤风与COPD

破伤风是一种危及生命但可通过疫苗预防的疾病，由破伤风梭菌产生的强效神经毒素引起。该生物体是一种普遍存在的、形成孢子的、能运动的革兰阳性杆菌，主要聚集在土壤和动物粪便中。*C. tetani*孢子通过皮肤或黏膜的裂口或者伤口进入人体。破伤风梭菌孢子的萌发发生在厌氧条件下，例如在由深刺伤或钝伤引起的坏死组织中。*C. tetani*杆菌是一种强大的外毒素，与神经组织不可逆地结合并导致骨骼肌痉挛和僵硬。破伤风梭菌的直接人际传播不会发生。

从受伤到出现破伤风症状的潜伏期为3～21天，中位期为7天。潜伏期取决于伤口的严重程度和部位。潜伏期越短，疾病越严重，预后越差；较长的潜伏期与离中枢神经系统最远的损伤有关。病程多变，但在消退之前通常会持续≥4周。恢复期通常很长，恢复后可能会出现长期的神经系统后遗症以及智力和行为异常。破伤风的病死率在婴儿和老年人中最高，如果没有高质量的医疗护理，病死率可高达100%。

破伤风主要发生在老年人中，且随着患者年龄的增加对破伤风的免疫功能下降。2001至2016年国家法定传染病监测系统（NNDSS）报告了3例新生儿破伤风病例和459例非新生儿破伤风病例。非新生儿病例的中位年龄为44岁（年龄范围为2～95岁），其中，60%的病例是男性。≥65岁的人患破伤风和死亡的风险高于65岁以下的人。破伤风几乎只发生在未接种疫苗或未充分接种疫苗的人或疫苗接种史未知或不确定的人身上。对破伤风毒素的免疫力很少是自然获得的，但可以通过使用含有破伤风毒素的高效疫苗（即DTaP、DT、Td或Tdap）来预防破伤风。破伤风是直接从环境中获得的，因此不可能进行群体免疫。

根据COPD患者对感染的易感性和不断发展的临床证据，GOLD和CDC推荐慢性呼吸道疾病患者的疫苗接种计划。慢性病患者尤其是COPD患者接种疫苗可预防疾病的风险增加。基于人群的研究结果表明，COPD患者，尤其是老年患者，在接种这些疫苗后患心脏病的风险降低。对于百白破的预防，CDC推荐19岁或以上未接种过Tdap疫苗的成年人接种单剂Tdap，这也适用于COPD患者。值得注意的是，17%的患者仍然易感染破伤风，71%的患者易感染白喉，54%的患者易感染低滴度的百日咳。这可能是由于疫苗接种覆盖率低、年龄或疾病和治疗对疫苗免疫力的影响。我们建议密切跟踪慢性病患者的疫苗接种状况，并提倡通过普遍的疫苗接种计划和直接接触者的疫苗接种来提供额外的间接保护。

（张德刚）

参考文献

[1]HSU A, STARKELY M, HANISH I, et al.Targeting PI3K-P110A suppresses influenza virus infection in chronic obstructive pulmonary disease[J].Am. J. Resp. Crit. Care. Med., 2015, 191:1012-1023.

[2]DARVISHIAN M, BIJLSMA M, HAK E, et al.Effectiveness of seasonal influenza vaccine in community-dwelling elderly people: A meta-analysis of test-negative design case-control studies[J].Lancet. Infect. Dis., 2014, 14:1228-1239.

[3]IZURIETA H, THADANI N, SHAY D, et al.Comparative effectiveness of high-dose versus standard-dose influenza vaccines in us residents aged 65 years and older from 2012 to 2013 using Medicare data: a retrospective cohort analysis[J].Lancet. Infect. Dis., 2015, 15:293-300.

[4]SHUKLA S D, MAHMOOD M Q, WESTON S, et al. The main rhinovirus respiratory tract adhesion site(ICAM-1)is upregulated in smokers and patients with chronic airflow limitation[J].Respir. Res., 2017, 18(1):6.

[5]SHUKLA S D, MULLER H K, LATHAM R, et al.Platelet-activating factor receptor(PAFr)is upregulated in small airways and alveoli of smokers and COPD patients[J].Respirology, 2016, 21(3):504-510.

[6]YAWN B P, LI Y, TIAN H, et al.Inhaled corticosteroid use in patients with chronic obstructive pulmonary disease and the risk of pneumonia: a retrospective claims data analysis[J].Int. J. Chron. Obstruct. Pulmon. Dis., 2013, 8:295-304.

[7]WEDZICHA J A, BRILL S E, ALLINSON J P, et al.Mechanisms and impact of the frequent exacerbator phenotype in chronic obstructive pulmonary disease[J].BMC Med., 2013, 11:181.

[8]ANDREASSEN S L, LIAAEN E D, STENFORS N, et al.Impact of pneumonia on hospitalizations due to acute exacerbations of COPD[J].Clin. Respir. J., 2014, 8(1):93-99.

[9]SØGAARD M, MADSEN M, LØKKE A, et al. Incidence and outcomes of patients hospitalized with COPD exacerbation with and without pneumonia[J].Int. J. Chron. Obstruct. Pulmon. Dis., 2016, 11:455-465.

[10]LIN J, LI Y, TIAN H, et al. Costs and health care resource utilization among chronic obstructive pulmonary disease patients with newly acquired pneumonia[J]. Clinicoecon Outcomes Res., 2014, 6:349-356.

[11]RYAN M, SUAYA J A, CHAPMAN J D, et al.Incidence and cost of pneumonia in older adults with COPD in the United States[J].PLoS One, 2013, 8(10):e75887.

[12]WALTERS J A, TANG J N, POOLE P, et al.Pneumococcal vaccines for preventing pneumonia in chronic obstructive pulmonary disease[J].Cochrane Database Syst. Rev., 2017, 1:1390.

第十六章
慢性阻塞性肺疾病的介入治疗

据世界卫生组织报道，目前全世界肺部疾病的死亡率已跃居所有疾病的第四位，近5年的生存率为5%，继心脑血管疾病以及癌症后成为危及人类生命的重大疾病。据报道，到2030年，肺气肿将成为世界上第三大死因。随着科学技术的发展，机械通气和序贯通气在肺部病变的治疗中得到了很好的应用，肺部减容术在COPD的治疗中越来越有效。所谓肺部减容术，就是通过外科手术或其他方法切除异常充气的肺部组织，使其他功能正常的肺部组织恢复膨胀，进而提高患者肺部通气功能，改善肺气肿患者呼吸困难的治疗方法。

第一节　介入治疗的方法

狭义的肺容积缩小术通常是指传统的肺容积缩小术（lung volume reduction surgery，LVRS），即外科肺容积缩小术。目前支气管镜肺容积缩小术（bronchoscopic lung volume reduction，BLVR）已成为许多肺部疾病的首选治疗方法之一。早期研究表明，BLVR主要用于异质性肺气肿，尤其是上叶肺气肿，但对同质性肺气肿效果不佳。然而，最近的临床研究表明，同质性肺气肿也可以用BLVR治疗，而且具有长期的良好效果。

事实证明，经支气管镜干预，同样可以减轻严重肺气肿的恶性膨胀。基于LVRS相关的健康风险与较高死亡率，已经开展了对减少肺部的侵袭性相对较低的支气管镜技术的广泛研究。其中涉及多个不同的经支气管镜技术，目前中国涉及最多的内镜技术和肺部减容术主要包括气道旁路支架（airway bypass stents，ABS）、肺减容弹簧圈（lung volume reduction coil，LVRC）、聚合物肺减容术（polymeric lung volume reduction，PLVR）、支气管内单向活瓣技术（one-way endobronchial valves，EBV）和经支气管镜热蒸汽消融术（bronchoscopic thermal vapor ablation，BTVA）等5种，尽管这些技术彼此明显不同，但它们的目的相似，即减少胸部体积，以改善肺、胸壁和呼吸肌力学。

一、支气管内单向活瓣技术（one-way endobronchial valves，EBV）

在呼吸周期中，在目标区域的引流支气管中放置一个单向阀，人为地减少目标区域的无吸力或容积，使更多的空气流出目标区域，更少的空气流入目标区域，从而缓解相对“正常”肺区的压力，使膈肌的相对低压部分恢复到正常状态，从而提高膈肌的收缩力。这种方法主要应用于治疗肺大疱。经支气管镜下活瓣植入治疗肺大疱和自发性气胸效果确切，术后严重并发症较少，具有康复快、疗程短、并发症少的优点。

一项大型前瞻性多中心RCT显示，与干预后6个月的对照疗法相比，支气管内瓣膜放置的患者FEV1和6分钟步行距离显著改善，具有统计学意义。研究表明，支气管内瓣膜治疗组的不良影响包括气胸、瓣膜切除或瓣膜更换。一项RCT报告称，EBV治疗后患者FEV1、6分钟的步行距离和6个月的健康状况均有所改善，通过体积测量，97%的受试者的目标肺体积也有所减少(平均减少1 195 mL)。支气管内瓣膜治疗组肺组织的恶性膨胀和患者的呼吸困难也显著缓解，患者健康状况和生活质量有所改善。同样，25.5%的支气管内瓣膜治疗患者出现气胸，大多数发生在平均住院期间手术后的前三天。支气管内瓣治疗组的早期气胸可能是肺结构变化的结果，因为瓣膜治疗引起了同侧非靶向肺叶的快速扩张，肺气肿靶向肺叶的急性体积减小，这是完整切除或没有附带通气的患者成功靶叶堵塞的公认指标。在术后，与通常的护理相比，接受支气管内瓣膜治疗的患者呼吸衰竭的恶化和发作次数往往较少。与LVRS相比，与支气管内活瓣置入相关的治疗益处和并发症的比较表明，支气管内瓣膜治疗的益处相当，但并发症较少。支气管内瓣膜治疗现已在临床上可用，并批准在许多国家用于治疗大疱完好无损或缺乏附带通气的患者。其他支气管镜下肺体积缩小技术不取决于是否存在完整的大疱或没有附带通气。

EBV是目前治疗COPD患者BVR最成熟的方法。在手术过程中，在支气管镜下将单向阀支架插入患者的目标肺组织中，对支气管进行引流，使病变部位的空气在呼气后迅速排出，当患者吸气时关闭阀门，防止外界空气再次流入目标肺，从而完成“内脏切除”。在一年多的随访中，治疗肺气肿的EBV已被证明能明显改善肺功能和运动能力。近年来，接受EBV治疗的肺气肿患者的预期寿命有所提高，6分钟步行距离也有明显改善，说明患者在接受EBV治疗一年后，肺功能和运动耐力明显强于对照组，其气道阻塞程度、体重指数与呼吸困难和运动能力评分也有明显改善。

EBV的设备主要包含三部分：支气管镜及目标支气管直径测量工具；单向活瓣及其输送系统，目前BLVR的单向活瓣主要包括Emphasys活瓣（第一代）、Zephy活瓣（第二代）、Spiration公司的IBVTM活瓣三种；靶区侧支通气测定系统（Chartis系统）。EBV主要操作过程包括以下几个方面：患者的选择；减容靶区的选择，选择标准包括高度异质性肺气肿、完整肺裂或不存在明显侧支通气的肺叶两种。刚佩尔曼（Gompelmann）等人于2008年采用Pulmonx公司的Chartis系统通过压力及流量来测定肺减容靶区的侧支通气情况，当Chartis系统的球囊阻塞目标支气管开口时，目标支气管的流速渐渐降低而负压渐渐增大，说明靶区肺叶不存在明显侧支通气。确定目标支气管的直径，选择合适大小的活瓣；活瓣的放置，可以在局麻或者全麻下进行，经支气管镜评估靶区支气管分支、管径等以选取适当大小的活瓣，通过支气管镜工作通道输送到目标支气管，在直视下释放活瓣，活瓣开闭自如，贴壁良好，提示释放位置良好。

二、气道旁路支架（airway bypass stents，ABS）

COPD患者在不同肺叶之间通过侧支通气十分常见。对于COPD患者来说，由于小气道提前闭锁，气体陷闭，侧支通气可将部分气体分布到邻近的肺叶，这在一定程度上缓解了局部的过度膨胀。因此，如果在过度膨胀的肺区与段支气管（呼气期塌陷程度较轻，通气阻力相对较低）之间形成新的通道，将建立更加有效的侧支通气。ABS的概念由美国圣路易华盛顿大学所提出，这种新技术借助气管镜下的多普勒超声检查和穿刺等技术，在较大的支气管与过度膨胀减容靶区之间形成全新的管道，这样就能够让靶区在呼气期绕过原先提早封闭的小气道，而直接利用新形成的通道进行气体排出，减少残气，从而提高通气能力，提高患者生活质量。这种方法适用于治疗肺气肿或肺持续性漏气，能够减轻患者的症状，且并发症少，但ABS的治疗相对烦琐、复杂，风险大，费用高，且以往的研究表明，使用支气管支架的效果不佳。ABS的原理是在支气管镜下利用放射性消融技术在肺气肿组织和邻近气道之间建立一条通道，并放置呼气药物（如丝裂霉素、紫杉醇等）和洗脱气道支架系统（防止支架堵塞）。当肺气肿区的气道阻力高于人工气道的阻力时，空气会优先通过人工通道排出，以减少肺部过度充气。ABS技术在支气管壁射频打孔之前应使用多普勒超声定位在段支气管水平寻找无血管的区域，以避开血管而防止大咯血，然后用支气管镜穿刺针、烧灼探头或激光在支气管壁上打孔，再通过球囊导管将该通道缓慢扩张到直径3 mm左右，接着置入支架从而建立靶区与段支气管间的新通道，每位患者放置2～12个支架，该手术风险相对较高，操作复杂，费用昂贵。ABS最著名的一项研究是EASE研究（expiratory airway stents for emphysema，EASE）。这是一项大型、多中心、随机、双盲、假对照的临床研究，于2011年完成，包括315名严重同质性肺气肿患者（气道旁路组208人，假手术组107人）。术后1天，气道旁路组的RV、RV/TLC和FEV1得到明显改善。但遗憾的是，这些改善直到术后3～6个月才得以维持。研究人员推测，EASE研究没有达到预期的共同主要目标的原因可能与支架移位、咳嗽或支架阻塞有关。根据EASE的研究结果，国内外对ABS的临床研究已经被放弃。

三、聚合物肺减容术（polymeric lung volume reduction，PLVR）

PLVR主要适用于先天性肺大疱的治疗。一项肺生物黏合剂产生肺还原作用的多中心研究过早地停止了，虽然该研究报告了一些生理参数的显著益处，但该干预措施与显著的发病率和死亡率有关。

PLVR是在支气管镜的引导下，通过特殊的注射装置将一种生物凝胶注入过度膨胀的靶肺组织，人为地使肺泡表面活性物质失活，损伤肺泡上皮，引起局部炎症和纤维化，导致靶肺萎缩和局灶性纤维化，从而达到肺容积缩小的目的。PLVR在肺泡层面发挥作用，达到手术肺充血的效果。它是最简单易行的肺减容术，侵袭性小，副作用也小。聚合肺排痰的缺点是可逆性差，远端气道阻塞的分泌物引流不畅，有一定比例的局部感染患者会出现短暂的呼吸困难，这可能与炎症反应或生物制剂的代谢反应有关。

操作方法：同EBV一样，PLVR也包括选择患者、靶区，但无须进行侧支通气检测，当支气管镜到达靶区并将镜的前端嵌入支气管后，经支气管镜注入生物制剂，按以下顺序注入不同成分的减容制剂：注入表面活性物质失活剂，保留2分钟后吸取多余的溶液及失活的表面活性物质、脱落的上皮等；注入冲洗液，保留30秒后吸取清除；注入炎性反应激活剂；通过双腔球囊导管分别注入“纤维蛋白原混悬液”及“凝血酶溶液”，前者主要由纤维蛋白原、多聚左旋赖氨酸、鲨鱼硫酸软骨素、四环素等组成。二者在导管远端混合并在靶区气道或气腔内形成生物胶，以促进肺不张，刺激炎症反应，加快靶区肺重塑。

然而，目前缺乏多中心、大样本、随机的临床试验来评估这种方法的长期疗效和安全性，特别是在肺部应用化学品诱发疤痕组织潜在恶性肿瘤的风险。

四、经支气管镜热蒸汽消融术（bronchoscopic thermal vapor ablation，BTVA）

BTVA原理与PLVR相近，是利用热蒸汽使靶区肺组织产生炎症反应、肺组织重塑，从而产生减容效应，对均质性和非均质性肺气肿治疗效果稳定，术后并发症发生率低；在前瞻性RCT中，对更多病段进行靶向热蒸气消融，在6个月内对肺功能和健康状况具有临床意义和统计学意义的改善。这种疗法的临床可用性有限。

操作方法：将气管镜送达靶区支气管开口处，另外送入球囊导管封堵该支气管开口，以防止热蒸汽回流损伤“正常”肺组织；蒸汽由精确控制的压力管道输送，通过一次性导管将热蒸汽送达靶区，使治疗区域的肺组织发生急性坏死和凋亡，导致组织修复，随后发生纤维化和萎缩，从而减少肺容量。在2009年Snell等人的一项小样本研究中，11名接受BTVA治疗的肺气肿患者在随访6个月后，气体弥散、mMRC呼吸困难评分和SGRQ评分都有明显改善，但FEV1和RV没有明显改善。该技术常见不良反应为COPD急性加重、肺炎及咯血。BTVA技术相对复杂，但安全和可行。它没有异物植入，作用于肺实质层面，而且不受旁路通气的限制。以往研究发现，与同质性肺气肿相比，异质性肺气肿接受BTVA治疗后FEV1、6MWT和SGRQ评分改善更明显。此外，BTVA技术具有潜在的疗效，但其疗效和安全性还需要进一步评估。

五、肺减容弹簧圈（lung volume reduction coil，LVRC）

两项多中心试验对晚期均匀性和异质性肺气肿患者6分钟步行距离、肺功能和健康状况变化的通常护理相比，结果表明，与对照组相比，弹簧圈治疗的患者步行距离增加了6分钟，FEV1的改善较小，圣乔治呼吸问卷测量的生活质量也是如此。这种疗法的临床可用性有限。

LVRC的原理是借助支气管镜和X线透视，将镍钛记忆合金制成的弹簧线圈通过特殊的推送装置送入治疗区域，在目标区域释放后反冲，向中心拉动相应的肺组织，使其缩小，从而使肺容积缩小。在斯勒博斯（Slebos）等人2012年发表的一项前瞻性队列研究中，16名异质性严重肺气肿患者接受了28次LVRC手术。术后6个月，FEV1和FVC明显改善，RV和SGRQ评分下降（均$P<0.005$）。安全性方面，术后1个月常见不良事件包括轻度咯血（<5 mL）、AECOPD、胸痛，术后1～6个月不良事件主要为AECOPD、肺炎，均经对症治疗后好转。LVRC很复杂，但目前的研究表明，它不受旁路通道的限制，可用于同质性和异质性肺气肿。该技术相对较新，仍处于初步研究阶段，其长期疗效和安全性（尤其是永久植入的潜在安全性）需要更深入的研究和持续跟踪。

第二节　介入治疗的适应证及禁忌证

COPD患者目前仍然以内科治疗为主，但对于终末期COPD患者，内科治疗效果往往欠佳，经多年的探索发现，肺移植、肺减容术等外科干预治疗可以作为潜在的治疗手段，但外科手术费用高；相对于BLVR，LVRS治疗死亡率更高。介入肺减容术的适应证、禁忌证均是相对的。

一、介入肺减容治疗患者的适应证

（1）40～75岁。

（2）症状：咳嗽、呼吸困难。

（3）病史：医院诊断为“COPD”，经内科规范治疗后仍有严重呼吸困难，MRC评分>3分，临床稳定>1个月。

（4）吸烟史：有长期吸烟史，需戒烟半年以上，方可接受微创肺减容治疗。

（5）肺功能（体描箱法）：

RV >150%预计值，即残气量大于预计值（正常值）的1.5倍以上；

TLC >100%预计值，即肺总量大于预计值（正常值）的1倍以上；

FEV1在15%～45%预计值之间。

（6）海平面大气环境下$PaCO_2$<50 mmHg，PaO2>45 mmHg。

（7）男性BMI<31.1 kg/m^2，女性<32.3 kg/m^2。

（8）高分辨率CT与肺通气血流灌注检查：靶肺叶（要治疗的肺叶）肺组织结构破坏严重，相邻肺叶肺组织结构破坏较轻，靶肺叶与相邻肺叶间的叶间裂完整，通气血流比值严重失调。

（9）康复训练后6分钟步行试验：≥140 m。

（10）Chartis 肺侧支/旁路通气检测。

二、介入肺减容治疗患者的禁忌证

（1）病变过轻、过重。

（2）肺功能及动脉血气：FEV1>50% 预计值；RV<150% 预计值；TLC<100% 预计值；$PaCO_2$>55 mmHg。

（3）存在增加死亡率的危险因素（如 DLco<20% 预计值，既往开胸手术史，痰液过多，重度肺动脉高压，活动性感染，不稳定心脏疾病等）。

（4）AATD。

（5）既往呼吸机依赖，需要机械通气。

三、不宜手术或不能耐受手术

（1）肺动脉收缩压>45 mmHg，平均肺动脉压>35 mmHg。

（2）使用肾上腺皮质激素强的松（泼尼松）>10 mg/天。

（3）严重哮喘、支气管扩张或慢性支气管炎伴大量脓痰。

第三节　介入治疗的并发症

BLVR的原理是通过微创支气管镜手术使严重肺气肿患者无功能的肺组织不被充气，释放剩余的正常肺组织，改善气体交换。在内科医学肺部减压术广泛使用之前，严重肺气肿患者通常是通过外科手术治疗。临床证明，LVRS可以改善肺功能参数，近期疗效较好。然而，由于大多数肺气肿患者年老体弱，开胸手术的创伤对患者正常循环和呼吸功能的损害较大，术后并发症高发，许多患者难以接受或忍受这种手术。BLVR似乎比LVRS有更好的安全性，尽管它仍然有一些不良反应。

针对目前晚期肺气肿内科治疗的研究进展缓慢和外科手术治疗的弊端，内科已开始采用药物治疗以外的积极措施，如广泛使用的机械性阻塞，但仍有无菌脓肿、气胸、肺炎、出血等不良事件发生。

一、气胸

气胸在上述几种类型的肺部内科减压手术中都可能发生，但在EBV中最为常见，其发生率可高达23%。气胸可能是由于目标肺叶体积缩小，未治疗的同侧肺叶受压和对侧肺叶扩张，导致胸膜粘连区破裂，胸骨旁气肿破裂导致气胸形成。在某些情况下，纵隔气肿，这可能会危及患者生命，这是EBV后最常见的短期并发症。有研究报道，气胸作为早期并发症，其发生率为4.2%。以往的研究发现，气胸发生在EBV手术后48小时内，因此患者一般应在EBV手术后至少留院观察3天。最近提出的降低气胸发生率的强化护理策略包括：术后48小时内卧床休息，限制体力活动；根据病情，每天三次口服16 mg可待因以抑制咳嗽。然而，这些措施只能减少上叶为目标肺的EBV患者的气胸发生率。气胸可在肺和膈肌重塑期间发生，因此在术后一个月内应避免过度劳累。

二、植入物移位

植入物移位是另一常见的短期并发症。有研究报道，活瓣移位作为早期并发症，其发生率为7.2%；作为长期并发症，其发生率仅为0.9%。活瓣因为其尾部装有倒钩，如果活瓣大小不适合近端支气管、尾部没有与远端支气管壁接触或者没有支撑在远端支气管的分叉处，活瓣有可能发生移位。另外，剧烈咳嗽、不适当的运动都有可能导致活瓣移位。因此，行活瓣植入术前准确测量靶支气管的直径和深度尤为重要。

三、肉芽肿形成

肉芽肿是EBV手术后的一个客观并发症。因为瓣膜是一个异物，会刺激炎症反应而导致肉芽肿。在某些情况下，肉芽肿的形成会影响支气管内瓣膜的功能，从而影响手术效果，这也是咯血的主要危险因素。

四、咯血、阻塞性肺炎

五种类型的RVLB都会在短期和长期内发生术后咯血，通常其原因是小的肉芽组织的形成。小量咯血多见，大量咯血罕见，常无需特殊处理，但必须行气管镜评估咯血的真正原因。大多数阻塞性肺炎病例在使用抗生素后会得到解决，尽管在少数情况下可能需要去除活瓣。

五、死亡

2012年Ninane等报道EBV肺减容术，治疗组死亡1人，对照组死亡0人。2014年在IBV Valve trial研究，治疗组死亡6人，对照组死亡1人，其中3人因心血管疾病死亡（包含对照组1人），1人因COPD加重死亡，1人死于胃肠道出血，1人因肝硬化、多脏器功能衰竭死亡。

（赵兰婷、魏海东）

参考文献

[1] MEHTA V, DESAI N, PATEL S, et al. When pulmonary function test is available, should we wait for the COPD symptoms to develop[J]. Journal of Clinical Diagnostic Research, 2016, 10(10): 8-12.

[2] MIZUMURA K, MARUOKA S, GON Y, et al. The role of necroptosis in pul-monary diseases [J]. Respiratory Investigation, 2016, 54(6): 407-412.

[3] 林书生，赵开萌，张炜，等. 机械通气联合纳洛酮治疗慢性阻塞性肺疾病合并呼吸衰竭的疗效观察[J]. 内科急危重症杂志，2015，21(6)：423-426.

[4] 孙亚妮，贾珊，周小莎，等. 支气管镜肺减容术治疗重度肺气肿的临床护理[J]. 中华肺部疾病杂志，2016，1(2)：106-107.

[5] 廖宇桦，任海涛，刘珍珍. 适应性支持通气治疗慢性阻塞性肺疾病急性加重的疗效与安全性分析[J]. 内科急危重症杂志，2016，22(1)：26-27.

[6] DARWICHE K, KARPF-WISSEL R, EISENMANN S, et al. Bronchoscopic lung volume reduction with endobronchial valves in low-FEV1 patients[J]. Respiration, 2016, 92(6): 414-419.

[7] LIEBERMAN S, SHULIMZON T R, DAVIDSON T, et al. Long-term imaging of the lungs after sealant bronchoscopic lung volume reduction[J]. Journal of Thoracic Imaging, 2016, 31(6): 391-397.

[8] SLEBOS D J, KLOOSTER K, FRANZ I, et al. Lung volume reduction coil treatment in chronic obstructive pulmonary disease patients with homogeneous emphysema: a prospective feasibility trial[J]. Respiration, 2014, 88(2): 116-125.

[9] COME C E, KRAMER M R, DRANSFIELD M T, et al. A randomised trial of lung sealant versus medical therapy for advanced emphysema[J]. European Respiratory Journal, 2015, 46(3): 651-662.

[10] VALIPOUR A, SLEBOS D J, HERTH F, et al. Endobronchial valve therapy in patients with homogeneous emphysema. results from the IMPACT study[J]. American Journal of Respiratory and Critical Care Medicine, 2016, 194(9): 1073-1082.

[11] KEMP S V, SLEBOS D J, KIRK A, et al. A multicenter randomized controlled trial of zephyr endobronchial valve treatment in heterogeneous emphysema(Transform)[J]. American Journal of Respiratory and Critical Care Medicine, 2017, 196(12): 1535-1543.

[12] CRINER G J, DELAGE A, VOELKER K, et al. Improving lung function in severe heterogenous emphysema with the spiration valve system (EMPROVE). A multicenter, open-label randomized controlled clinical trial[J]. American Journal of Respiratory and Critical Care Medicine, 2019, 200(11): 1354-1362.

[13] CRINER G J, SUE R, WRIGHT S, et al. A multicenter randomized controlled trial of zephyr endobronchial valve treatment in heterogeneous emphysema(LIBERATE)[J]. American Journal of Respiratory and Critical Care Medicine, 2018, 198(9): 1151-1164.

[14] SHAH P L, GOMPELMANN D, VALIPOUR A, et al. Thermal vapour ablation to reduce segmental volume in patients with severe emphysema: STEP-UP 12 month results[J]. Lancet Respiratory Medicine, 2016, 4(9): e44-e45.

[15] HERTH F J, VALIPOUR A, SHAH P L, et al. Segmental volume reduction using thermal vapour ablation in patients with severe emphysema: 6-month results of the multicentre, parallel-group, open-label, randomised controlled STEP-UP trial[J]. Lancet Respiratory Medicine, 2016, 4(3): 185-193.

[16] DESLEE G, MAL H, DUTAU H, et al. Lung volume reduction coil treatment vs usual care in patients with severe emphysema: the REVOLENS randomized clinical trial[J]. JAMA, 2016, 315(2): 175-184.

[17] SCIURBA F C, CRINER G J, STRANGE C, et al. Effect of endobronchial coils vs usual care on exercise tolerance in patients with severe emphysema: the renew randomized clinical trial[J]. JAMA, 2016, 315(20): 2178-2189.

[18] PIETZSCH J B, GARNER A, HERTH F J. Cost-effectiveness of endobronchial valve therapy for severe emphysema: a model-based projection based on the VENT study[J]. Respiration, 2014, 88(5): 389-398.

[19] VALIPOUR A, SLEBOS D J, HERTH F, et al. Endobronchial valve therapy in patients with homogeneous emphysema. Results from the impact study[J]. American Journal of Respiratory and Critical Care Medicine, 2016, 194(9): 1073-1082.

[20] TRUDZINSKI F C, LEPPER P M, LEPPERT D, et al. Bilateral endoscopic lung volume reduction in patients with severe emphysema[J]. Respiration, 2016, 92(5): 356-358.

第十七章 慢性阻塞性肺疾病的外科治疗

COPD是呼吸系统常见的疾病。重度COPD最常见的病理类型是肺气肿，其特征为终末细支气管远端的气道永久性扩张，并伴有气道结构的损坏和肺弹性回缩力的减弱，引起不可逆的气道阻塞，肺泡过度膨胀，从而导致肺功能下降，患者病情逐渐加重，即使减少活动仍有气短等症状，逐渐失去生活自理能力，最终因为心肺功能衰竭而死亡。

目前对于以肺气肿为主要病理类型的COPD的主要治疗方法仍然以内科治疗为主，包括：使用支气管扩张剂、抗炎药物、抗生素、祛痰剂等药物治疗；长期坚持氧疗；合理营养支持治疗；康复治疗；急性加重期患者还可以选择气管插管或者使用机械通气等方式，积极减轻患者呼吸困难等症状，并改善患者血气指标，为及时处理诱发因素和并发症积极争取时间。在我国，中医药物治疗及中医外治法对COPD的治疗也被证实具有很好的疗效。但对于终末期COPD患者，内科治疗效果往往欠佳，经多年的探索发现，肺移植、肺减容术等外科干预治疗可以作为潜在的治疗手段，外科治疗手段不但能让患者获得更长的生存期，还能够明显改善患者的生活质量。因此，外科干预治疗对于终末期COPD患者具有重大意义。这一章我们将详细介绍目前治疗终末期COPD患者的外科治疗手段。

第一节 外科肺减容术

一、肺减容术

肺减容术（lung volume reduction surgery，LVRS）是指通过外科手术方式切除在生理上没有功能的肺部分。该部分被认为是生理上无功能的，即不参与或使肺泡内空气和肺泡毛细血管内血液之间的正常气体交换过程无效，这部分肺也可能因压迫而损害其周围正常肺组织的功能。根据既往经验和相关报道，实施肺减容术之后，患者能获得多种效益：①改善通气-灌注不匹配，选择性切除无血流灌注的肺气肿或肺大疱区域，能明显改善通气灌注不匹配等问题，从而协调血流比例，升高氧分压，降低二氧化碳分压，不同程度地减少患者对吸氧的依赖，进一步改善患者的生活质量。②膈肌曲率恢复，从而可能提高其弹性；切除多余无功能肺大疱区域，能使膈肌收缩力增强，活动度扩大，减少残气量，进而提高潮气量和一秒钟用力呼气容积。③扩张压缩的正常肺组织。④动态过度充气减少和运动能力增加。⑤有效胸腔内容量的增加导致对左心室功能的有益影响。⑥改善低氧血症和高碳酸血症，对右心室肥大和肺动脉高压有益。实施LVRS的根本目的，是缓解严重肺气肿患者呼吸困难的症状，改善患者的肺功能和生活质量。

肺减容术的想法起源于布兰缇恩（Brantien）等人1956年提出的手术切除肺气肿部分作为治疗COPD严重肺气肿的方法。然而，由于当时技术条件的限制，术后漏气普遍，且围手术期的死亡率（18%）也较高，这种治疗理念并未被当时的医疗界所接受和认可。1995年，库博（Cooper）等利用以上原理进行了肺气肿患者的外科治疗，并在此过程中改良了肺减容术的手术方式，同时使用牛心包条的线性缝合装置，不仅可以切除每个肺25%～30%的体积，而且也最大限度地减少了通过缝合孔的空气泄漏等并发症，最终围手术期死亡率显著降低（4.8%），治疗效果显著。之后的报道显示，在20例手术患者中没有发现早期或晚期死亡，而且数据分析发现FEV1平均改善了82%（0.77～1.22 L），且在室内空气中PaO2平均从66 mmHg增加到72 mmHg，肺减容术也重新被医学界关注。与此同时，斯奈德（Snide）在1996年发表了一篇专题报告，通过回顾分析20世纪50年代以来大疱性肺气肿切除手术的22篇文章和病例报告中的476例患者，最终得出结论，当肺功能正常或轻度受损时，占半胸不到1/3的肺大疱手术后功能几乎没有改善，但由于巨大肺大疱会导致压缩性肺不张，严重损害肺功能，肺减容术能够显著改善肺功能，获得很好的疗效。1996年初，王俊医生在北京实施了第一例肺减容术，这代表肺减容术也正式进入我国临床治疗COPD的阶段。随着后来肺减容术的逐步完善和改良，以及技术的进步，相关材料和设备的创新发展，肺减容术术后并发症和围手术期死亡率逐步降低，手术治疗终末期COPD的效果也得到明显改善。胸腔镜技术的出现和进步，不仅实现了微创效果，还进一步提高了手术效率。再后来，支气管内镜及支气管介入技术的发展和成熟，再次推动了肺减容术在终末期COPD的治疗进展，使COPD治疗获得了新的治疗思路。

二、肺减容术的术前准备和术式选择

（一）术前准备

肺减容术的对象主要为症状严重的终末期COPD患者，进行外科肺减容术的目的是减轻患者症状，改善患者生活质量。要谨慎判断，患者症状经手术治疗后能否得到有效改善，要积极明确患者症状严重程度和身体各项指标，除了常规化验检查外，还需进行相关检查，包括肺功能检查，血氧浓度测定，胸部CT、通气灌注比例检查，以及动脉血气分析等，长期吸烟者戒烟至少6个月，并需积极控制感染，停止激素等药物的使用，术前进行至少6周的功能锻炼，并保证患者营养状况良好，及较佳的心理状态。为了达到最佳的手术效果，多学科的患者护理，包括胸部的外科医生、麻醉科医生、肺科医生、物理治疗师和护理人员都是强制性的。由于COPD患者常常伴有并发症，因此手术前的优化（包括肺康复治疗在内的药物治疗）可能会降低手术后并发症的发生率。

（二）术式选择

肺减容术的手术方式包括传统开胸手术和胸腔镜手术。传统开胸手术方式包括经胸骨正中切口双侧LVRS和经单侧开胸LVRS。

（1）经胸骨正中切口双侧LVRS：该方法是将胸骨正中切开，分离扩张两侧后，通过纵隔胸膜进入胸腔两侧，然后同期进行左右肺的LVRS。自1994年，库博（Cooper）教授重新提出肺减容术治疗肺气肿并成功改良肺减容术后，他使用的经胸骨正中切口同期双侧肺减容术的方式逐步成为当时的标准手术方式。这种手术方式的优点是能充分暴露双肺组织，特别是肺组织的尖部和前部，而且可以避免损伤胸壁肌肉组织，术中还能应用切割闭合器直接切除双侧病变最严重的肺组织，同时完成双侧肺减容术。张荣波等利用经胸骨正中切口对30例双肺肺大疱自发气胸患者行双侧肺减容手术，疗效明确，术后患者痊愈，均未发生自发性气胸。经胸骨正中切口的手术方式为当时治疗双肺肺气肿等肺部疾病提出了新的思路。

（2）经单侧开胸LVRS：经单侧开胸肺减容术也是传统的开胸手术方式。有报道称，王家顺等研究者通过对5例患者行单侧切口手术，不仅显著改善了患者的临床症状，增强了患者的肺功能，而且患者围手术期死亡率和术后并发症的发生率均较低。除此以外，康世荣等对22例重度肺气肿患者行LVRS，其中双侧17例，单侧5例，最终结果显示，LVRS能有效改善重度肺气肿患者的肺功能，提高患者的运动能力。因此，对于一些晚期COPD患者，选择合适的手术方式，均能使患者术后得到良好收益。

除了传统开胸手术，胸腔镜下肺减容术（video-assisted thoracoscopic surgery，VATS）也是近年来常用的手术方式。随着胸腔镜技术的逐步改进和成熟，胸腔镜下肺减容术在治疗终末期肺气肿患者中被不断应用。马金山等对行胸腔镜下肺减容术的68例终末期COPD患者的资料进行回顾性分析发现，术后患者肺功能、血气指标、6分钟步行距离均有明显改善，说明胸腔镜肺癌减容术是重度慢性阻塞性肺气肿患者的潜在治疗方式，它能够明显改善患者的临床症状，并且提高患者的生命质量。茅怡铭等研究者针对966例行外科手术治疗的重度慢性阻塞性肺气肿患者的资料进行系统性回顾分析发现，与传统开胸手术方式组比较，VATS组术中出血量和术后胸腔引流量显著减少，并且手术后肺功能检查表明，VATS组的术后6分钟步行距离明显大于传统开胸手术组，但两组第一秒用力呼气量、动脉血氧分压及术后并发症发生率差异无统计学意义。总体来说，对于部分具备手术适应证的终末期COPD患者，相比于传统开胸肺减容术，VATS肺减容术是更好的选择。但是，对于以往有开胸手术史、胸腔感染史导致胸膜炎及胸腔粘连的患者，胸腔镜手术操作较为困难。

（三）肺减容术的适应证和禁忌证

1. 肺减容术的适应证

一般状况：营养状况70%～130%，体重达标，戒烟大于6个月，且能够参加康复锻炼。

严重肺气肿：临床明确诊断的肺气肿，经内科规范治疗后仍有严重呼吸困难，MRC评分>3分，临床稳定>1个月。CT显像符合肺气肿表现，而且非均质性肺气肿术后效果更佳。肺功能检查结果显示，过度充气，TLC>预测值的125%，RV/TLC>0.65，并且FEV1<预测值的35%。

左、右心功能尚可，无明显肝肾功能损害、电解质紊乱及严重并发症存在。

2. 肺减容术的禁忌证

一般状况：年龄>75岁，营养状况欠佳，心理状态不稳定。

肺气肿为均质性改变。

肺功能检查：FEV1<20%预计值，肺动脉收缩压>45 mmHg，平均肺动脉压>35 mmHg，高碳酸血症或弥散功能严重减退（DLCO<25%），术前需氧>4 L/min及6分钟步行距离在训练前后均<200 m。

严重哮喘且药物难以控制，每天服用泼尼松>15 mg，存在严重心血管疾病或其他严重脏器损害等；患者有冠状动脉疾病。

3. 扩大手术适应证

肺气肿合并肺癌：重度肺气肿COPD合并肺癌患者行LVRS后，不仅能改善患者临床症状和肺功能，还能为早中期肺癌合并重度肺气肿患者外科治疗创造条件。刘伟等报告5例早期肺癌合并重度肺气肿患者行肺叶切除并LVRS，术后患者肺功能、血气分析等主要指标及活动能力均显著改善。除此以外，卡维泽尔（Caviezel）等研究者对不能手术的14例非小细胞肺癌并合并严重肺气肿患者行肺癌亚叶切除联合LVRS治疗，发现该方式可降低患者死亡率和发病率，并可作为放疗的替代治疗方法。

重度肺气肿合并肺动脉高压：阿吉尔（Akil）等对61名患有严重肺气肿且术前明确诊断肺动脉高压的患者行胸腔镜下LVRS，术后各患者的体能状态、呼吸困难症状以及生活质量方面得到显著改善。

重度肺气肿合并呼吸衰竭：拜恩斯（Baeyens）等报道1例呼吸机依赖的COPD呼吸衰竭患者，行双侧LVRS后患者氧合指数改善，CO_2分压降低，术后成功脱机，且生活质量明显提高。

重度肺气肿合并食管贲门癌：研究者对18例食管癌（15例）、贲门癌（3例）合并严重肺气肿、呼吸功能严重受损、生活质量低下的患者进行胸部食管胃吻合术，并同期进行同侧LVRS，发现食管胃胸腔吻合联合LVRS对重症肺气肿和食管贲门癌患者的远期生活质量有明显的改善作用。

重度肺气肿合并自发性气胸：叶敏等报道17例重度肺气肿合并气胸患者行单侧LVRS，患者活动能力及生活质量均较术前有明显提高。

肺移植术同期LVRS：博阿斯奎维斯克（Boasquevisque）发现同时进行单侧肺移植的对侧LVR比单独进行肺移植更有效。它不仅可以避免肺移植后自体肺过度膨胀等并发症，而且可以改善肺功能和预后。

（四）手术并发症及其预防和处理方法

1. 漏气

漏气是LVRS后最常见的并发症。长时间漏气是指手术后漏气持续5天以上。西康尼（Ciccone）等报告，多达45.2%的患者在LVRS后出现长时间漏气。在NETT数据中，在发生漏气方面，正中胸骨切开术和VATS方法之间没有显著差异。吸入类固醇、肺功能受损（扩散能力降低）、均质性肺气肿和最重要的胸膜粘连程度是影响漏气发生率和持续时间的主要因素。正如NETT报告的那样，高达5%的患者因持续漏气而需要再次手术。与中位胸骨切开术后患者相比，VATS入路后患者的皮下气肿增加，发生率为5%～10%。

防止漏气是减少若干并发症的最有效方法。为了避免手术过程中漏气，适应性技术发挥了重要作用。使用支撑的钉线可以减少空气泄漏的发生率和清除胸腔管的时间。此外，自体的纤维蛋白封闭物可以减少LVRS后空气渗漏延长的发生率和胸腔管持续时间。重要的预防策略包括尽量减少裂隙内的解剖，避免重叠实质的或过度切除。如果出现胸膜粘连，必须小心解剖，因为肺气肿肺薄壁组织非常脆弱。如果胸腔镜手术不能确保适当的粘连松解，建议转换为开胸术，以减轻实质的创伤。在切除结束时，应在视力控制下小心地重新充气，以确保剩余的肺完全扩张并到达壁层胸膜。手术室的早期除管法是减少空气渗漏发生和扩大的关键因素。除此以外，常规放置胸腔引流管能够预防漏气，并缩短患者的住院时间。

2. 肺炎

肺炎被认为是第二常见的肺部并发症，在NETT数据中，约18%的患者术后出现肺炎。据报道，未能及早拔管和需要进行气管切开术的患者，肺炎的发生率分别是3.9%和8.2%。预防性抗生素疗法在手术前1小时开始，直到最后一个引流连续地被清除。除此以外，术前积极控制感染，进行功能锻炼，均有益于术后肺部感染的预防。

3. 心血管疾病

与其他胸部干预类似，LVRS后报告的心脏并发症包括心律失常、心肌梗死和肺栓塞。心律失常被认为是LVRS后最常见的心脏并发症。在NETT数据中，约22%的患者出现术后心律失常，需要进一步的药物治疗。心肌梗死和肺栓塞的报告分别在1%和0.8%以内。

房性心律失常是LVRS后最常见但罕见的心律失常。术后液体超负荷、缺氧和肺不张可引起房性心律失常。谨慎的术后液体管理和使用利尿剂防止液体超负荷，可以避免术后心律失常的发生。一般来说，对于频率正常且无症状的患者，需要临时调整抗凝治疗。如果患者出现耗竭的临床症状，则使用钙通道阻滞剂和胺碘酮等药物，或进行心脏复律。

4. 血栓栓塞性疾病

为了预防血栓栓塞性疾病，在术后使用普通肝素进行预防性抗凝治疗。正如基尔特（Geerts）及其同事所报道的，肥胖、年龄超过40岁、既往血栓栓塞病史、静脉曲张和使用雌激素是静脉血栓栓塞的重要危险因素。双侧LVRS后，一旦胸腔引流管拔除，建议术后3个月进行治疗性抗凝治疗。口服抗凝剂可以通过维生素K拮抗剂或口服Xa因子抑制剂如利伐沙班来建立。使用维生素K拮抗剂，需要密切监测和调整剂量以获得治疗性抗凝，因此通常更倾向于使用Xa因子抑制剂建立口服抗凝。迄今为止，没有建议在双侧LVRS患者后使用口服抗凝剂。

5. 胃肠道疾病

正如瑙海姆（Naunheim）及其同事报告的那样，LVRS后的胃肠道并发症发生在大约6%的患者中。糖尿病、皮质类固醇的使用以及更多的止痛药已被证明会增加LVRS后的胃肠道并发症。术后肠梗阻或奥格维综合征的发生可能与术后硬膜外置管镇痛有关。麻醉性镇痛药可能会增加胃肠型抑郁症的风险。由于这些已知的不良事件，应谨慎选择镇痛治疗，特别是胃肠道并发症风险较高的患者。

术后并发症还有呼吸衰竭，需呼吸机支持治疗（7%）、术后再次剖胸探查修补肺漏气或者止血（6%）等。

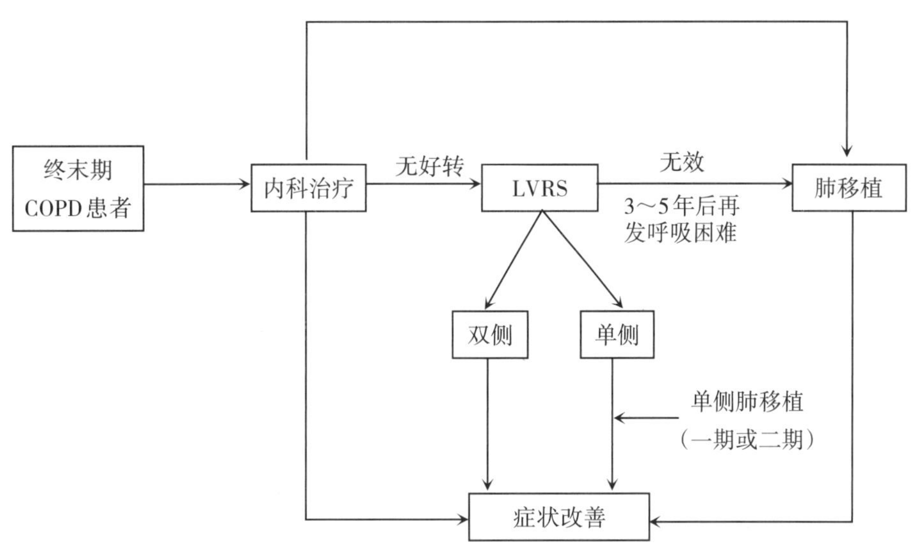

图17-1　终末期COPD治疗方式

引自：《慢性阻塞性肺疾病诊治指南》（2021年修订版）。

第二节　肺移植术

一、肺移植治疗COPD的历史以及优势

肺移植是终末期肺疾病患者目前唯一有效的治疗手段，包括单肺移植和双肺移植术。1963年，哈迪（Hardy）进行了全世界第一例临床肺移植，术后患者存活18天，此后连续20年间，全世界先后报道肺移植40例，只有1例生存时间达10个月。20世纪70年代末至80年代中期，由于免疫抑制剂环孢素A的问世，肺移植又有了新的进展。美国斯坦福大学医学院雷茨（Reitz）等教授成功完成了首例心肺移植，而后多伦多医院库博（Coopre）教授团队为一位终末期肺纤维化患者成功完成了右侧单肺移植，取得了划时代的意义。我国肺移植起步较早，但发展过程相对缓慢。1979年，北京肺结核研究所辛育龄教授首先开展了2例单侧肺移植手术，术后两名患者分别存活了7天和12天。随后的20年间，我国陆续进行了约20例肺移植手术，并有部分患者术后长期存活。截至目前，我国多家医院已经开展肺移植手术，大多数患者术后均长期存活，我国肺移植技术得到空前发展。截至2006年底，全世界约完成单、双肺移植27 316例，且每年肺移植数量均快速增加，越来越多的终末期肺疾病患者通过该方式治疗。至此，肺移植已经成为终末期肺疾病治疗最有效的方式，而终末期COPD是主要适应证。根据国际心肺移植学会（International Heart and Lung Transplantation Society，ISHLT）登记处的数据，每年有超过1 000例重度COPD患者进行肺移植，46%的肺移植是为治疗COPD而进行的。第一次肺移植治疗COPD是在1970年进行的；然而，直到20世纪80年代末，它才被常规认为是严重COPD患者的治疗选择。传统上，COPD是肺移植最常见的适应证；然而，近年来，包括特发性间质性肺炎（idiopathic interstitial pneumonia，IIP）和非IIP在内的间质性肺疾病已取代COPD，成为最常见的适应证，COPD现在已成为第二常见的肺移植适应证。尽管如此，肺移植仍然是终末期COPD患者治疗的唯一有效手段。塔布特（Thabut）等报告称，与无移植相比，COPD移植可提高患者总体生存率，主要影响因素包括FEV1<6%预测值、较低的BMI、较年轻和较高的肺动脉压。

二、肺移植的手术方式

（一）肺移植患者的选择

根据最新ISHLT发布的慢性阻塞性肺疾病患者转诊和列表指南，建议患者的BODE指数（体重指数BMI、气流阻塞程度、呼吸困难和运动能力）为5～6分，进行性疾病，显著的高碳酸血症和/或低氧血症，FEV1 <预测值25%，应该被作为评估潜在的肺移植患者的指标。

肺科医生在确定将候选患者列入COPD肺移植的确定方法上并没有达成共识。ISHLT的共识指南继续使用BODE指数作为指导COPD候选患者的工具。具体来说，ISHLT协会建议以BODE指数7～10分为界线来列出这些患者。这个阈值是基于瑞士两家医院对54名慢性阻塞性肺疾病患者的研究，结果显示只有在患者亚群>7的患者中，移植后的中位生存率有所提高。肺动脉高压的发展预示着预后不良，中度至重度肺动脉高压的患者也同样建议积极转诊。在一项利用联合器官共享网络（United Network for Organ Sharing，UNOS）数据库进行的研究中，一项针对1 243例COPD患者的研究显示，严重肺动脉高压与死亡风险比相关，突出了对潜在的COPD移植候选者

监测肺压的重要性。如果患者在前一年至少有三次严重的慢性阻塞性肺疾病恶化或急性高碳酸血症发作，死亡风险显著增加，建议进行主动移植。

（二）手术方式的选择

终末期患者可以根据情况选择单肺移植或者双肺移植，在肺移植治疗COPD患者最初期，由于解剖和生理原因，COPD被认为是单肺移植的禁忌证。然而，1988年该手术被证明是可行的，并且对COPD患者具有良好的耐受性。这一发现得到了令人满意的早期结果的支持，后来单肺移植已成为较常见的肺移植方式。单肺移植比双肺移植更容易，可用于晚期疾病患者。这还可能节省器官，因为理论上可以将一名捐赠者的肺移植给两名患者。单肺移植的主要缺点是可能出现并发症，例如感染、咯血、气胸和过度充气，这些都会影响自然肺。然而，COPD患者选择单肺移植还是双肺移植仍存在争议。近年来，双肺移植被认为是治疗COPD的首选方法，主要是因为它能提供生存益处。卡西维（Cassivi）及其同事报告说，在1988—2000年接受单侧（28.9%）或双侧（71.1%）肺移植的306名肺气肿患者中，接受双侧肺移植的患者的5年生存率高于那些单肺移植（66.7%与44.9%，$P<0.001$）。然而，两组之间的住院死亡率相似，接受双侧肺移植的患者也比其他患者更年轻。顾内什（Gunes）等报道，在1999—2003年间接受外科手术的165名COPD患者中，接受双侧肺移植的66名患者的5年生存率高于接受单次肺移植的99名患者（81.0 %与47.0%，$P<0.001$）。在该研究中，单侧和双侧肺移植患者的基线特征相似。Meyer等研究者分析了1991—1997年间接受单侧或双侧肺移植的所有COPD患者的国际心肺移植协会数据，并试图考虑可能的混杂因素，包括年龄。他们表明，双侧肺移植患者的5年生存率高于单肺移植患者（68.2%与43.6%，$P<0.001$）并且更年轻（50.5年与54.8年）。塔布特（Thabut）等人证明在控制移植前基线特征时，双肺移植确实提供了比单肺移植更多的益处。在另一项研究中，双肺移植在COPD患者中提供了比单肺移植更好的功能结果。国际心肺移植协会登记处的结果同样发现，在1995年1月—2018年6月期间，双肺移植（7年）患者移植后存活率显得高于单肺移植（5年）的患者。

相比之下，谢弗（Schaffer）等人在对来自UNOS数据库的3 000多名患者进行的倾向评分对照分析显示，单肺移植和双肺移植的COPD患者5年内的死亡率没有差异。Borro等人的另一项研究表明，单肺移植在肺气肿患者中的存活率与双肺移植患者相似，且术后并发症更少。穆塔亚拉（Mutyala）等对186例肺移植患者进行回顾性研究发现，在接受肺移植的186名COPD患者中，71例（38.2%）接受了双肺移植，115例（61.8%）接受了单肺移植。最终结果显示，两组生存结果并没有显著差异（$P= 0.870$）。班尼特（Bennett）等人分析了单个机构的患者，发现单肺移植（53%）和双肺移植（57%，$P=0.75$）之间的5年生存率相当。该研究进一步将他们的单机构结果与UNOS登记处的结果进行了比较，发现单肺移植后5年的生存率为46%，双肺移植后5年的生存率为56%（$P<0.0001$）。本韦努托（Benvenuto）等人最近扩展了谢弗（Schaffer）等人的研究结果，扩大研究规模和延长研究随访时间，并且遵守研究参数，但却无法重现类似的结果。本韦努托（Benvenuto）等人发现，接受右肺移植的患者的生存结果与接受BLT的患者相似。由于没有更多及更深层次的证据表明，双肺移植优于单肺移植，鉴于分配有限资源的社会影响，需要对单侧肺移植与双侧肺移植的风险和益处进行持续评估。最佳分配策略可能取决于患者年龄、并发症的级别（例如肺动脉高压、结节等）、区域位置以及个人与社会利益的优先级。

（三）肺移植和肺减容术联合

肺减容术的提出，不仅能够改善患者的症状，延长患者等待肺移植的时间，而且能够替代部分患者进行肺移植手术。但是LVRS后行肺移植的结论一直存在争议。2014年，巴克斯

（Backhus）等人发表了关于肺移植和肺减容术联合治疗的相关报告，在15年的时间里，对36例患者接受LVRS联合移植和138例患者接受移植进行了比较。与单纯移植组相比，联合组的手术时间和总住院时间显著延长，移植后生存率显著降低。联合组（104个月）和单独移植组（96个月）的总生存期（包括LVRS后但移植前的时间）相似。志村（Shigimura）等人在2013年报告了25名LVRS加移植患者与来自单个中心的25名匹配的单独移植受试者的结果。虽然两组之间的住院死亡率没有显著差异，但之前的LVRS患者因出血、需要透析的肾损伤和膈神经损伤而再次探查的发生率显得更高，并且移植后峰值FEV1和6分钟步行距离减少。虽然之前的LVRS不会对围手术期移植死亡率产生不利影响，但会显著增加成本和患者发病率，并且需要两次手术。LVRS作为延迟肺移植的桥梁的作用值得持续研究。除此以外，内镜下肺减容术联合肺移植的经验也并不充足，迪斯特斯（Destors）等人发表了一篇病例报告，一名严重肺气肿的患者接受左侧内窥镜放置瓣膜，影像学表现和肺活量均得到改善，但临床症状无明显改善。该患者随后接受了对侧肺移植，术后并没有报告相关并发症。有一项病例对照研究说明，与没有瓣膜的患者相比，先前瓣膜放置后接受移植的COPD患者在围手术期并发症、住院时间或一年死亡率方面没有差异，然而，细菌定植率较高。鉴于对免疫功能低下的移植受者感染的担忧，需要进一步研究以评估增加的细菌定植率的影响以及内镜肺缩小术对潜在移植候选者的整体安全性。

三、肺移植治疗COPD的适应证和禁忌证

（一）肺移植手术的适应证

晚期COPD患者是否推荐行肺移植，国内外多位专家达成了共识，见表17-1。

表17-1　晚期COPD患者肺移植专家共识

2014年专家共识	2021年专家共识
转诊治疗条件	
尽管进行了最大限度的治疗，包括药物治疗、肺康复和氧气治疗，但疾病是进行性的	BODE评分5～6分以及其他因素表明死亡风险增加：频繁急性加重；过去24个月BODE评分增加>1；CT扫描显示肺动脉至主动脉直径>1；FEV1为20%～25%预测值
患者不适合内窥镜或手术LVRS。适合同时转诊COPD患者进行肺移植和LVRS评估	尽管进行了最大限度的治疗，包括药物治疗、肺康复、氧疗和酌情夜间无创正压通气，但临床恶化
BODE指数为5～6分	患者无法接受较差的生活质量
PaO_2<60 mmHg或8 kPa	对于适合进行支气管镜或手术肺减容术（LVR）的患者，同时转诊进行肺移植和LVR评估是合适的
FEV1<25%预测值	
手术登记条件	
BODE指数>7分	BODE指数为7～10分
FEV1为15%～20%的预测值	FEV1<20%预测值
前一年有3次或以上严重恶化	存在中度至重度肺动脉高压
严重的急性高碳酸血症呼吸衰竭恶化	严重恶化
中度至重度肺动脉高压	慢性高碳酸血症

（二）肺移植手术的禁忌证（见表17-2）

表17-2 COPD患者肺移植禁忌证和高风险因素

绝对禁忌证	显著增加移植后风险和死亡的因素	高风险因素
缺乏患者接受移植的意愿	年龄>70岁	年龄65～70岁
具有高复发或死亡风险的恶性肿瘤	需要在移植时进行冠状动脉旁路移植术的严重冠状动脉疾病	肾小球滤过率40～60 mL/(min·1.73m²)
肾小球滤过率<40 mL/(min·1.73 m²)，除非考虑进行多器官移植	左心室射血分数降低<40%	轻度至中度冠状动脉疾病
30天内急性冠脉综合征或心肌梗死	脑血管疾病	可在移植前通过经皮冠状动脉介入术进行血运重建的严重冠状动脉疾病
30天内脑卒中	重度食管动力障碍	既往接受过冠状动脉旁路移植术的患者
肝硬化合并门静脉高压症或综合功能障碍，除非考虑进行多器官移植	无法治疗的血液系统疾病，包括出血性素质、血栓形成倾向或严重的骨髓功能障碍	左心室射血分数降低40%～50%
急性肝功能损伤	BMI>35 kg/m	周边血管疾病
急性肾功能不全伴肌酐升高或透析，恢复的可能性低	BMI<16 kg/m²	结缔组织疾病（硬皮病、狼疮、炎症性肌病）
感染性休克	移植后康复潜力有限的功能状态	严重的胃食管反流病
肺以外活动性或播散性感染	在没有足够支持系统的情况下，可能会干扰医疗依从性的精神、心理或认知状况	食管动力障碍
活动性肺结核感染	不可靠的支持系统或护理计划	血小板减少、白细胞减少或贫血很可能在移植后持续存在
病毒载量可检测的HIV感染	尽管有教学，但对疾病和/或移植缺乏了解	骨质疏松症
有限的功能状态（例如不能走动），移植后康复的潜力很差	脓肿分枝杆菌感染	BMI 30～34.9 kg/m²
进行性认知障碍	多毛孢菌感染	BMI 16～17 kg/m²
不依从性	新洋葱伯克霍尔德菌或剑兰感染	虚弱
活性物质使用或依赖，包括当前的吸食烟草、电子烟、大麻或静脉注射药物等	可检测到病毒载量和肝纤维化的乙型或丙型肝炎病毒感染	低蛋白血症
其他严重的不受控制的医疗状况预计会限制移植后的存活率	胸壁或脊柱畸形预计会在移植后引起限制	控制不佳的糖尿病
	体外生命支持	食用大麻
	初次肺移植后<1年再移植	尖端赛多孢子菌感染
	限制性CLAD的再移植	病毒载量检测不到的HIV感染
	AMR再移植作为CLAD的病因	胸外科手术史
		胸膜固定术史
		辅助机械通气
		阻塞性CLAD再移植>1年

引自：《慢性阻塞性肺疾病诊治指南》（2021年修订版）。

四、肺移植后的手术并发症及处理措施

虽然肺移植已经被证明不仅可以改善患者的生活质量、运动能力和总体存活率，但也有许多与肺移植相关的并发症。这些并发症包括急性慢性排斥反应以及移植后的呼吸道并发症、胸膜并发症和感染并发症。

（一）移植后排斥反应

在常见的实体器官（心、肾、肝和肺）移植中，肺移植后的排斥反应发生率最高。肺移植后排斥反应主要包括急性排斥反应和慢性排斥反应。据ISHLT估计，高达55%的肺移植受者在移植后第一年内接受急性排斥治疗。

1. 肺移植后急性排斥反应及处理措施

急性移植物排斥反应通过肺实质的组织学检查进行分类，包括肺泡炎和支气管炎。病理表现为单核细胞浸润、出血或坏死。在症状上，急性排斥表现通常是无症状的，可以通过常规的监测活检来诊断。其他较高级别的急性排斥反应可能与呼吸困难、咳嗽和排痰有关。此外，还可能出现更微妙的体征，如发烧和缺氧。高度急性排斥反应可能表现为急性呼吸窘迫。由于急性排斥反应可能出现的非特异性和微妙的体征和症状，常通过常规的肺活量测定和放射成像来识别可能的排斥反应。不幸的是，这些症状也普遍存在于感染中，这可能与基于客观数据的排斥反应难以区分。因此，急性排斥的诊断最常见的是支气管镜检查结合经支气管镜活检。一旦诊断出急性排斥反应，治疗就要增加免疫抑制。

2. 肺移植后慢性排斥反应

与急性移植物排斥反应相比，慢性移植物排斥反应更隐蔽，并与同种异体移植物功能的持续性和进行性下降有关。慢性排斥与闭塞性毛细支气管炎的活检结果相关。不幸的是，这种诊断很难做出，因此ISHLT将慢性排斥反应重新定义为BOS，这是通过患者的FEV1持续和进行性下降来确定的。然而，这一分类未能纳入慢性同种异体移植功能障碍的其他潜在病因。因此，2014年颁布了更具描述性的慢性排斥反应定义，将慢性肺移植功能障碍（Chronic lung Allograft dysfunction，CLAD）分为两类：限制性CLAD［限制性同种异体移植综合征（RAS）］和阻塞性CLAD（BOS）。

梗阻性包裹体或BOS被定义为移植后至少3周内FEV1低于稳定基线的80%。当FEV1下降超过20%（在间隔3周的两次不同情况下测量），并有梗阻模式（基于FEV1/FVC比率）时，BOS的诊断是适当的，不需要组织病理学证实。虽然BOS不是绝对不可逆的，但可逆性被认为是例外。已经尝试了各种治疗方法，包括增加免疫抑制用于治疗BOS；然而，唯一被证明有可能改善FEV1的治疗方法是使用阿奇霉素，特别是当支气管肺泡灌洗显示中性粒细胞百分比超过15%时。

限制性CLAD或RAS同样被定义为肺活量和总肺容量的持续减少，并伴随FEV1下降，从而使FEV1/FVC保持正常（如果不是升高的话）。这也是由间隔3周进行的两次独立测量确定的。在高分辨率胸部CT上，RAS的典型表现与持续性浸润物（磨玻璃样阴影、间质浸润物和可能的蜂窝样改变）有关。目前尚不能确定这些浸润物和相关的同种异体移植功能下降是否是慢性排斥反应的结果，还仅仅是巧合。尽管如此，对于RAS患者的治疗还没有明确的共识指南。

（二）肺移植术后呼吸道并发症

呼吸道并发症分为6类：狭窄、坏死和裂开、外生肉芽组织、软化、瘘和感染。在肺移植早期，呼吸道并发症是并发症的重要来源，也是发病率和死亡率的重要原因。早期文献报道呼吸道并发症的发生率高达80%。随着外科技术、免疫抑制和移植后管理的改善，肺移植患者的呼吸道

并发症也有所减少。目前已报道的移植后呼吸道并发症的发生率广泛分布为1.6%～33%。然而，大多数大容量移植中心报告的发病率为7%～18%，总死亡率为2%～4%。其中大部分被认为是由移植物保存、供体/受者选择、手术技术和免疫抑制的改善所致。

支气管狭窄是引起呼吸道并发症的最常见原因，通常是由先前的呼吸道并发症（感染、坏死和裂开）和随后的愈合所致。支气管狭窄有两种类型，包括外科吻合口狭窄和远端非吻合口狭窄。狭窄通常是通过柔性支气管镜检查来诊断的；然而这有其局限性，不能提供关于狭窄气道长度和远端气道通畅的足够信息。改进的CT技术，包括具有多平面重建的螺旋CT，提高了医生诊断和治疗支气管狭窄的能力。

治疗支气管狭窄通常需要一种多模式的方法，最初内窥镜干预（气囊支气管成形术、冷冻治疗、电灼术、激光治疗、近距离放射治疗和支架扩张）是主要的干预措施；然而，对于更严重的疾病或如果内窥镜干预失败，可能需要手术。

裂开是一种潜在的灾难性的并发症，其发生率在移植后早期（1～5周）最高。常见的支气管裂症状包括呼吸困难、无法脱离机械通气、纵隔气肿、皮下气肿、气胸或肺衰竭。支气管裂分为部分性或完全性裂开。完全性裂开是一种罕见的并发症，发生在约1.6%的患者中；然而，它与高发病率和死亡率有关，患者经常死于脓毒症。

除了吻合口的其他形式的并发症外，外生肉芽组织也可能导致严重的呼吸道阻塞。肉芽组织的积聚通常发生在移植后早期，即手术后的头几个月内；也可能发生在移植后期，在对其他呼吸道异常进行支架植入术等干预之后。治疗外生肉芽组织有多种方法，如从支气管腔内冷冻治疗到激光消融，再到新的支气管腔内近距离治疗。

气管、支气管性软化是指呼吸道在呼气时50%塌陷，是另一种形式的呼吸道并发症。当累及远端呼吸道时，通常与闭塞性细支气管炎有关。气管、支气管软化通常发生在移植后的头4个月内，通常表现为咳嗽、呼吸困难、无法清除分泌物、喘鸣、喘息，最终出现阻塞性拍击。气管、支气管软化症的治疗通常是置入支架。

瘘管形成是肺移植后一种严重但不常见的呼吸道并发症。有三种类型的瘘管：支气管胸膜瘘、支气管纵隔瘘和支气管血管瘘。虽然不常见，但这些并发症很严重，往往会导致严重的发病率和死亡率。没有标准的治疗策略，因为它们是以个案为基础进行治疗的，通常需要进行广泛的手术。

（三）肺移植术后胸膜并发症

虽然改进的手术技术大大降低了肺移植术后并发症的发生率，从而降低了死亡率，但胸腔并发症仍然特别常见，发生率为22%～34%。胸腔并发症包括各种过程，如出血、感染、炎症或导致胸腔内积液的其他过程。用于描述这些并发症的一般类别包括血胸、乳糜胸、气胸、复发性积液、脓胸和慢性胸膜并发症（纤维胸）。

血胸，或进入胸腔的出血，通常发生在移植后早期，通常与手术本身直接相关。由于手术性质和胸腔内软组织的创伤，先前接受过胸膜固定术（内脏和壁层胸膜融合术）的患者术后发生血胸的风险更高。此外，从吻合口渗出可能导致血胸。患者有血胸风险的另一个原因是术中体外循环期间进行抗凝。无论血胸的病因是什么，从胸腔排出血液产物是主要的治疗方法，可通过胸腔造瘘管、溶栓剂以及电视胸腔镜手术来实现。

乳糜胸是一种罕见的胸膜腔并发症。肺移植术后乳糜胸的发生率很低，只影响不到1%的肺移植受者。手术中胸导管受损是乳糜胸的原因。对于肺移植受者来说，乳糜胸的特殊并发症是淋巴丢失，以及由此导致的免疫抑制，这对已经免疫功能低下的患者来说是一个严重问题。手术矫正胸腔导管结扎术是可行的，然而这需要额外的手术。

气胸（持续性漏气）和反复胸腔积液是肺移植相对罕见的并发症，容易使患者增加感染的风险。虽然没有数据来确定这些并发症的发生率，但有一些信息可以用来指导治疗，例如放置隧道状胸膜导管。在克利夫兰诊所的一系列病例中，接受隧道胸膜导管置入的12名患者中有11名液体/空气泄漏得到解决。

胸膜间隙的并发症是脓胸。脓胸是指胸膜腔内感染的液体/碎片。肺移植后3%～8%的患者会发生感染。移植后胸腔积液通常具有与脓胸相似的生化特征（根据Light的标准），即使液体是无菌的。多项研究表明，与从未发生脓胸的患者相比，有这种并发症的患者的死亡率增加了28.6%。

（四）肺移植术后感染并发症

感染是肺移植后任何时间点都最常见的并发症。此外，闭塞性毛细支气管炎和慢性同种异体移植排斥反应与感染，特别是与巨细胞病毒（cytomegalovirus，CMV）感染有关。因此，治疗和预防移植后感染是至关重要的。

与其他实体器官移植相比，肺移植接受者感染风险最高，发生感染的频率是心脏移植的2倍。此外，肺移植接受者的感染往往涉及移植物，2/3的感染发生在呼吸道。与其他移植接受者相比，肺移植接受者感染负担较高的主要原因是多因素的，包括移植物暴露（肺持续暴露于外部环境）、移植肺黏液纤毛清除受损、支气管吻合并发症和残留的天然肺组织（在单肺移植中）。在这些危险因素中，闭塞性毛细支气管炎（慢性同种异体移植排斥反应）是移植物感染的唯一最重要的易感因素，感染被认为与慢性同种异体移植排斥反应有关。

在一项对236名肺移植受者的西班牙研究中，肺炎的发生率在头180天内为72%。在这些肺炎病例中，82%是细菌感染，铜绿假单胞菌是最常见的病原体（26%），其次是鲍曼不动杆菌和金黄色葡萄球菌，各占14%（该数据有点不对称，因为它考虑了所有肺移植受者，而不考虑移植的潜在原因，特别是囊性纤维化患者与其他原因的COPD患者相比，假单胞菌感染的风险显著增加）。

肺移植受者中第二种最常见的感染是巨细胞病毒病。巨细胞病毒病的发病率从53%到75%不等。这是迄今为止实体器官移植受者中发病率最高的。感染巨细胞病毒病的风险与供者和受者的血清状态直接相关。风险最高的是血清阳性供者（D+）和血清阴性受者（R-）。据报道，在这些患者中，巨细胞病毒病的发病率高达90%～100%。因此，这些患者应该接受更昔洛韦至少3个月或更长时间的化学预防治疗。

除了细菌和病毒感染，肺移植受者真菌病原体感染也很常见。具体地说，在肺移植受者中，有22%～85%的人在移植后的某个时间会出现曲霉菌感染。风险较高的患者是那些接受过单肺移植的COPD/肺气肿患者，因为自体肺可能存在空洞病和曲霉菌定植。其他形式的曲霉菌感染在吻合口很常见，闭塞性毛细支气管炎患者感染的风险也增加了。术后使用伏立康唑预防移植后曲霉菌感染很重要。

（五）COPD肺移植术后肺癌

ISHLT的数据显示，在肺移植后的第三年，因癌症死亡的人数约占1/6，其中90%是实体肿瘤。UNOS数据分析发现，肺癌是肺移植中最常见的实体肿瘤，每年1 000人中有5.94人发病，相当于普通人群发病率的近20倍，主要归因于长期免疫抑制对T细胞和肿瘤抑制基因的抑制，但已知吸烟史起到了重要作用。考虑到这一点，以及COPD患者的年龄，他们被认为面临最大的风险。此外，应考虑癌症可能起源于受者组织或供者组织。在前者的情况下，单侧肺移植在剩余的天然肺中存在明显的风险，一些中心报告的单侧LTX接受者的发病率接近10%。相比之下，双侧

LTX后肺癌的发生率似乎要低得多，远低于1%。

鉴于吸烟与COPD和肺癌密切相关，COPD肺移植受者仍处于支气管癌的高风险中，主要是在单肺移植后。在对来自7个美国移植中心的COPD受者进行的一项研究中，2%的患者随后发展为肺癌。一项对肺移植受者的回顾性研究显示，9.8%的单肺移植受者（包括COPD和纤维化肺病患者）随后发展为支气管癌，而只有1.8%的双侧受者发展为肺癌。肺移植医生需要警惕监测天然肺支气管癌，特别是对单肺移植受者。

根据南京医科大学附属无锡人民医院肺移植工作组2017年5月至2018年10月完成的200例良性终末期肺病肺移植受者的临床资料，分析受者术后1年内出现的主要并发症、存活情况及死亡原因，结果显示，200例受者均顺利完成肺移植，术后1年内出现的并发症为感染131例、PGD 20例、急性排斥反应57例、吻合口并发症26例、其他（如新发糖尿病、骨质疏松等）53例；受者术后3个月、6个月、1年的累积生存率分别为81.5%、80.0%和77.5%；共有45例受者在术后1年内死亡，死亡原因包括感染14例、PGD 7例、急性排斥反应8例、吻合口并发症4例、心脑血管意外3例、多器官功能衰竭3例、呼吸衰竭2例、其他（如交通意外等）4例。肺移植受者术后1年内存活情况受其性别、原发病类型、术前合并中重度PAH、术中应用ECMO支持、术中大量失血、术后并发症（感染、PGD、急性排斥反应）的影响；受者为男性是保护性因素，原发病为IPF、术中应用ECMO支持、术中大量失血及术后发生感染、PDG、急性排斥反应等并发症是肺移植受者术后1年内死亡的独立危险因素。

终末期COPD患者内科治疗效果不尽如人意，外科干预（包括LVRS和肺移植）成为延长患者寿命和改善患者症状，提高患者生活质量的良好的治疗手段，但要仔细评估患者状况，严格把握手术适应证，积极让患者通过手术获益。

（党建中）

参考文献

[1] MARRUCHELLA A, FAVERIO P, BONAITI G, et al. History of lung volume reduction procedures[J]. Journal of Thoracic Disease, 2018, 10(27): 3326-3334.

[2] 康世荣，曹春莉，马英，等. 肺减容术在重度肺气肿治疗中的应用[J]. 实用临床医药杂志，2015, 19(7): 4.

[3] CAVIEZEL C, VON ROTZ J, SCHNEITER D, et al. Improved postoperative lung function after sublobar resection of non-small-cell lung cancer combined with lung volume reduction surgery in patients with advanced emphysema[J]. Journal of Thoracic Disease, 2018, 10(23): 2704-2710.

[4] EICHHORN M E, GOMPELMANN D, HOFFMANN H, et al. Consolidating lung volume reduction surgery after endoscopic lung volume reduction failure[J]. Annals of Thoracic Surgery, 2021, 111(6): 1858-1865.

[5] LACOUR M, CAVIEZEL C, WEDER W, et al. Postoperative complications and management after lung volume reduction surgery[J]. Journal of Thoracic Disease, 2018, 10(23): 2775-2779.

[6] CHAMBERS D C, YUSEN R D, CHERIKH W S, et al. The registry of the international society for heart and lung transplantation: Thirty-fourth adult lung and heart-lung transplantation report-2017; focus theme: allograft ischemic time[J]. Journal of Heart and Lung Transplantation, 2017, 36(10): 1047-1059.

[7] LEARD L E, HOLM A M, VALAPOUR M, et al. Consensus document for the selection of lung transplant candidates: An update from the International Society for Heart and Lung Transplantation[J]. Journal of Heart and Lung Transplantation, 2021, 40(11): 1349-1379.

[8] SIDDIQUI F M, DIAMOND J M. Lung transplantation for chronic obstructive pulmonary disease: past, present, and future directions[J]. Current Opinion of Pulmonary Medicine, 2018, 24(2): 199–204.

[9] CERÓN NAVARRO J, DE AGUIAR QUEVEDO K, ANSÓTEGUI BARRERA E, et al. Functional outcomes after lung transplant in chronic obstructive pulmonary disease[J]. Archives of Bronconeumology, 2015, 51(3): 109–114.

[10] CHAMBERS D C, CHERIKH W S, HARHAY M O, et al. Focus theme: Donor and recipient size match[J]. Journal of Heart and Lung Transplantation, 2019, 8(10): 1042–1055.

[11] SCHAFFER J M, SINGH S K, REITZ B A, et al. Single-vs double-lung transplantation in patients with chronic obstructive pulmonary disease and idiopathic pulmonary fibrosis since the implementation of lung allocation based on medical need[J]. JAMA, 2015, 313(9): 936–948.

[12] BORRO J M, DELGADO M, COLL E, et al. Single-lung transplantation in emphysema: Retrospective study analyzing survival and waiting list mortality[J]. World Journal of Transplantation, 2016, 6(2): 347–355.

[13] MUTYALA S, KASHEM M A, KANAPARTHI J, et al. Comparing outcomes in patients with end-stage chronic obstructive pulmonary disease: single versus bilateral lung transplants[J]. Interactive Cardiovascular and Thoracic Surgery, 2021, 33(5): 807–813.

[14] BENNETT D T, ZAMORA M, REECE T B, et al. Continued utility of single-lung transplantation in select populations: chronic obstructive pulmonary disease[J]. Annals of Thoracic Surgery, 2015, 100(2): 437–442.

[15] SIDDIQUI F M, DIAMOND J M. Lung transplantation for chronic obstructive pulmonary disease: past, present, and future directions[J]. Current Opinion of Pulmonary Medicine, 2018, 24(2): 199–204.

第十八章 慢性阻塞性肺疾病的中医治疗

COPD主要表现为咳嗽、喘咳、喘息、呼吸困难等症状，中医历代没有COPD的具体病名，但中医病名可根据其主要症状，将其归属于“咳嗽”“喘证”“肺胀”的范畴。早在《黄帝内经》中已有相关论述，在汉代张仲景时期有了进一步发展，并经后世医家推陈出新，从而积累了认识和治疗此类病证的丰富临床经验。

《灵枢·经脉》云：“肺手太阴之脉……是动则病，肺胀满，膨膨而喘咳……”《灵枢·胀论》曰：“肺胀者，虚满而喘咳。”《素问·藏气法时论》说：“肺病者，咳喘逆气，肩背痛，汗出……虚则少气不能报息……肾病者，腹大胫肿，喘咳身重……”通过以上论述可知该病的症状大多表现为胀满、喘促、咳嗽，认为其病位在肺、肾等脏器。张仲景的《伤寒论》中提到“上气喘而躁者，属肺胀”，“咳而上气，此为肺胀，其人喘，目如脱状”。书中对本病的临床特点进行了详细描述，很多条文谈及病因、辨证及治疗，并配制了大小青龙汤、麻黄汤、麻杏石甘汤等方剂，在临床中疗效可靠，沿用至今。隋代《诸病源候论·咳逆短气候》曰：“肺虚为微寒所伤则咳嗽……肺胀则气逆，而肺本虚，气为不足，复为邪所乘，肺不能宣畅，故咳逆短气也。”说明此类疾病的病机为久病肺虚，感受寒邪，出现咳嗽气喘、憋闷胀满等症状，寒邪凝滞，乘虚而入，闭阻经络气机，从而出现咳逆气短的症状。宋代的《圣济总录》将喘证分为虚、实等不同证候，对喘证的病因病机以及方药皆有详尽论述。王肯堂所撰《证治准绳》曰：“喘者，促促气急，喝喝息数，张口抬肩，摇身撷肚……”对喘证的临床症状进行了生动的描述。李用梓所著《证治汇补》曰：“肺胀者，动则喘满，气急息重……如痰挟瘀血碍气，宜养血以流动乎气，降火以清利其痰……风寒郁于肺中，不得发越，咳嗽胀闷者，宜发汗以祛邪，利肺以顺气。”其将肺胀分为痰瘀互结、风寒袭肺、痰饮阻肺、肺肾亏虚等证型，并确定了具体的治疗原则。

综上，中医治疗此类疾病积累了非常丰富的临床经验，形成了完整的理论体系，尤其是在整体观念和辨证论治的指导下，结合阴阳、脏腑、三焦、八纲、气血，辨别病位、病性，具有系统完整的诊疗思路，在进一步研究和改进疾病方面有广阔的前景。

第一节　疾病分期及病因病机

一、急性加重期

急性加重期是指短时间内COPD患者症状明显加重，病情迅速恶化，表现为咳喘和呼吸困难等症状急剧加重，并明显出现咳吐大量黏稠黄色痰或脓痰，经常合并高热、喘憋和濒死感。此时患者病情危险，必须立即采取有效措施控制病情。其症状与急性冠脉综合征、充血性心力衰竭急性加重、肺栓塞等疾病极为相似，应加以鉴别。

二、急性加重危险窗期

急性加重危险窗期是指患者出现急性加重期，经过治疗达到稳定期时间窗（一般为8周左右）。此时病情虽然得到控制，但再次出现急性加重的风险极高，如不予以重视，患者复治率、住院率和死亡率均可上升。

三、稳定期

稳定期是指患者的咳嗽、气喘及呼吸困难等症状持续稳定，症状较轻或无明显症状。稳定期是中医治疗的优势时期，可根据患者的病情进行中医辨证论治或有效的预防急性加重。

中医学认为，慢性阻塞性肺疾病是由于先天禀赋不足，年老体弱，脏腑虚衰；或接触有害物质，肺脏受损；或素患肺病等疾日久且失治误治，久病致肺虚损，痰饮瘀毒蕴结于肺而成本病。本虚标实、正虚积损为其主要病机，急性期患者以痰饮、血瘀、水湿等邪实为主，稳定期以肺脾肾等脏腑正虚为主。正虚是肺气阴亏虚、病久及心，积损日久，正气不复；气虚不能推动，运化失调，聚湿成痰，痰瘀互结，正虚导致痰瘀，痰瘀加重正虚，日久成疾。急性加重期，以邪实为主，痰浊、水饮和血瘀闭阻肺络，同时耗气伤津，表现为邪盛正衰。稳定期邪气已去，正虚为主，表现为肺气虚、肺脾气虚、肺肾气虚、肺肾气阴两虚等证候，以正虚为主。危险窗期，邪实逐渐减轻，本虚逐渐加重，表现为痰湿、水饮、瘀血与气虚、气阴两虚相互兼夹的证候。

总之，中医认为COPD的病机是本虚标实，本虚多为气阴亏虚、脾肾亏虚，标实为痰饮瘀，病位在肺、脾、肾，久可及心，肺为起始，脾肾为基，心阳为终。肺感外邪，肺部损伤，宣降失司，气壅于胸而发病。日久伤脾，子耗母气，脾运失调，肺脾两虚；肺伤及肾，肾气亏虚，肾不纳气；久病及心，血脉痹阻，损伤心阳，为正虚积损之病机。

第二节　辨证论治

根据《慢性阻塞性肺疾病中医诊疗指南（2018修订版）》，COPD具体分期如下：

急性加重期常见的证型：风寒袭肺、外寒内饮、痰热壅肺、痰湿阻肺、痰蒙神窍；

稳定期常见的证型：肺气虚、肺脾气虚、肺肾气虚、肺肾气阴两虚；

急性加重危险窗期常见证型：虚实并重，以肺、脾、肾亏虚兼有痰湿阻肺或痰瘀阻肺等证。

血瘀是COPD的主要病机因素，同时也常见于其他证候。

治疗上遵循“急则治其标，缓则治其本”“标本兼治”的原则。应特别注意急性加重期及急性加重危险窗期，要及时诊治，以防延误和传变。急性加重期以清热化痰、活血化瘀、宣肺化浊、化痰开窍、降气平喘为主，同时注意补益气阴、补益肺脾、固肾纳气。稳定期主要以益气温阳、补益气阴、补脾益肾为则。在急性加重的危险窗期，正虚邪恋，虚实相兼，治疗当以标本兼治、扶正祛邪并重，益气养阴、补虚固本，同时逐饮化痰祛瘀。

一、急性加重期

（一）风寒袭肺证

1. 症状

主要症状：咳嗽，喘息，恶寒，痰色白，质清稀，舌苔薄白，脉紧；

次要症状：发热，鼻塞、流清涕，肢体酸痛，无汗，脉浮。

2. 诊断

咳嗽或喘息，咳痰色白、质清稀；发热、恶寒、无汗，或肢体酸痛；鼻塞、流清涕；舌苔白，脉浮或浮紧。

3. 治法

宣肺散寒，止咳平喘。

4. 方药

三拗汤（《太平惠民和剂局方》）合止嗽散（《医学心悟》）加减。麻黄、杏仁、紫苏叶、荆芥、百部、白前、枳壳、桔梗、陈皮、炙甘草。

5. 加减

肢体酸楚疼痛较甚，加白芷、川芎、羌活；痰多色白质黏，舌苔白腻者，加苍术、半夏、厚朴、茯苓；若喘逆较甚者，紫苏叶易为紫苏子，加沉香、厚朴；头痛者，加川芎、白芷、藁本。

6. 中成药

通宣理肺丸，用法：每次7 g，口服，每日2～3次。杏苏止咳颗粒，用法：每次1袋，冲服，每日3次。

（二）外寒内饮证

1. 症状

主要症状：咳嗽，喘息气急，胸闷，甚则不能平卧，痰多，色白而稀薄、有泡沫，恶寒，舌苔白滑，脉弦紧。

次要症状：喉中痰鸣，痰易咯出，无汗，鼻塞、流清涕，肢体酸痛，脉浮紧。

2. 诊断

咳嗽或喘息；恶寒、无汗，或鼻塞、流清涕，或肢体酸痛；痰色白、稀薄或兼泡沫，痰易咯出；喉中痰鸣；胸闷，甚则气逆不能平卧；舌苔白滑，脉弦紧或浮弦紧。

3. 治法

疏风散寒，温肺化饮。

4. 方药

小青龙汤（《金匮要略》）加减。麻黄、桂枝、白芍、干姜、法半夏、细辛、五味子、杏仁、苏子、厚朴、炙甘草。

5. 加减

咳逆上气，喉中发出叽叽水鸣者，亦可射干麻黄汤（《金匮要略》）加减（射干、麻黄、细辛、紫菀、款冬花、五味子、半夏、大枣、生姜）；肢体酸痛者，加柴胡、羌活、独活；头痛者，加白芷、葛根、蔓荆子、川芎；烦躁而喘，伴口渴、口干、口苦者，减桂枝、干姜，加生石膏、黄芩、桑白皮，或用小青龙汤加石膏汤。

6. 中成药

小青龙颗粒，用法：每次1袋，冲服，每日3次。

（三）痰热壅肺证

1. 症状

主要症状：咳嗽、胸闷，喘息，痰多色黄或白黏，咯痰不爽，舌红，苔黄腻，脉滑数。

次要症状：胸痛，发热，口渴喜冷饮，大便干结。

2. 诊断

咳嗽或喘息气急；痰多色黄或白黏，咯痰不爽；发热或口渴喜冷饮；大便干结；舌质红，舌苔黄或黄腻，脉滑数。

3. 治法

清肺化痰，降逆平喘。

4. 方药

清气化痰丸（《医方考》）合贝母瓜蒌散（《医学心悟》）加减。瓜蒌、浙贝母、清半夏、陈皮、栀子、黄芩、桑白皮、鱼腥草、杏仁、白头翁、麦冬。

5. 加减

痰多黏稠不易咯出、咳痰不爽者，清气化痰汤（《医学统旨》）或桑白皮汤（《古今医统》）加减；胸闷气短，烦躁大汗，大便秘结、小便黄者，酌用宣白承气汤（《温病条辨》）加减；喘息痰鸣不得平卧者，加葶苈子、紫苏子、厚朴、射干；咳嗽喘息，痰黄黏腻味腥者，加金荞麦、冬瓜仁、生苡仁、桃仁；咳喘伴胸部憋闷疼痛甚者，加丹参、延胡索、赤芍、枳壳；热盛伤阴，痰少，或质黏不易咳出，口渴喜饮，脉细数者，去半夏，加天花粉、玄参、麦冬、生地黄、五味子。

6. 中成药

葶贝胶囊，用法：每次4粒，饭后口服，每日3次。痰热清注射液，用法：每次20～40 mL静脉滴入，每日1次。痰热证与血瘀互结者，血必净注射液，用法：每次50～100 mL，静脉滴注，每日2次。

（四）痰浊阻肺证

1. 症状

主要症状：咳嗽，喘息，痰多，痰白黏，口黏腻，舌苔白腻，脉滑。

次要症状：气短，泡沫样痰，痰易咳出，胸闷，胃脘痞满，纳呆少食，舌质淡，脉弦。

2. 诊断

咳嗽或喘息、气短；痰多、白黏或呈泡沫状；胃脘痞满；口黏腻，纳呆少食；舌苔白腻，脉滑或弦滑。

3. 治法

燥湿化痰，宣降肺气。

4. 方药

二陈汤（《太平惠民和剂局方》）合三子养亲汤（《韩氏医通》）加味。茯苓、陈皮、法半夏、紫苏子、白芥子、莱菔子、丹参、甘草。

5. 加减

感受风寒，兼有恶寒、发热，脉浮紧者，加麻黄、细辛、荆芥、防风；外感风热，兼见发热、口渴，咽痛者，加瓜蒌、金银花、连翘、黄芩、鱼腥草；痰多清稀，喘息不能平卧者，加麻黄、杏仁、葶苈子、大枣、细辛；脘腹痞胀，纳呆纳差者，加麦芽、厚朴、砂仁、木香、槟榔、枳实，用厚朴半夏汤（《金匮要略》）（半夏、厚朴、茯苓、生姜、紫苏叶）加减；胃脘隐痛，大便稀溏不成形者，去紫苏子、莱菔子，加干姜、白术、泽泻、葛根。

6. 中成药

苓桂咳喘宁胶囊，用法：每次5粒，口服，每日3次。苏子降气丸，用法：每次6 g，口服，每日1～2次。

（五）痰蒙神窍证

1. 症状

主要症状：喘息气促，神志异常，或恍惚，或嗜睡，或昏迷，或谵妄，舌苔白腻或黄腻。

次要症状：喉中痰鸣，肢体瘛疭，甚则抽搐，舌质暗红、绛、紫，脉滑或数。

2. 诊断

神志异常；肢体瘛疭，甚则抽搐；喘息气促；喉中痰鸣；舌质淡或红，舌苔白腻或黄腻，脉滑或数。

3. 治法

豁痰行气，醒神开窍。

4. 方药

涤痰汤（《济生方》）加减。制南星、清半夏、茯苓、陈皮、枳实、丹参、人参、石菖蒲、竹茹、生姜、甘草。

5. 加减

喘息气促，肢冷，舌苔白腻者，可加苏合香丸，姜汤或温开水送服；烦躁身热，谵语，舌红绛、苔黄者，加安宫牛黄丸或至宝丹，或加天竺黄、水牛角、玄参、黄连、炒栀子、连翘；痰多腥臭、神昏者，治以清热豁痰，醒神开窍，可用涤痰汤合千金苇茎汤（《备急千金要方》）加减；热结大肠，腑气不通者，加大黄、厚朴、芒硝；痉挛抽搐者，加钩藤、全蝎、地龙、羚羊角粉。

6. 中成药

醒脑静注射液，用法：每次20 mL，静脉滴注，每日2次；清开灵注射液，用法：每次20～40 mL，静脉滴注，每日2次。

二、急性加重危险窗期

急性加重危险窗期是急性加重期症状缓解到病情稳定期间，其病机为正虚邪恋、虚实错杂，故治疗当祛邪扶正并重。祛邪以化痰逐饮或活血化瘀，扶正以益气养阴、补益肺气、补肺健脾、温肾补肺等为主。辨证论治可参考急性加重期和稳定期。

三、稳定期

（一）肺气虚证

1. 症状

主要症状：咳嗽，气短，动则加重，乏力，易感冒。

次要症状：喘息，神疲，自汗，恶风，舌质淡，舌苔白，脉沉细或细弱。

2. 诊断

咳嗽或喘息、气短，动则加重；神疲、乏力，或自汗；恶风，易感冒；舌质淡，苔白，脉沉细或细弱。

3. 治法

益气补肺，固卫护表。

4. 方药

人参胡桃汤（《济生方》）合人参养肺丸（《太平惠民剂济局方》）加减。黄芪、党参、白术、桔梗、胡桃肉、川贝母、百部、杏仁、紫苏子、厚朴、地龙、陈皮、炙甘草。

5. 加减

咳嗽痰少质黏，口干烦躁，舌红苔剥，脉细者，生脉散（《内外伤感惑论》）（人参、麦冬、五味子）加沙参、玉竹、百合、天花粉、瓜蒌，益气养阴，宽胸理气，化痰止咳；气虚自汗，乏力懒动者，加麻黄根、五味子、煅牡蛎；此证酌情亦可用益气固表方（党参、白术、半夏、茯苓、陈皮、紫苏叶、防风、浮小麦、款冬花、黄芩、川贝母、薏苡仁、枇杷叶）加减施治。

6. 中成药

玉屏风颗粒，用法：每次5 g，冲服，每日3次。

（二）肺脾气虚证

1. 症状

主要症状：咳嗽，气短，喘息，动则加重，乏力，易感冒，纳呆，舌体胖大、齿痕，舌质淡，苔白。

次要症状：神疲，自汗，恶风，食少，脘腹胀满，便溏，脉沉细弱。

2. 诊断

咳嗽或喘息、气短，动则加重；神疲、乏力或自汗，动则加重；恶风，易感冒；纳呆；脘腹胀满，或便溏；舌体胖大，齿痕，苔白，脉沉细、沉缓或细弱。

3. 治法

补肺健脾，降气化痰。

4. 方药

六君子汤（《校注妇人良方》）合黄芪补中汤（《医学发明》）加减。党参、黄芪、白术、半夏、茯苓、泽泻、猪苓、杏仁、浙贝母、地龙、苏子、陈皮、炙甘草。

5. 加减

咳嗽痰多、舌苔白腻者，去黄芪，加紫菀、桔梗、苍术、白豆蔻；咳痰清稀，畏寒怕冷、胸胁不舒者，加麻黄、干姜、细辛、枳壳；脘腹胀满、痞闷不适、纳呆纳差、呕恶者，加莱菔子、厚朴、焦神曲、焦山楂、焦麦芽、鸡内金；脘痞不舒、拒食生冷、大便溏泻者，去苏子、杏仁，加葛根、山药、芡实、干姜；体虚多汗者，加浮小麦、煅牡蛎、五味子。此证亦可选用补肺汤（《永类钤方》）（人参、黄芪、熟地、五味子、紫菀、桑白皮）加减或补中益气汤（《内外伤辨惑论》）（黄芪、人参、甘草、白术、陈皮、当归、升麻、柴胡）加减施治。

6. 中成药

六君子丸，用法：每次9 g，口服，每日2次；补中益气丸，用法：每次9 g，口服，每日2次。

（三）肺肾气虚证

1. 症状

主要症状：喘息，气短，乏力，自汗，动则加重，易感冒，腰膝酸软，舌质淡，舌苔白，脉沉。

次要症状：恶风，胸闷，头晕耳鸣，面目浮肿，小便频数，夜尿多，或咳而遗尿，舌体胖大、齿痕，脉沉、细、弱。

2. 诊断

喘息，气短，动则加重；乏力，或自汗，动则加重；易感冒，恶风；腰膝酸软；头晕耳鸣，或面目虚浮；小便频数，夜尿多，咳而遗尿；舌质淡，舌苔白，或舌体胖大，脉沉细或细弱。

3. 治法

补肾益肺，纳气定喘。

4. 方药

人参补肺饮（《症因脉治》）合用参蛤散（《卫生宝鉴》）加减。人参、黄芪、麦冬、五味子、山药、百合、黄精、天冬、薏苡仁、蛤蚧、炙甘草。

5. 加减

咳嗽痰多、舌苔白腻者，加半夏、枇杷叶、紫菀、桔梗、杏仁、茯苓、陈皮；体虚动则气喘者，加阿胶、地黄、当归；面目浮肿、身重畏寒者，加麻黄、桂枝、细辛、泽泻、茯苓；遗精多梦、腰膝酸软者，加龟板、鹿角胶、熟地、菟丝子；畏寒怕冷、小便清长者，加乌药、益智仁、仙茅、淫羊藿、制附子。此证也可用补肺益肾方（黄芪、人参、山茱萸、五味子、枸杞子、淫羊藿、浙贝、地龙、赤芍、紫苏子、矮地茶、陈皮）加减施治。

6. 中成药

补肺活血胶囊，用法：每次4粒，口服，每日3次；蛤蚧定喘丸，用法：每次6 g，口服，每日2次。

（四）肺肾气阴两虚

1. 症状

主要症状：咳嗽，气短，动则加重，喘息，乏力，自汗，盗汗，易感冒，腰膝酸软，舌质红，脉细。

次要症状：口干，干咳痰少，咯痰不爽，耳鸣，头昏，头晕，手足心热，舌淡苔少、花剥，脉沉细。

2. 诊断

气短，动则加重，喘息；乏力或自汗，动则加重；易感冒；腰膝酸软；耳鸣，头昏或头晕；干咳痰少，或咯痰不爽；盗汗；手足心热；舌质淡或红，少苔或花剥苔，脉沉细或细数或细弱。

3. 治法

补肺滋肾，纳气定喘。

4. 方药

保元汤（《景岳全书》）合人参补肺汤（《外科枢要》）加减。黄芪、人参、肉桂、黄精、熟地黄、五味子、枸杞子、麦冬、紫苏子、浙贝母、百部、陈皮、地龙、炙甘草。

5. 加减

痰多色白、脘痞咳甚者，加枇杷叶、紫菀、杏仁、款冬花；痰黏、咳吐不爽者，加瓜蒌、百合、沙参、鱼腥草；盗汗者，加山茱萸、煅牡蛎、浮小麦；手足心热、盗汗烦躁者，加知母、黄柏、地骨皮、鳖甲。此证亦可选用益气滋肾方（人参、黄精、麦冬、五味子、枸杞子、熟地、肉桂、浙贝母、地龙、丹皮、紫苏子、百部、陈皮）或补肺颗粒（党参、熟地黄、山茱萸、麻黄、陈皮）加减施治。

6. 中成药

养阴清肺丸（肺阴虚伴燥热者），用法：每次6～9 g，口服，每日2次；百合固金丸（肺肾阴虚者），用法：每次9 g，口服，每日2次；蛤蚧定喘丸（肺肾阴虚伴内热咳喘者），用法：每次6 g，口服，每日2次。

四、临床兼证及复杂证候

（一）兼证——血瘀证

血瘀可出现于虚证、实证之中，常以兼证出现，在扶正或补虚祛邪基础上，佐以活血化瘀的方药。

1. 症状

主要症状：口唇青紫，舌质紫黯、黯红，或有瘀点、瘀斑，脉沉、涩。

次要症状：面色紫暗，胸闷痛。

2. 诊断

面色紫暗；唇甲青紫，舌质紫暗或有瘀点瘀斑，舌下静脉迂曲。

3. 治法

活血化瘀。

4. 方药

根据兼证的不同，临床上可增减活血化瘀的药物（如川芎、赤芍、丹参、桃仁、红花、莪术）。

（二）复杂证候

本虚标实，虚实夹杂是慢性阻塞性肺疾病的发病特点。在临床中，该证候虽复杂多变，但病机也有主次之分。

1. 急性加重期

有痰湿蕴肺、痰热壅肺、水饮停聚或痰瘀互结，可兼有虚证，如肺脾气虚、肺肾气虚，治疗以燥湿化痰、清肺化痰、祛痰逐饮或行气化痰、活血化瘀为主，兼补肺健脾、补益肺肾等。

2. 稳定期

肺气虚、肺脾气虚、肺肾气虚等虚证，常伴有痰浊阻肺、水饮停聚或痰湿瘀阻等实证，虚证为主，兼有实证，在治疗时扶正为主，如补肺益气、补肺健脾、补肺健肾等，兼以祛痰、逐饮、活血、通络等。临床上应仔细辨证，随证加减，灵活应用。

第三节　其他治法

研究表明，中医传统外治及调理康复技术，如针刺、艾灸、拔罐、穴位贴敷、膏方、呼吸导引术、太极拳等，可有效缓解患者临床症状，改善患者脏器功能，提高患者肺脏耐受力，提高患者生活质量。

一、针灸

（一）针刺

针刺治疗是通过刺激腧穴提高人体正气，疏通经络，调理脏腑，一定程度上起到舒张气管、解痉平喘、健脾化痰、减少气道分泌物等作用。临床治疗时常选用的穴位为肺俞、大椎、风门、定喘、膈俞、乳根、关元、天枢、气海、百会、列缺。咳嗽甚者，可配尺泽、太渊；咳痰增多者，配足三里、中脘、丰隆、膻中；体虚易感冒者，配足三里；痰壅气逆者，配天突、膻中；肾虚不能纳气之虚喘者，配肾俞、关元、太溪；心悸者，配心俞、内关。急性加重期每日1次，稳定期可隔日1次，每次留针20～30分钟，1个疗程为10次。可采取补虚泻实，急性加重期以邪实为主，或虚实夹杂，采用泻法或平补平泻法。稳定期以正虚为主，可用补法。

（二）灸法

艾灸具有温通经络、扶阳助气的作用。COPD稳定期的患者，可用无烟灸联合常规治疗来改善咳嗽、咳痰、呼吸困难等症状。艾灸有提高运动耐力、提高生活质量、增强免疫力的作用。适用于气虚、阳虚等虚证患者，可灸或针灸并用。选取穴位：大椎、风门、肺俞、肾俞、膏俞、脾俞、定喘、丰隆及足三里等，也可沿督脉、足太阳膀胱经施灸，或以灸感定位法确定热敏腧穴。胸闷可配膻中穴，喘甚配孔最穴，咳甚配尺泽穴，痰多可配中脘穴。每穴灸5～10分钟，以皮肤潮红为度，防止烧烫伤。

二、拔罐法

拔罐可以改善经络传导，提高机体免疫力，达到疏通经络、行气活血、止咳平喘的作用。COPD稳定期患者，采用补肾拔罐疗法可显著提高生活质量，提高运动耐力。拔罐治疗，取大椎、定喘、膏肓、肺俞4个穴位，把酒精棉球点燃后在玻璃罐内壁中段绕1～2圈，迅速退出酒精棉球并及时将罐子罩在上述4个穴位上，留置5分钟，每日1次。也可选用药物罐治疗，把竹罐放入中药汤中煮沸2分钟（方药组成：干姜、五味子、细辛、桂枝、白芍、生麻黄、半夏、甘草），取出后随即紧扣在患者肾俞、心俞、关元、膻中、定喘、肺俞及中腑等穴位上，留罐8分钟左右，每日1次，一个疗程是一个月。

三、刮痧疗法

刮痧疗法可以调整脏腑、气血、阴阳平衡，以恢复脏腑功能。该法具有调畅气机、疏通经络、活血化瘀的作用。一般选取背部脊柱两侧的膀胱经，自上而下、由内向外反复刮痧，一次刮痧时间约20分钟，每次刮10～20次，以出现紫红色斑点或斑块为度。采用这种治疗方法，患者临床症状可得到改善，生活质量有所提高。

四、穴位贴敷

穴位贴敷用于治疗COPD稳定期虚证患者，通过经络刺激全身，可提高正气，减少急性发作次数。药物选用细辛、白芥子、甘遂、延胡索、生姜等。主要选用肺俞、定喘、肾俞、天突、大椎、膻中穴。气虚，选太渊、足三里；肺脾气虚，选太渊、脾俞；肺肾气虚，可选太渊、足三里。刺激性小的药物，可每天换药一次；刺激性较大的药物，单次使用一般为2～6小时。应根据患者的皮肤反应和发泡程度进行调整，如出现红疹、瘙痒、红肿、疼痛，甚至破溃等症状，可提前取下贴敷，2次贴敷间隔时间可延长至10天，一个疗程为3次。痰热郁肺型，可选天突、膻中、肺俞、定喘穴，常用药物有黄芩、大黄、知母、瓜蒌、桑白皮、苇茎、鱼腥草、冰片、甘草。

“三伏贴”又称“冬病夏治穴位贴敷”，于三伏天进行贴敷治疗。常用药物有白芥子、甘遂、细辛、延胡索、干姜、丁香等。可选穴位为天突、膻中、肺俞、大椎、风门等，贴敷2～6小时。初伏、中伏、末伏首日各贴敷1次，连续三年为一个疗程。使用三伏贴治疗时可配合中药口服。

五、穴位注射

穴位注射是以中西医理论为指导，同时利用腧穴的作用和药物的性能，将药物注入腧穴，达到预防和治疗疾病的目的。常用的中药有：肾虚，可用喘可治注射液局部穴位注射；肺脾气虚兼血瘀，可用黄芪注射液、丹参注射液。常用局部注射。常用的穴位有定喘、肺俞、膈俞、膏肓、脾俞、肾俞、足三里、丰隆、三阴交等，每次选择1或2对穴位，每周2次，每个穴位注射1～2 mL。这种治疗方案适用于COPD稳定期患者。

六、膏方

膏方是中医的五种主要剂型之一，对稳定期COPD患者有治疗优势。其具有补虚扶正的作用，有助于减少急性加重的发生，改善肺功能，增强运动耐力，改善生存质量，提高免疫力。COPD稳定期，患者临床多为肺脾亏虚，用药有党参、黄芪、山药、白术、五味子、苦杏仁、茯苓、陈皮、清半夏、炒扁豆、防风、紫苏子、浙贝母、紫菀、款冬花、桑白皮、当归、麦冬、肉苁蓉、神曲、炒麦芽、炙甘草等。COPD稳定期，患者多为肺肾两虚，用药有黄芪、黄精、党参、熟地黄、菟丝子、胡桃肉、紫河车粉、淫羊藿、巴戟天、核桃仁、山茱萸、炒白术、茯苓、陈皮、姜半夏、紫苏子、山药、五味子、炙麻黄、炙百部、蛤蚧、干姜、沉香。兼血瘀者，可酌情加入活血化瘀药，如丹参、川芎、桃仁、莪术、红花等。膏方制作：将上药浸泡、煎煮、浓缩后，加阿胶、龟甲胶或鳖甲胶熬至膏状并酌加饴糖或木糖醇调味。每次取15～25 mL，每日2次，早晚餐前温开水送服，疗程2个月，建议冬春季节服用。

七、中药离子导入

中药离子导入是一种结合传统中医理论与现代电疗技术的外治方法，其核心特点是通过直流电场的物理作用将中药有效成分直接导入人体特定部位或穴位，使药物有效成分直接进入血液循环，改善肺部微循环，促进肺部炎症吸收。中药离子导入药物常选用白芥子、麻黄、甘遂、延胡索、细辛、白芷、丁香、肉桂等。将药物浓煎后，浸渍于药物垫，选取双侧肺俞、膏肓，可达到宣肺解表、止咳平喘、理气化痰的作用。

八、呼吸导引术

呼吸导引术是以特定呼吸方式为核心，结合肢体动作与意念调控的传统养生方法。呼吸导引术共六个步骤，包括松静站立、两田呼吸、调理肺肾、转身侧指、摩运肾堂、养气收功。适用于COPD稳定期患者，能够提高6分钟步行距离，改善肺功能，提高心肺功能，增加运动耐力，减轻呼吸困难，提高生活质量。每次康复锻炼30分钟，每周康复锻炼5天以上，每天2次，康复疗程3个月以上，长期锻炼效果更佳。

九、太极拳、八段锦等

COPD稳定期患者，可推荐常规治疗联合太极拳或八段锦，配合呼吸训练，有助于提高运动耐力，改善肺功能和生存质量。每周锻炼3～5次，坚持长期锻炼。

第四节　预防调护

一、预防外感

保持空气湿润，促进呼吸道分泌物排出，鼓励患者咳嗽排痰；戒烟；避免环境刺激，注意保暖，避免受凉，预防感冒及呼吸道感染；缓解期可适当进行康复锻炼，如慢走、太极拳、八段锦等，还可进行肺功能锻炼，进行胸腹式呼吸、吹球锻炼，都可提高运动耐量，改善缺氧状况，提高机体抗病能力。

二、改善营养状况

增强自身免疫力，少食多餐，补充蛋白质、维生素，饮食宜清淡，进食有营养、易消化的食物，少吃甜食，忌食辛辣刺激性食物，忌油腻、甘甜的食物，易便秘患者多吃富含纤维素的粗茎大叶类蔬菜，保持大便通畅。

三、心理护理

COPD患者精神负担重，容易产生焦虑和抑郁情绪，应给予其积极的鼓励，让其多与他人沟通，以增强战胜疾病的信心。

（赵敏）

参考文献

[1] 张伯礼，吴勉华.中医内科学[M].北京：中国中医药出版社，2017：114-142.

[2] 中华中医药学会肺系病分会.慢性阻塞性肺疾病中医诊疗指南(2018修订版)[M].北京：中国中医药出版社，2018.

[3] 吴蕾，许银姬，林琳.慢性阻塞性肺疾病中医肺康复临床应用指南[J].中医杂志，2021，62(22)：2018-2024.

[4] 谢林艳，黄琰，郭立泉，等.呼吸导引操在稳定期慢性阻塞性肺疾病康复中的价值[J].中华临床医师杂志，2020，14(8)：639-644.

第十九章
慢性阻塞性肺疾病个人健康管理方案

COPD健康管理指的是收集个人健康信息、预测其在一定时间内发生COPD的可能性、制订健康管理方案、督促健康方案的实施和健康效果评估的周期性循环过程。从心理、生物、社会等多角度有效地降低和控制危险因素，从而达到有效降低或延迟COPD的发生、发展，提高患者生存质量的目的。

COPD严重地危害到人类健康，同时造成巨大的社会经济负担，已经被许多国家广泛关注。由于目前尚无有效根治和阻止该疾病进展的方法，所以预防显得尤为重要。对COPD干预越早，其治疗和康复效果越好。实际临床中无症状或仅有轻微咳嗽、咳痰症状的COPD患者就诊的比率仅为15.9%。医生所诊断COPD的患病率明显低于实际COPD的患病率。因此，COPD健康管理的目标是早期发现、早期干预和早期管理。

对人群个体进行COPD患病风险评估，根据分析结果将人群分为健康人群、亚健康人群、高危人群和患病人群，并给予其相应的健康管理方案。COPD的健康管理方案必须遵循以人为中心、家庭为单位、健康为导向的个体化、综合性、动态性的原则。

第一节　健康人群的健康管理方案

COPD健康人群指的是无吸烟史、无呼吸系统疾病史和职业暴露史，同时希望获得相关健康知识的人群。健康管理的方案主要包括发放宣传单、健康教育与督促戒烟、COPD的危险因素的认识及预防等。

一、督促戒烟

烟草燃烧产生的烟雾中含有多种已知致癌物，有充分证据表明，吸烟可以导致多种恶性肿瘤，还会导致呼吸系统和心脑血管系统等多个系统的疾病。任何人在任何年龄戒烟均可获益，戒烟越早、持续时间越长，健康获益也越大。研究发现，高达50%的吸烟者存在一定程度的气流受限，约25%的吸烟者存在临床显著的COPD。在几个危险因素中，吸烟占COPD总负担的80%，它是COPD进展的最重要的危险因素。戒烟可降低FEV1的下降率，改善呼吸道症状和健康相关的生活质量，是阻止COPD进展、提高生存率和降低发病率的最有效手段。因此通过宣传册、视频等方式向患者宣教吸烟的危害及戒烟的好处，鼓励人们抓住一切机会戒烟，十分有必要。戒烟困难的患者，可考虑药物和非药物干预。

二、COPD的危险因素认识及预防

（一）燃料烟雾

生物燃料在燃烧的时候会产生含有碳氧化物、氮氧化物、硫氧化物和未燃烧完全的碳氢化合物颗粒与多环有机化合物等大量有害成分的烟雾。这些烟雾可能是不吸烟女性发生COPD的重要原因。加强环境通风并改用清洁燃料，能够延缓COPD患者的肺功能下降速率，降低COPD的发病风险。

（二）职业性粉尘及空气污染

暴露于存在各类职业性粉尘及空气污染的工作环境是许多呼吸系统疾病的重要致病原因。尤其是从事冶炼、筑路、农药喷洒，以及白灰、面粉、水泥、化工、石材等加工及采矿的工作者，应加强职业防护，定期体检。尽量避免垃圾秸秆焚烧，少放或不放烟花爆竹。防止室内空气污染，新装修的房间定期通风换气，降低装饰装修材料造成的室内空气污染，提倡简约绿色装饰；烹饪、取暖等提倡使用清洁能源（如气体燃料和电等）。空气严重污染时应尽量关闭门窗，减少室内外空气污染物，有条件的最好开启空气净化装置或新风系统。

（三）吸入变应原

主要见于哮喘或鼻炎等过敏性呼吸系统疾病。按变应原存在场所，可分为室内变应原和室外变应原。前者主要包括动物变应原、屋尘螨、真菌和蟑螂变应原，后者主要包括真菌和花粉。要提醒公众重视相关的致病状况，加强卫生宣传与教育。同时，建议易感人群改善不良的生活习惯，避免接触相关致病变应原。

（四）感染病原学变异及耐药性增加

呼吸道感染是COPD发病和急性加重的重要因素。长期广泛地使用抗生素，细菌性肺炎的病死率显著下降，但肺炎的发病率未见降低，且耐药菌的感染日益增多，老年患者病死率仍较高。儿童时期反复下呼吸道感染、成年时期肺功能降低等均与呼吸系统的症状有着密切的关系。加强对呼吸道感染性病变的早期干预及规范诊疗，能更有效地预防和管理呼吸道感染性疾病。

（五）个体因素

COPD的发病与患者社会经济地位相关。环境污染程度、营养状况、不同的社会经济地位等都可能与COPD的发病有一定内在联系。COPD还与遗传因素、肺生长发育情况、体重指数等个体因素有关。如COPD有遗传易感性，α-抗胰蛋白酶重度缺乏与非吸烟者肺气肿形成有关。

第二节 亚健康人群的健康管理方案

COPD亚健康人群指的是有呼吸系统疾病的家族史、既往史（呼吸道感染、哮喘等）、危险因素（吸烟、化学物质和职业性粉尘等）接触史的人群。健康管理方案主要包括建立健康档案、发放健康卡、劝导戒烟、健康指导、认识COPD临床症状等。

一、认识COPD临床症状

慢性咳嗽、咳痰，早期在较剧烈活动时会出现胸闷、气短或呼吸困难，逐渐加重以致在日常活动甚至休息时出现气短，严重者可出现喘息症状。

二、健康指导

亚健康指导包括营养指导、心理指导和运动指导。

（一）营养指导

合理补充营养可改善一般人群总体健康相关生活质量。在饮食上应保持营养均衡，注意食物多样性，粗细搭配，荤素适当，多吃水果蔬菜，补充膳食纤维，多饮水。注重全谷物、豆类和优质蛋白均衡摄入，限制摄入加工和油炸食物。

（二）运动指导

生命在于运动，运动需要科学。定期适量活动身体有助于预防超重、高血压、心脏病、脑卒中、糖尿病等慢性病，并且可以促进精神健康，提高生活质量和幸福感。成年人应该缩短久坐时间，进行适当的身体锻炼。建议每星期进行至少2.5～5小时中等强度的有氧运动，或至少1～2.5小时的高等强度的有氧运动。例如可采取步行、骑车等形式的中等强度活动，每天进行2次，每次持续30分钟，频率每周5天。在每星期的身体活动中，老年人应该进行多样化锻炼，侧重于中等强度及以上的功能性平衡训练和力量训练，频率为每星期不少于3天，以增强机体的功能性能力，并且预防跌倒。

（三）心理指导

健康包括心理健康、身体健康和良好的社会适应能力。要学会更好地调节情绪，注意自己的心理健康，及时调整心理状态，保持心理平衡，使自身处于良好的心理状态。改善抑郁和焦虑状态，也有利于促进机体功能的改善，提高心理健康素养非常重要。

1. 减轻心理压力的方法

去除外因：如改进工作方法，提高工作效率，改变工作岗位，适当减少工作量，控制工作节奏，降低欲求等。

调适内因：如锻炼身体，适当有氧运动，练习冥想、深呼吸放松训练等。

增加社会和家庭支持：如改善人际关系和家庭氛围，向朋友和家人倾诉，塑造自我形象以增强信心，积极参加集体活动等。

2. 培养良好的应对习惯，保持乐观

合理膳食，充足睡眠，多看书学习，乐观处世，敢于实践，化压力为动力。

适当宣泄，转移注意力，自我暗示和安慰，让压力随时间而逝。

用科学方法缓解压力，摒弃不健康的减压方式，如吸烟、饮酒等，不逃避，不消极。

跳出负面思维，学会内省和接纳不良情绪，培养幽默感和愉快体验，站在客观的角度上辩证评价生活事件。

积极求助，寻求心理医生的帮助，对问题及时评估和干预。

三、健康随访

健康随访工作不仅可帮助体检者早期发现影响健康的高危因素，还可做到疾病的早防早治，减缓疾病进展，降低医疗费用，提高院前、院后医疗服务水平。随访形式：健康人群可利用手机应用程序（APP）、网络、电话实现远程随访，或定期前往医疗机构进行面对面随访。随访形式可根据个人时间灵活选择，主动关注自身肺功能水平和呼吸健康状态。

（一）自主管理

作为健康管理的第一责任人，个人应该做好自我健康管理，提高自我保健意识和健康素养、定期监测个人呼吸疾病的相关状况，针对危险因素进行筛查评估，采取有针对性的预防措施（如佩戴口罩），定期评估健康管理效果。

（1）倡导18岁及以上人群积极参加各类呼吸疾病科普宣教活动，获取正规平台发布的科普知识，了解肺功能检查的基本过程，知晓个人肺功能水平。

（2）倡导40岁及以上人群每年进行上次肺功能及低剂量胸部CT检查。

（3）倡导60岁及以上人群每年接种一次流行性感冒（简称“流感”）疫苗，必要时每5年接种一次肺炎疫苗。

（4）倡导出现呼吸系统症状（咳嗽、气短、喘息、呼吸困难等）时及时就医。

（5）倡导公众尽早戒烟，保持营养均衡、心理健康、适当锻炼。

（二）基层医疗卫生机构管理

基层医务人员是健康的守门人。鼓励有条件的医疗机构/地区，以居民电子健康档案为载体，依托家庭医生团队，或联动疾病预防控制机构，推动呼吸疾病健康规范化管理，建立呼吸疾病健康档案。定期开展形式多样的COPD相关培训及科普宣传，提高医务人员及辖区居民对COPD的认知程度。体检机构应将肺功能检查和低剂量CT纳入体检项目，并为40岁及以上人群提供肺功能检查建议。

（三）三级医疗卫生机构管理

依托现有的国家、省、市、县慢性病防治机构，呼吸区域医疗中心，呼吸专科医联体及中国县域COPD规范管理网络，由二、三级医疗卫生机构的医生定期为基层长期肺功能监测和呼吸疾病管理提供技术支持与培训。

第三节　高危人群的健康管理方案

高危人群指的是年龄大于40岁、有吸烟史、从事高危职业（如木材造纸、矿工、裁缝、化工业和食品加工业、建筑和运输、橡胶业、皮革业等）。给高危人群建立健康档案，制订健康管理方案，评估疾病危险性，发放健康卡片等，并且定期监测肺功能。健康卡片内容有：本人的主要危险因素、如何降低风险、急诊就诊时间、COPD临床表现等。

一、远离危险因素

去除危险因素是基层医疗机构对高危人群指导的重要组成内容。通过建立健康档案，基层医务人员可以掌握高危人群的基本情况及主要的危险因素。监测并远离疾病危险因素，加强早期风险筛查和分层管理，调整干预生活方式的力度和强度，预防和延缓COPD的发生。

（一）戒烟、远离二手烟

吸烟是COPD最重要的危险因素。戒烟是所有吸烟COPD高危人群的首要干预措施，应该强烈鼓励和支持所有吸烟者戒烟。

（二）防范职业性或环境污染对身体的危害

职业性粉尘（如二氧化硅、煤尘、棉尘和蔗尘等）的浓度过大或接触时间过久，是COPD患者的高危职业暴露因素，可参与COPD的发病。建议在条件允许的情况下职业暴露人群应避免持续暴露于潜在的刺激物中。工作环境要及时进行通风换气。在空气污染的情况下，高危人群应尽量减少外出。如果要外出，也必须戴防雾霾口罩予以防范，回家后及时清洁裸露皮肤和鼻孔。

（三）警惕厨房油烟及生物燃料暴露带来的危害

做饭时的油烟是不吸烟女性发生COPD的重要原因之一。因此，做饭时建议使用无污染炉灶，加强厨房通风或使用清洁炉灶等，有助于减少生物燃料燃烧带来的长期危害。农村地区应避免用柴草、秸秆、木头、动物粪便等生物燃料生火，以减少呼吸道刺激。

（四）避免呼吸道感染

呼吸道感染是高危人群呼吸系统症状加重的一个重要因素。室内要保持空气清新，每天至少通风30分钟。冬季室内温度应以18～20 ℃为宜，少去人口密集的公共场所。老年高危人群也可以注射流感疫苗或肺炎链球菌疫苗，以减少因流感或肺炎链球菌感染导致呼吸系统症状加重。

二、高危人群药物治疗管理

高危人群如果有明显咳嗽、咳痰、呼吸困难症状，可以应用相应治疗药物对症治疗。这类人群经常会因气短或呼吸困难而使用COPD吸入药物。

三、监测和控制呼吸系统症状

部分高危人群有慢性咳嗽、咳痰、气短等症状，且经常由于气候骤然变化、感冒、空气污染加重等原因而使症状加重。需要密切监测这类人群呼吸系统的症状变化，呼吸专科医生定期随访并及时给予对症治疗。

四、每年检查肺功能

COPD高危人群每年检查肺功能一次，以期尽早发现肺功能的快速下降，做到尽早干预和治疗。

五、呼吸康复指导

COPD高危人群尤其是伴有慢性呼吸系统症状的人群，应当指导其进行有效的呼吸康复锻炼，主要包括有氧运动、气道廓清技术、呼吸肌锻炼等。同时要合理膳食，营养均衡；适度运动，控制体重；改变不良生活习惯。

第四节　患病人群的健康管理方案

患病人群需要从症状评价、肺功能检测、BODE 指数（指体重指数、气流阻塞、呼吸困难、运动耐力）等进行综合判断。方案主要有：教育与督促患者戒烟；按医嘱服药，了解急性发作时的判断和处理方法；掌握相应的治疗方法；学会自我控制病情的技巧（如腹式呼吸及缩唇呼吸训练等）。

一、稳定期健康管理方案

稳定期COPD患者的健康宣教工作主要围绕其管理目标来开展。主要目标有：减轻当前症状（包括缓解呼吸系统症状、改善运动耐量和健康状况），降低未来风险（包括防止疾病进展，防治急性加重，降低病死率）。基于肺功能症状和未来急性加重风险等进行综合评估，制订稳定期COPD个体化治疗与管理方案，减少急性加重频率，降低病死率，改善患者结局。同时，减轻患者家庭和社会的经济负担，提高患者生活质量。

（一）健康教育

让COPD患者全面了解有关COPD的知识，学会自我管理，提高自我管理能力。医务人员要通过宣教工作，对患者进行COPD相关知识的普及，包括：戒烟的重要性；COPD病理生理与临床基础知识；长期规律使用药物的重要性；吸入药物和吸入装置的正确使用方法；缓解呼吸困难的技巧；需要到医院进行就诊的时间；呼吸康复训练相关的原则和注意事项；COPD急性加重时的临床表现及急救处理方法等。

（二）自我管理

自我管理是一种新型的健康教育模式，是在应对疾病过程中发展起来的对疾病症状、治疗、生理、心理、社会变化等进行的管理，并促成生活方式的改变。COPD的自我管理强调以患者为中心，在医护人员的协助下，引导患者自行明白需要解决的问题及学习内容，并制订目标和计划，从而提高疾病管理水平，目的是控制症状，预防并发症，节约资源，降低疾病对生活方式和生活质量的影响。

1. 防寒、保暖、预防感冒

COPD患者机体免疫力较低，当气温骤降或偏低时，应减少外出。外出时需保暖，佩戴口罩。稳定期患者可以接种流感疫苗和肺炎链球菌疫苗。

2. 避免误吸、呛咳，进行排痰训练

饮水进食时动作要慢，避免异物进入气管，引起肺部感染。在日常生活中，应做好排痰训练，将呼吸道中的分泌物及痰液排出体外。掌握正确的咳嗽方法很重要，方法为：深吸一口气，稍微憋一下，然后快速用力咳出。家属可叩拍患者胸背部协助患者排痰。叩拍背部的手法为：五指并拢，掌部呈空心，从背部由下往上、由外向内叩拍，用力应适中，不能太轻，太轻不能达到有效排痰的效果，也不能太重，应在患者能承受的范围内。若痰液太黏稠，可在专科医生指导下采用药物辅助排痰。咳出的痰液需集中消毒处理。

3. 保持心情愉悦

COPD患者或多或少都会有性情急躁、担忧或情绪低落的表现，所以情绪管理很重要。家属要多与患者沟通，给予其关心和照顾。患者要保持心情愉悦，经常笑，因为笑会让胸部肌肉得到拉伸，胸廓扩展，对肺部有疏气作用，可改善肺部气血。

4. 合理调节饮食

营养不良会造成患者机体功能减弱，对患者肺功能造成不良影响。COPD患者饮食不宜过辣、过甜、过咸。选择有助于消化、蛋白质含量充足的食物，既能保障热量、蛋白质等摄入，又要易于消化。患者保持大便通畅。蛋类、奶类、鱼类等是蛋白质含量较高的食物；胡萝卜、西红柿等维生素含量较高。避免油炸类、豆类、碳酸饮料类的产气食物。

5. 呼吸功能训练和康复锻炼

缩唇呼吸：呼吸时将嘴唇缩紧呈吹口哨样或鱼嘴状，将气体从口中缓慢呼出的时间控制在4～6秒，每分钟7～8次，每次锻炼半小时左右。

腹式呼吸：将左右手分别放在胸部及腹部肚脐，用鼻子慢慢吸气，腹部相应隆起，用嘴慢慢呼气，呼至腹部瘪尽为止。

有氧运动：目前适合COPD患者的有氧运动有步行、太极拳等。根据COPD稳定期患者的心肺功能综合评估情况来确定运动的强度和时间。

6. 家庭氧疗的管理

部分COPD患者需要长期吸氧以改善缺氧状态。合并慢性呼吸衰竭的COPD患者进行LTOT可以改善静息状态下的严重低氧血症症状。有LTOT指征的患者建议长期进行家庭氧疗，一般经鼻导管吸入，流量1～2 L/min，每天超过15小时，可以有效地减少发病次数，减轻发病的严重程度，改善全身缺氧状态，改善头昏、口唇发绀等症状，且不会引起氧中毒。

7. 家庭呼吸机的管理

家庭无创呼吸机主要用于缓解患者呼吸困难、改善缺氧、降低体内二氧化碳水平等。无创呼吸机的选择和参数设定一定要遵医嘱。

8. 用药管理

COPD稳定期患者需要长期使用药物，包括支气管扩张剂，以及支气管扩张剂与吸入性糖皮质激素的各种联合吸入制剂等。此外，还有口服茶碱类药物。慢性咳嗽、咳痰的患者可以口服黏液溶解剂。使用含有激素类的吸入药物后需漱口，保持口腔清洁。COPD患者需长期用药，不得擅自停药、减量。

（三）运动干预

高水平运动耐量与COPD患者健康状况直接相关。作为呼吸康复的核心，运动训练是改善COPD患者骨骼肌功能进而提高运动耐量的最佳途径。同时运动训练还可缓解患者呼吸困难的症状，改善患者日常生活活动能力和健康相关生活质量。

1. 适应证及禁忌证

COPD患者如在接受最佳药物治疗后仍有COPD症状或身体活动受限，或经历疾病急性加重期病情平稳以后，均应进行呼吸康复。呼吸康复的绝对及相对禁忌证包括：骨科手术；神经精神症状所致功能障碍或不能配合；不稳定的心脏疾病；严重肺动脉高压等。

2. 患者评估

在运动训练之前，需对COPD患者进行评估。评估内容包括患者有氧耐力、肌肉能力、平衡能力及柔韧性。

3. **基本原则及内容**

为提高运动能力及肌肉力量，运动训练负荷应超过平时水平，并且根据患者具体情况逐渐提高训练强度。运动干预的内容包括有氧训练、抗阻训练、平衡训练以及柔韧性训练。

有氧训练：有氧训练是COPD患者运动训练的核心组成部分。其中最常用的方式为踏车和步行。建议COPD患者每周进行3～5次有氧训练。推荐在开始运动训练阶段使用血氧定量测试来监测可能出现的血氧饱和度下降及其发生时对应的负荷。氧饱和度下降低于界值（通常<88%）的患者，应该以吸氧来保证运动的安全性，并逐渐增加训练强度。已经充分吸氧但仍然无法维持最低氧饱和度的患者，需进行多组短暂间歇性运动，让动脉血氧饱和度恢复，并保持在安全范围内。

抗阻训练：常用的抗阻运动包括抗体重进运动（深蹲、爬楼等）、弹性器械运动（弹力带/管、拉力器等）等。与有氧训练相比，抗阻训练引起的心脏及呼吸反应较轻微，较少出现呼吸困难，这对于晚期COPD患者尤为理想。

平衡训练：老年人应每周进行3次或以上提高平衡功能的训练，如太极、八段锦等身心运动。在训练过程中，建议遵循双足到单足、睁眼到闭眼、静态到动态、由易到难的基本原则。

柔韧性训练：建议COPD患者每周至少进行3次全身柔韧性训练（包括主要肌肉单元的拉伸训练，以及颈部、肩部和躯干的活动范围训练）。

（四）排痰及其方法

咳痰困难困扰着很多COPD患者，若痰液不能顺利排出，可能导致气道阻塞，甚至造成更严重的危害。医务人员可采用一系列有效的措施，来协助患者清除气道分泌物，提高患者自身排痰能力。气道廓清技术（Airway clearance technique，ACT）是利用物理或机械方法，使用气流帮助患者排出气管和支气管内的痰液，或诱发咳嗽使痰液排出。气道廓清目标：减少气道阻塞，改善通气并优化气体交换。

1. **气道廓清适应证**

（1）产生大量痰液的患者（每天痰液量≥30 mL）；

（2）预防痰液滞留。

2. **气道廓清常用的方法**

气道廓清常用的方法包括有氧运动、体位引流、胸部叩击震颤、主动循环呼吸技术、自主引流、呼气正压、高频胸壁振荡等。

（五）其余干预

戒烟干预、营养干预。

二、加重期健康管理方案

（一）急性加重的自我识别

急性加重高风险患者具有以下特征：影响急性加重发作频率的最主要因素是既往急性加重发作频率；COPD患者气流受限越严重，急性加重风险越高；伴有咳嗽、咳痰的COPD患者，急性加重更频繁且程度更重。COPD病情较严重者平均每年可发生急性加重4～6次。患者可从以下几方面进行急性加重自我识别：

1. **症状加重程度**

COPD的主要症状是咳嗽、咳痰和气急。症状加重程度的判断主要依据患者感受。

咳嗽：慢性咳嗽是最常见的症状，通常一年持续超过3个月，持续2年。如咳嗽次数不多，且不剧烈，并不会引起患者注意或特别不适，属于轻度；如果咳嗽较频繁，且较剧烈，属于中度；如果咳嗽剧烈，已经影响到工作、学习和休息，属于重度。

咳痰：由于气道分泌黏液的细胞（杯状细胞）增多，清除黏液的细胞（纤毛上皮细胞）减少，导致每日咳少量痰。建议患者用痰杯收集每天的痰液，大致估计痰量。除痰量外，痰的颜色、黏稠度及是否带血应特别引起关注。患者平时痰颜色多为白色或灰白色。如果痰变成脓性，或颜色变成黄色或绿色，这时应提醒患者前往医院进行检查，警惕肺部感染。此外，痰中带血可以是气道炎症的症状之一，但更应警惕合并其他疾病特别是肿瘤的可能。

气急：走的时候没有气急，可认为无气急；平地正常速度行走有气急，则为轻度气急；料理自己生活（如洗脸、如厕、着装、铺床）感到气急，则为中度气急；休息状态下气急，则属于重度气急。

2. 其他伴随症状

如发热、头痛、嗜睡、下肢浮肿、体重下降、食欲下降、疲劳、焦虑和抑郁等。

3. 肺功能

如果患者原来肺功能损害较轻，即使肺功能损害加重时症状较明显，总体病情评估仍属轻中度；若原来肺功能很差，如日常生活中即感气急，且急性加重症状稍有出现，是很严重的情况。

4. 治疗反应

药物（如支气管扩张剂、祛痰剂、抗生素等）治疗的效果也是病情严重程度评估的重要指标。如果一般治疗有效，说明病情较轻；否则，表示病情较重。

（二）急性加重的治疗方法

COPD患者的治疗目标是最小化本次急性加重的影响，预防再次急性加重的发生。主要治疗手段包括：使用支气管舒张剂、抗感染药物、糖皮质激素，呼吸支持，并发症和合并症防治处理。需动态评估患者病情及治疗效果，及时调整治疗方案。

1. 药物治疗

支气管舒张剂：支气管舒张剂是COPD患者急性加重期缓解临床症状和改善肺功能的一线药物。临床上治疗COPD急性加重期的首选药物是吸入性SABA联合或不联合吸入性SAMA。住院患者推荐雾化吸入给药，家庭治疗患者和门诊患者建议家庭雾化或经定量吸入器吸入气雾剂。使用呼吸机的患者，需通过呼吸机配套的接头连接定量气雾剂来吸入药物，或按照呼吸机的说明雾化吸入给药。

抗感染药物：抗感染药物使用前应进行痰培养，以指导抗感染药物的选择和应用。

茶碱类药物：不推荐作为一线的支气管舒张剂，但在使用抗胆碱能药物、β_2-受体激动剂治疗12～24小时后，患者临床症状改善不理想时可考虑联合使用。同时要监测茶碱血浓度和观察不良反应。

糖皮质激素：使用糖皮质激素治疗是中、重度AECOPD患者治疗的关键，可缩短病程和住院时间，改善肺功能，增加运动耐量，降低急性加重的频率和治疗失败的风险。给药方式包括局部雾化和全身给药。长时间使用糖皮质激素可能导致患者并发肺炎，并增加死亡风险。与全身糖皮质激素给药相比，局部雾化吸入给药的不良反应相对较小，可以替代或部分替代全身糖皮质激素给药。非危重患者推荐糖皮质激素联合短效支气管舒张剂雾化吸入治疗。

2. 呼吸支持

控制性氧疗：COPD急性加重且伴呼吸衰竭患者的首要治疗是氧疗。应以改善患者的低氧血症、保证SpO_2在88%～92%作为氧流量调节的目标。

经鼻高流量湿化氧疗：经鼻高流量湿化氧疗供氧与传统氧疗相比浓度更精确，加温湿化效果更好，同时对伴有明显呼吸困难的COPD急性加重患者有一定的改善作用，耐受性及舒适性更优于常规使用的无创通气。禁忌证包括：心跳呼吸骤停；需紧急气管插管有创机械通气；昏迷、自主呼吸微弱；严重的氧合指数异常（PaO2/FiO_2<100 mmHg）；中、重度呼吸性酸中毒高碳酸血症（pH<7.30）。

无创机械通气：COPD急性加重合并Ⅱ型呼吸衰竭患者首选的呼吸支持方式是无创机械通气。它可改善患者呼吸性酸中毒，降低$PaCO_2$，缩短患者住院时间，降低病死率和气管插管率等；同时，也能避免气管插管相关的并发症，如气道损伤、呼吸机相关性肺炎等。

有创通气的主要适应证：经积极的药物和无创通气治疗后，呼吸衰竭仍进行性恶化；出现危及生命的酸碱失衡和/或意识改变。

（三）急性期并发症及合并症的处理

1. 自发性气胸

自发性气胸是严重COPD患者的常见并发症，其典型临床表现及胸部X线或CT检查可明确诊断。少量气胸，暂时予以观察吸氧，自行吸收；气胸超过30%，可以通过胸腔穿刺抽气，或胸腔置管闭式引流排气等方式治疗。

2. 呼吸衰竭

COPD患者在肺功能严重受损时，会由于肺部感染、痰液滞留和其他诱因使病情急性加重，从而导致呼吸衰竭。可通过实验室检查（血常规、生化指标、PCT、血气分析等）评估呼吸衰竭的严重程度。急性轻中度呼吸衰竭患者，可以通过经鼻高流量湿化氧疗、无创机械通气方式予以治疗；严重呼吸衰竭患者，建议尽快气管插管进行有创机械通气处理。部分患者呼吸衰竭呈慢性发展，建议密切观察，予以适量氧疗或无创机械通气治疗。

3. 肺性脑病

肺性脑病是由呼吸衰竭所致缺氧、CO_2潴留而引起精神障碍和神经系统症状的一种综合征。肺性脑病是COPD患者死亡的主要原因之一，应积极防治。改善缺氧及缓解CO_2潴留是治疗的关键。

4. 酸碱失衡及电解质紊乱

COPD并发呼吸衰竭时，会发生严重的CO_2潴留和缺氧，机体发挥最大限度代偿能力仍不能保持体内酸碱平衡，可发生电解质紊乱及各种不同类型的酸碱失衡。应进行血气分析及电解质等指标的监测，及时采取有针对性的治疗措施。

5. 心律失常

心律失常大多数表现为阵发性室上性心动过速及房性期前收缩，其中以房性心律失常最具特征性。少数病例可出现心室颤动以至心搏骤停。一般的心律失常经过控制呼吸道感染，纠正缺氧、CO_2潴留，以及纠正电解质紊乱等，可自行消失；如果持续存在心律失常，应在判断心律失常的类型后再选择相关药物。

6. 肺栓塞

并发肺栓塞时应按照《肺血栓栓塞症诊治与预防指南》采取抗凝或溶栓等措施。

7. 肺动脉高压

轻中度肺动脉高压的治疗应以治疗COPD急性加重和改善低氧血症与高碳酸血症为主，目前不推荐使用血管扩张剂或溶栓等措施。

8. 消化道出血

COPD由于感染、呼吸衰竭导致缺氧及CO_2潴留，心力衰竭导致胃肠道瘀血，以及使用糖皮质激素等，诱发消化道出血。除了针对消化道出血的治疗外，还要积极预防原发病，并进行病因治疗。

（四）急性加重恢复期的自我管理

1. 进入恢复期的评估

进入恢复期需要全面评估临床表现和实验室指标，包括：导致急性加重的诱发因素已被有效控制；急性加重相关的病情明显改善，临床稳定12～24小时；治疗方案转变为长期维持治疗方案；临床评估是否适合家庭医疗。

2. 出院前的健康宣教及危险因素管理

戒烟宣教；缓解呼吸困难的技巧；长期规律使用药物的重要性；吸入药物和吸入装置的正确使用方法；COPD的病理生理与临床基础知识；急性加重的处理方式；呼吸康复的相关知识；到医院就诊的时机。

3. 临床评估患者适合家庭医疗

有条件支持患者进行雾化、LTOT、无创通气等；有呼吸衰竭的患者，配备经皮血氧饱和度监测仪；依据患者心肺功能，配备必要的康复器材等。

4. 随访

出院前指导患者学会自我症状监测；患者出院后1～4周应到医院进行随访，评估药物。

吸入技术及是否需要LTOT，评估患者体力活动和日常活动的能力，了解患者的症状以及合并症的情况；每3～4个月应进行再次随访评估和相应治疗策略的调整，预防急性加重的再次发生。

5. COPD急性加重的预防

减少急性加重的干预措施包括：强化戒烟干预；接种流感疫苗和肺炎链球菌疫苗；规范吸入长效支气管舒张剂和/或糖皮质激素；必要时口服抗氧化剂和黏液溶解剂；呼吸康复等。

（肖晓辉）

参考文献

[1] 赵东兴，陈淑云，周玉民．慢性阻塞性肺疾病社区综合防治管理平台的建立及应用效果评价[J].中华结核和呼吸杂志，2017，40(2)：102-107.

[2] 张璇，陈耀鑫，曾畅，等．健康管理对长期家庭氧疗慢性阻塞性肺疾病患者的影响[J].临床合理用药杂志，2020，13(11)：126-127.

[3] 中华人民共和国国家卫生和计划生育委员会．中国临床戒烟指南(2015年版)[J].中华健康管理学杂志，2016，10(2)：88-95.

[4] LU S，ZHOU Y M，LU S X，et al. Association between exposure to ambient particulate matter and chronic obstructive pulmonary disease：results from a cross - sectional study in China[J]. Thorax，2017，72(9)：788-795.

[5] LI J C，QIN C X，LV J，et al.Solid fuel use and incident copd in chinese adults：findings from the China kadoorie biobank[J]. Environmental Health Perspective，2019，127(5)：57008.

[6] ZHENG P F，SHU L，SI C J，et al. Dietary patterns and chronic obstructive pulmonary disease：a Meta-analysis[J]. COPD，2016，13(4)：515-522.

[7] BULLFC，ALANSARISS，BIDDLES，et al. World Health Organization 2020 guidelines on physical activ and sedentary behaviour[J]. British Journal of Sports Medicine，2020，54(24)：1451-1462.

[8] 杨汀．慢性呼吸疾病康复临床操作路径[J].北京：人民卫生出版社，2020.

第二十章
慢性阻塞性肺疾病社区健康管理方案

COPD严重威胁着国民的健康，目前尚无有效的方法治愈COPD，因此预防尤为重要。社区健康管理是以管理理论和健康新概念为基础，全面记录、监测、分析、评价、预测、预防、干预、维持，以及个人和家庭健康技能发展的全过程。实践证明，COPD越早干预，治疗康复效果越好。

第一节　我国推荐的慢性阻塞性肺疾病的主要治疗策略

（一）加强基层健康教育

健康教育在COPD的防治中具有重要作用，能够持续改善患者的生活质量。主要内容包括：观察COPD的危险因素，特别是吸烟和内外暴露（包括职业因素）；讲解COPD缓解期联合诊治的相关知识，提高治疗和康复的依从性；加强规范化专业培训，提高基层医务人员COPD综合防治的技能。

（二）推广基层简易问卷初筛法

COPD初级筛查问卷简单、经济、有效。以40岁以上人群为重点，开展COPD简易问卷筛查，可有效加强对COPD患者及高危人群的早期发现和早期干预。初步筛查发现的高危人群多做肺功能检测，可以发现一些早期的COPD患者。对患者进行早期干预，有利于保护患者肺功能，延缓疾病进展，减轻居民经济负担。

（三）鼓励发展基础水平的肺功能检查

肺功能检查是诊断COPD的“金标准”。将肺功能检查纳入常规体检项目，在社区推广简易肺功能检查，筛查高危人群和早期COPD患者，可有效提高COPD的早期诊断率。凡有吸烟史、职业或环境污染史者，有慢性咳嗽、痰多或呼吸急促症状者，均应进行肺功能检查。

（四）进行呼吸困难评分

呼吸困难量表通俗易懂，可重复性高，易于比较不同患者，对COPD呼吸困难的评估具有重要意义。它不仅可以用于评估呼吸困难的严重程度，还可以用于评估呼吸困难与肺功能、运动能力、生活质量和临床治疗效果等其他临床症状的关系。

二、COPD基层管理的原则

以社区为基础，以COPD危险因素防控为目标，实施关口前移、防治结合、全员参与的战略，形成以人为本、以健康为导向、以家庭为基础的慢性病管理体系COPD健康管理计划应遵循以下原则：

（一）个性化原则

根据COPD患者的健康状况、体质、危险因素暴露史和疾病状态，结合患者的生活方式、经济水平、可用时间和兴趣爱好等，与患者共同制订明确、可操作的干预措施，制订符合其期望的个性化健康管理计划。

（二）以健康为本的原则

以健康为本，充分调动管理对象的主观能动性，积极促进患者个体健康水平的提高，提高患者生活质量，而不是只关注疾病本身。因此，个性化健康管理方案的制订应从多角度出发，充分利用社区资源，加强基层医疗卫生机构防控COPD的能力（包括政策、人员、设备等），采取综合措施进行COPD综合管理，包括健康教育、危险因素防控、早发现早干预、规范治疗、充分康复等。

（三）动态原理

无论是个体还是群体，其健康状况和影响健康的危险因素都在不断变化，生命各个阶段所面临的危险因素也具有威胁性。因此，健康管理应该是贯穿整个生命周期的持续动态管理。COPD健康管理计划应遵循动态原则，对目标个体进行定期监测和随访，并根据其危险因素和健康状况的变化进行适当调整。

（四）分类健康管理原则

COPD患病率高，晚期预后差，极大地影响患者的工作能力和生活质量，因此加强COPD的早期预防具有重要意义。健康管理的核心思想是干预和控制影响健康的各种相互关联的因素，变被动的疾病治疗为主动的健康干预，最大限度地促进健康。COPD健康管理以预防为主，防治结合，控制多种COPD危险因素。为一般人群、低风险人群、高风险人群和患者制订适当的健康管理计划。

1. 一般人群

一般人群指无吸烟史、无呼吸道疾病史、无职业接触史，希望获得与COPD防控相关的健康教育的人群。社区可以为他们提供COPD防治的宣传资料，包括COPD的危害、COPD的危险因素和预防措施等。

2. 低危人群

低危人群指有呼吸道疾病家族史、病史（哮喘、呼吸道感染等）及危险因素（吸烟、职业粉尘、既往接触化学物质）的人群。社区可以提供的管理计划包括：建立记录；定期进行健康和疾病风险评估；制订健康管理计划（包括戒烟、控制危险因素的健康咨询）；识别COPD的临床症状。

3. 危险人群

危险人群指40岁以上常年大量吸烟、经常咳嗽、有粉尘和化学物质职业接触史、反复上呼吸道感染、反复呼吸困难和胸闷等症状的人群。高危人群健康管理计划包括：准备记录；评估疾病风险；制订健康管理计划（如戒烟、定期肺功能检查）；避免污染环境；告知就诊时间；了解其临床表现等。

4. 患者

患者指临床诊断为稳定状态的COPD者。社区医生应提供规范的疾病管理，包括生活和行为的综合改善，患者戒烟教育和监测，遵医嘱用药，了解急性发作评估和治疗，掌握一般和特殊治疗方法，学习自我控制技能等，以降低风险水平，延缓疾病进展和提高生活质量。

三、社区健康管理的流程

（一）健康监测与信息采集

健康信息采集是健康管理的第一步。完整、准确地收集个人和群体的健康信息，可以为下一步的健康管理奠定基础。城市COPD健康管理体现“预防为主、关口前移、重心下移”的新型防控模式；侧重于对高危人群的健康干预，从而预防和延缓疾病的发作；通过监测，收集与个体健康相关的信息。

（二）健康评估

1. 生活方式评估

从COPD的主要危险因素（包括吸烟、饮食和运动状态、慢性呼吸道症状、职业接触粉尘和化学物质等）出发，评估危险因素，找出主要问题并进行健康咨询，例如适当的生活方式。

2. COPD的综合评估

结合年龄、临床症状、危险因素暴露史、肺功能检查结果等，综合评估急性症状加重风险（气流受限程度、呼吸困难程度和生活质量）和合并症。

（三）健康干预与行为辅导

1. 健康教育

提高社区COPD患者危害意识和防控知识，增加COPD患者疾病控制的信念和依从性。

健康促进的核心信息包括：

（1）公众对COPD的认识对于COPD的早期发现和诊断至关重要。

（2）肺功能检测，提高早期发现水平，预防晚期疾病致残。

（3）戒烟是预防COPD和肺功能恶化最经济有效的措施。

（4）加强劳动保护，减少粉尘、化学品或其他有害气体的吸入，改善厨房通风，减少空气污染。

（5）加大蔬菜、水果的每日摄入量，均衡饮食是COPD患者的保护因素。

（6）加强体育锻炼和肺康复训练，提高生活质量。

2. 生活方式和行为指导

生活方式和行为指导包括：戒烟指导；营养干预；呼吸、肌力、有氧耐力、步行速度等康复训练；认知、心理和行为干预；医疗依从性指导。

3. 稳定患者的药物治疗管理

说明药物的治疗作用、用药时间、注意事项及可能出现的副作用；指导COPD患者合理用药，避免错误用药和盲目用药；正确识别COPD的急性期和稳定期。

第二节 支持性药物干预

药物治疗是缓解COPD症状、降低恶化频率和严重程度，以及改善健康状况和运动耐量的最常用的治疗方式。需要注意的是，目前尚无可用于长期延缓肺功能下降的COPD治疗药物。

一、支气管扩张剂

支气管扩张剂可能会增加FEV1或改善其他肺功能参数，缓解呼吸困难症状，并提高运动耐量。然而，雾化吸入或持续剂量递增可能对稳定期患者无益，一般不推荐定期使用短效支气管扩张剂。

（一）β_2受体激动剂

β2受体激动剂的作用是增加cAMP并通过激活β-肾上腺素能受体在功能上抵消支气管收缩，从而松弛气道平滑肌。β_2受体激动剂分为短效（SABA）和长效（LABA）两种。短效β2受体激动剂（如沙丁胺醇和特布他林）的支气管扩张作用通常可持续4～6小时。

不良影响：在易感患者中，β_2肾上腺素能受体的静息刺激可能导致窦性心动过速，并具有潜在的致心律失常作用。服用大剂量β受体激动剂的老年患者可能会出现严重的身体震颤，尤其是慢性心力衰竭患者合用噻嗪类利尿剂，可能会出现低钾血症。

（二）抗胆碱能药

抗胆碱能药可阻断气道平滑肌上表达的毒蕈碱型乙酰胆碱受体M3的支气管收缩作用。抗胆碱能药分为短效和长效药。短效抗胆碱能药（SAMA），如异丙托溴铵；长效抗胆碱能药（LMA），如噻托溴铵。荟萃分析结果表明，乙酰胆碱具有短暂的毒蕈碱作用，单独使用时，内源性拮抗剂异丙托溴铵在改善肺功能和健康状况方面比短效β_2受体激动剂更有效，使用LAMA（噻托溴铵）治疗比使用LABA治疗更能减少急性加重次数。

不良影响：主要有口干、苦金属味和偶发的前列腺问题。

（三）甲基黄嘌呤

黄嘌呤衍生物的确切有效性仍存在争议，茶碱是使用最广泛的甲基黄嘌呤。有证据表明，与安慰剂相比，茶碱对稳定期COPD患者具有适度的支气管扩张作用；与单用沙美特罗相比，沙美特罗联合茶碱改善FEV1和呼吸困难症状的效果更显著。低剂量茶碱减少急性加重次数的证据有限。

不良影响：茶碱毒性呈剂量依赖性，治疗范围很窄，起效剂量接近中毒剂量。不良影响包括房性和室性心律失常（可能是致命的）和抽搐。其他副作用是头痛、失眠、恶心和胃灼热，当血清中的茶碱浓度仍在治疗剂量范围内时，就会出现这些不良影响。

稳定期COPD患者使用支气管扩张剂应遵循以下原则：支气管扩张剂是控制症状的核心，通常给予基线剂量以预防或缓解症状。LAMA在减少急性加重次数方面比LABA更有效。在改善FEV1和缓解症状方面，胆碱能药物联合使用比单一用药更有效。

二、抗炎药

主要根据急性加重等临床表现评价抗炎药的疗效。

（一）吸入皮质类固醇（inhaled corticosteroid，ICS）

在中度至重度COPD患者中，吸入皮质类固醇和长效β_2受体激动剂联合使用在改善肺功能、健康状况和减少恶化方面比单独使用任何一种药物更有效。在过去一年只有一次加重的患者中，LABA/ICS的固定剂量组合比单独使用LABA更有效地降低了加重频率。

不良反应：使用ICS会导致口腔念珠菌病、声音嘶哑、皮肤出血和肺炎的发生率增加。增加肺炎风险的因素包括但不限于：吸烟、年龄>5岁、急性加重或肺炎病史、BMI<25 kg/m^2、MRC呼吸困难评分差和/或严重气流受限等。

（二）口服皮质类固醇

全身性糖皮质激素可以降低住院患者的急性加重或治疗失败率，复发率低，肺功能和呼吸困难改善；但不适用于肺稳定期的慢性治疗。

（三）磷酸二酯酶 4（PDE4）抑制剂

磷酸二酯酶4抑制剂的主要作用是通过抑制细胞中环磷酸腺苷的分解来减轻炎症。罗氟司特（roflumilast）是一种口服药，每天口服一次，没有直接的支气管扩张作用。慢性支气管炎、重度至极重度COPD和既往恶化病史的患者，罗氟司特治疗可降低需要皮质类固醇治疗的中度和重度患者的恶化发生率。

不良反应：腹泻、恶心、食欲缺乏、体重减轻、腹痛、睡眠困难和头痛。建议在治疗期间监测体重，避免在低体重患者中使用。抑郁症患者使用罗氟司特时也应谨慎。

（四）抗生素

最近的许多研究表明，经常使用某些抗生素可以减少急性加重的频率。与常规治疗相比，阿奇霉素（每天250 mg或500 mg，每周3次）或红霉素（500 mg，每天2次）治疗一年以上，可更好地降低患者的急性加重风险。

（五）抗氧化剂

N-乙酰半胱氨酸和羧甲基司坦可以减少COLD患者急性加重的次数，并适度改善患者的健康状况。其他潜在的抗炎药物包括免疫调节剂、白三烯调节剂、辛伐他汀等。

第三节　长期家庭氧疗

简单地说，氧疗就是吸氧疗法，通过增加吸入气体的氧气含量来纠正患者的缺氧状态。这种治疗可分为急性期的“控制性氧疗”和稳定期的“LTOT”。前者主要由医务人员实施，患者吸入氧气的浓度和流量受到严格控制，以改善缺氧状态而不加剧CO_2潴留；后者旨在长期为慢性低氧血症患者吸氧。

只要是引起体内细胞供氧不足的疾病，包括各种心肺疾病和脑血管疾病，吸氧治疗都是必需的。一般来说，稳定的慢性呼吸衰竭、睡眠及劳力性低氧血症患者都需要LTOT。对于COPD患者来说，氧疗是一种非药物治疗。如果在戒烟、胸部理疗和药物治疗后，患者静息时呼吸室内空气时动脉血氧分压<55 mmHg，SaO_2<88%，即长期需要氧疗。此外，动脉血氧分压>55 mmHg，但伴有下列疾病的患者也需要LTOT：继发性红细胞增多症、肺动脉高压、肺心病等。夜间SaO_2为70%～75%、运动时出现低氧血症的患者也需要LTOT。仅有运动性缺氧的患者，氧疗只能在运动时进行。

COPD患者存在不同程度的缺氧和CO_2潴留。缺氧的持续存在在疾病恶化和进展中起着关键作用。缺氧会引起肺部血管痉挛，增加血液进入肺部完成气体交换遇到的阻力，进一步增加心脏的工作负荷；缺氧也能刺激机体产生更多的红细胞代偿，但红细胞过多会导致血液黏稠度过高，增加肺部血流阻力，血液与肺气的交换效率下降，体内需要排出的氧气不足。打破这种恶性循环最有效的方法之一就是纠正缺氧。氧疗的作用包括纠正患者的低氧血症，通过吸氧打破缺氧状态，从而提高患者的生存能力和活动耐力，减轻因缺氧引起的气促、乏力、精神不振等症状，解除肺血管痉挛，改善高黏血症，减缓肺功能恶化，降低肺动脉压，延缓肺源性心脏病的进展，从而提高患者生存率，改善患者生活质量和神经精神症状。

标准的LTOT应该是全天24小时吸氧，即持续氧疗。然而，这对大多数患者来说很难实现。一般来说，氧疗的效果与氧疗的时机密切相关。夜间氧疗可使COPD患者的生存率提高至50%。如果每天氧疗时间超过15小时，存活率可提高至60%。氧疗可以延长患者生存时间，降低住院率。近20年来，持续低流量吸氧已被患者广泛接受。欧美国家的吸氧标准是每天至少18小时或24小时持续低流量吸氧；流速应为每分钟2～4升。COPD患者在睡眠期间更容易发生低氧血症和CO_2潴留。

对于COPD患者来说，氧疗期间坚持氧疗非常重要，尤其是每天氧疗时间在15小时以上，疗效会更好。很多患者担心这样的长期吸氧会产生副作用，担心这样的吸氧会上瘾。其实，这种担心是不必要的。氧气是人类必须不断从空气中摄取的物质，吸氧没有特别快感，停止吸氧后也没有“戒断症状”，所以不存在成瘾问题。符合LTOT指征的COPD患者，应延长吸氧时间。

目前可用的输氧方式有：鼻导管、鼻吸、可调节氧浓度的面罩、经气管导管、储氧导管、按需脉冲阀。后三种属于保氧装置。最常见的输氧方式是鼻导管、鼻塞和面罩。

一、鼻导管或鼻吸

鼻导管和鼻吸是目前常见的传统吸氧方式，由于吸氧的同时将部分空气吸入体内，所以吸入的氧气实际上是氧气与空气的混合物，氧气浓度为30%～40%（以氧气流量为准）。另外，呼气的时候，氧气还在源源不断地流出，所以有一半的氧气被浪费掉了。采用这种吸氧方式，患者的饮食习惯不受影响，舒适度高，更容易被患者接受。

二、普通开口式呼吸氧气面罩

普通开口式呼吸氧气面罩只有一根吸氧软管，废气通过面罩上的开口排出，吸入的氧气也不是纯氧，但氧气浓度比鼻导管方式略高（30%～50%）。如果采用鼻导管吸氧不能达到理想供氧量的患者，可以改用面罩吸氧。但使用普通开口面罩吸氧的患者，进食或咳痰时需要摘下面罩，影响面罩继续使用。CO_2潴留的患者使用这种吸氧方式，会加重病情。

低流量氧气输送在COPD患者的氧疗过程中非常重要。低流量氧气的具体定义是氧气流量低于每分钟2升。通过鼻导管和普通面罩吸氧时，吸入的氧气浓度受患者呼吸深度、呼吸频率等因素影响，即使氧气流量相同，不同的患者吸入氧气的浓度仍相差很大。

三、氧疗注意事项

合理选择吸氧时间：伴有明显肺功能障碍、氧分压长期低于60 mmHg的重度COPD患者，每天氧疗时间应在15小时以上；平时无或仅有轻度低氧血症的患者，短期给氧可缓解活动、紧张或疲倦时出现的“气短”症状。

注意氧流量控制：COPD患者氧流量一般为1～2L/min，使用前应调整好流量。因为高流量吸氧会加剧COPD患者CO_2蓄积，引起肺性脑病。

使用氧气要注意安全：供氧装置应防震、防油、防火、耐热。搬运氧气瓶时，切忌倾翻、颠簸，以免发生爆炸。由于氧气助燃，氧气瓶应放置在阴凉处，远离可燃物。

注意氧气的加湿：压缩瓶放出的氧气湿度大多在4%以下，低流量供氧一般采用气泡式加湿瓶，其1/2加湿器瓶中应放入冷开水。氧气瓶中的氧气不能放尽，以防重新充气时灰尘等杂质进入瓶内引起爆炸。鼻导管、鼻塞、加湿瓶等要定期消毒。

停氧指标：呼吸平稳，心律规则，心跳减慢，血压正常，神志清醒，情绪好转，口唇甲床发绀消失，PaO2可维持>60 mmHg缺氧后，动脉血二氧化碳分压（$PaCO_2$）<50 mmHg即可停止吸氧。

值得注意的是，停止吸氧前应观察间歇吸氧数日，部分肺功能严重障碍的COPD患者单纯吸氧不能达到改善氧合和纠正CO_2潴留的目的。这类患者往往需要额外的措施来达到治疗的目的，例如使用呼吸机辅助通气（包括无创和有创呼吸机辅助通气）。

第四节　戒烟干预

戒烟是预防COPD、延缓病情发展的最重要措施之一，也是最有效的方法之一。

基层医疗卫生机构应宣传和提供简短的戒烟干预措施，医生或护士等卫生专业人员应为吸烟者提供专业的戒烟咨询和支持。戒烟的方法有：

（1）从现在开始戒烟，直到完全戒烟，或逐渐减少吸烟次数，一般3～4个月即可戒烟成功。

（2）扔掉打火机、烟灰缸、香烟等吸烟用具，减少吸烟“条件反射”。

（3）坚决抵制香烟的诱惑，经常提醒自己，多吸一根烟就会使戒烟计划落空。避免去习惯的吸烟场所或参加吸烟活动。

（4）饭后多喝水、吃水果或散步，打消饭后抽烟的念头。研究表明，在戒烟初期多喝果汁有助于戒掉尼古丁成瘾。

（5）食欲来临时，立即深吸一口气或嚼无糖口香糖，避免以零食代替香烟，否则会导致血糖升高和肥胖。

（6）告诉别人你已经戒烟了，不要当着你的面吸烟。

（7）写下你认为应该戒烟的理由。例如，为了自己的健康，为了家人，为了省钱等等。随身携带，抽烟上瘾的时候可以拿出来警示自己。

（8）制订戒烟计划，减少每天吸烟的支数。

（9）组织一些体育活动，如游泳、跑步、钓鱼等，一方面可以缓解精神上的紧张和压力，另一方面也可以避免对吸烟多发的担忧。

（10）当有烟瘾时，可饮水控制或用藏林草泡茶，这对戒烟可起到事半功倍的效果。

（11）如果戒烟实在困难，可以寻求专业医生的帮助。家人和朋友的支持对成功戒烟也很重要。药物治疗与行为干预相结合，可以提高戒烟的成功率。

第五节　肺康复措施

肺康复干预是社区稳定期COPD患者康复干预的重要组成部分，易于实施，在社区和家庭中可行。肺康复锻炼包括呼吸锻炼（围裙呼吸、腹式呼吸）、使用呼吸机、四肢肌力训练、有氧耐力训练、步行速度训练等。肺康复措施可以改善患者的通气功能、运动能力和生活质量。

一、呼吸练习的指征和作用

呼吸操能有效调节人体五脏六腑，特别适合呼吸系统疾病患者的康复。

（一）呼吸练习的指征

（1）COPD、肺炎、肺不张、肺栓塞等呼吸系统疾病患者；
（2）冠心病、高血压、肺心病等心血管疾病患者；
（3）高位截瘫、肌肉骨骼疾病等引起的呼吸肌无力患者；
（4）严重脊柱侧弯或脊柱后凸等胸部畸形患者；
（5）胸部或腹部手术前的患者；
（6）高龄及长期卧床者；
（7）处于焦虑、紧张、压力状态者。

（二）呼吸练习的作用

健康成年人的肺功能从25岁开始逐年下降，FEV1每年减少约20 mL。COPD患者该指标下降较快，即使在急性症状得到控制后，肺功能仍进行性下降，且与年龄有关。这通常会导致患者呼吸急促，但可以通过增加呼吸频率来补偿。这种补偿取决于胸式呼吸而不是腹式呼吸的辅助呼吸肌的参与。然而，胸式呼吸不如腹式呼吸有效，并且容易使患者疲劳。因此，COPD患者进行主动肺功能锻炼，可有效减少不适的发生，改善日常活动能力，恢复受损的心肺功能，预防或减轻慢性缺氧和CO_2潴留引起的各种并发症。呼吸练习是训练肺功能的有效方法。

二、腹式呼吸

腹式呼吸是一种主要依靠腹肌和横膈膜收缩的呼吸方式。具体方法如下：吸气时，腹肌放松，横膈膜收缩，位置下移，腹壁隆起；呼气时腹肌收缩，横膈膜松弛，恢复原位，腹腔增加呼气潮气量。深吸一口气，用鼻子吸气，用嘴巴呼气。呼吸应该缓慢而均匀。吸气时，上腹部鼓起，呼气时，腹部被吸入。胸部保持最低限度的活动或不动。逐渐增加呼气时间，使吸气与呼气时间之比达到1:（2～3）。

做腹式呼吸练习时，要注意放松全身的肌肉。由于腹式呼吸表现为腹部隆起和下坠，因此在呼吸时要注意腹部的活动。左右手可分别放在上腹部和前胸上，观察胸部和腹部的运动情况。呼气时，腹部下降，压在上腹部的手轻轻挤压，进一步增加腹内压，促使横膈膜抬高；吸气时，上腹部顶着的手逐渐被抬起。这样，患者就可以通过感觉来判断胸部和腹部的动作是否符合要求，并及时纠正。腹式呼吸练习最初可以每天进行两次，每次10～15分钟。掌握动作基础后逐渐增加重复次数，每次调整时间即可。条件允许时，患者可随时随地进行仰卧位、坐位、站立位或行走位的呼吸锻炼，努力养成无意识的呼吸习惯。

COPD患者由于肺气肿，膈肌下移，收缩效率降低，气道阻力增加，胸肺有效顺应性降低，常调动辅助呼吸肌参与呼吸过程。因此，即使在安静的情况下，呼吸也常常以上胸部活动为主。这种以胸式呼吸为主的浅呼吸，不能保证肺部的有效换气，还容易引起呼吸肌紧张，增加耗氧量，引起呼吸肌疲劳。利用横膈膜进行深呼吸和缓慢呼吸（腹式呼吸），改变不合理的牵扯额外呼吸肌的浅呼吸方式，有助于增加潮气量，减少死腔，增加肺泡通气量。

研究表明，横膈膜每下降1 cm，肺通气量可增加250～300 mL。保持半年腹式呼吸，可使膈肌活动范围增加4 cm。具体优点如下：可以最大限度地扩张胸部，使肺下部的肺泡得到拉伸，让更多的氧气进入肺部，扩大肺活量，改善心肺功能；减少肺部感染，尤其是肺炎；可改善脾胃功能，疏肝利胆，促进胆汁分泌；可以通过降低腹压来降低血压，对高血压患者非常有益；有利于安神益智。

三、缩唇呼吸

COPD患者由于反复气道感染，支气管壁充血、水肿和纤维组织增生，严重时支气管平滑肌和纤维弹性结构受损。少数患者可发生支气管软骨萎缩性变性，部分被结缔组织替代。因此，当胸内压升高时，气道壁失去支撑力，当胸内压迅速升高时，可发生管腔过早塌陷和闭塞，肺泡气体滞留，呼气量减少。噘嘴缓慢呼气可延缓呼气气流压力的下降，增加气道压力，避免因胸腔内压升高而对气道产生动态压迫，防止小气道过早关闭，有利于残气排出，有助于下一次吸气时吸入更多的新鲜空气，增加肺泡通气量，改善缺氧情况。缩唇呼气改善气体交换的机制尚不完全清楚，可能与以下因素有关：①降低呼吸频率，增加潮气量，减少死腔再呼吸，提高呼吸效率；②增加气道压力，可防止气道动态滞留，促进肺泡气体引流，改善通气血流不平衡；③功能残气量减少，降低了残气对吸入新鲜气体的稀释作用，从而提高肺泡氧分压和降低肺泡二氧化碳分压，改善气体交换。

注意：呼气时嘴唇噘起的程度由患者调整。唇形过小，呼气阻力过大，呼气费力，呼气时间增加，呼气量减少；如果唇形太大，则无法防止气体过早挤压小气道。嘴唇的大小和呼气的流量要适中。噘唇呼气是腹式呼吸的一个组成部分，所以噘唇呼气应该与腹式呼吸结合起来练习。

四、全身呼吸练习

在上述腹式呼吸练习的基础上，患者可以做全身呼吸练习，即腹式呼吸结合伸胸、弯腰、下蹲等训练，从而进一步改善肺功能，增强体力。

具体步骤如下：

（一）深吸一口气

身体直立，放松全身肌肉，用鼻子吸气，用嘴巴呼气。先深呼气至力尽，再自然吸气，呼气与吸气时间之比为2∶1或3∶1，呼吸频率为每分钟16次左右，以免引起头晕。

（二）腹式呼吸

站立，一只手放在胸前，一只手放在肚子上，做腹式呼吸。吸气时，尽量抬起腹部并保持胸部不动；呼气时，腹肌缓慢主动收缩，增加腹内压，促使横膈膜上抬，缓慢呼气。呼吸要有节奏。

（三）力量呼吸

吸气和呼气时放下和抬起手臂。

（四）胸呼吸

站立，双臂在胸前交叉并挤压胸部，身体前倾，呼气；逐渐抬起双臂，扩张胸部并吸气。

（五）挤压腹部呼吸

站立，双手叉腰，拇指向后，其余4指放在上腹部，身体前倾呼气，慢慢举起手臂吸气。

（六）下蹲呼吸

站立，双脚并拢，身体前倾下蹲，双手放在膝盖上呼气，站立时吸气。

（七）弯腰呼吸

假设站立姿势，双臂在腹部前方交叉，向前弯腰时呼气，当躯干恢复原状并将双臂分开到两侧时吸气。

（八）行走和呼吸

走2步吸气一次，然后走5步呼气一次。锻炼的次数和时间要根据患者的具体情况而定，以循序渐进为原则。训练期间不是所有步骤都必须连续进行，可结合患者具体情况选择部分动作进行练习。

第六节 支持性行为干预

COPD患者常因疾病长期慢性迁延、反复发作而出现气短、乏力、烦躁、焦虑、抑郁等症状，从而对康复失去信心。张轩等人所用的“信念管理模型”属于心理学范畴，是一种从社会心理学角度干预健康相关行为和自我健康管理的模型。社区医务人员要对患者进行心理关怀和健康教育，加强认知、心理和行为干预，积极寻求家属的支持和帮助，让家属参与制订患者照护计划，提高依从性和生活质量。

（1）做好疾病教育。一方面，告知患者疾病的长期性和难治性；另一方面，让患者充分了解医生的治疗措施，以及疾病的控制和缓解方法，配合医生的治疗。

（2）与患者建立良好的沟通关系。安抚、引导、鼓励和支持患者参加各种社会活动，提高个人适应能力，使患者的负面情绪得到安抚，消除心理障碍，有勇气战胜疾病，积极参与治疗和康复锻炼。

（3）其他疗法，包括心理转移疗法、放松疗法、呼吸肌锻炼疗法等，可以让患者身心处于舒展状态。

严重精神障碍患者必须接受专业的心理疏导和药物治疗。

（张燕、李兴杰）

参考文献

[1] 刘又文,姚婉贞.慢性阻塞性肺疾病临床诊治与管理[J].北京:人民卫生电子音像出版社,2019.

[2] COSIO B G, SHAFIEK H, IGLESIASA, et al. Oral low dose theophylline on top of inhaled fluticasone - salmeterol does not reduce exacerbations in patients with severe copd: a pilot clinicaltrial[J]. Chest, 2016, 150(1): 123-130.

[3] 高占成,张荣葆.慢性阻塞性肺疾病患者健康教育手册[J].北京:人民卫生出版社,2016.

[4] 中华人民共和国国家卫生和计划生育委员会.中国临床戒烟指南:2015年版[M].北京:人民卫生出版社,2015.

[5] 陈愉生,高占成.慢性阻塞性肺疾病[J].北京:人民卫生出版社,2014.

[6] 夏迪,陈霞,申明,等.健康信念模式为基础的饮食指导对老年消化道出血患者管理能力及依从性影响[J].老年医学与保健,2020,26(5): 865-868.

附　录
缩略词简表

英文缩略词	英文全称	中文全称
6MWD	6 minutes walking distance	6分钟步行距离
ABS	airway bypass stents	气道旁路支架
ATS	American Thoracic Society	美国胸科学会
AATD	α1-antitrypsin deficiency	α1-抗胰蛋白酶缺乏症
ADAM	a disintegrin and metalloprotease	去整合素金属蛋白酶
AECOPD	acute exacerbation chronic obstructive pulmonary disease	慢性阻塞性肺疾病急性加重期
BAL	bronchoalveolar lavage	支气管肺泡灌洗
BLVR	bronchoscopic lung volume reduction	经支气管镜肺减容术
BMI	body mass index	体重指数
BTVA	bronchoscopic thermal vapor ablation	经支气管镜热蒸汽消融术
CAP	community acquired pneumonia	社区获得性肺炎
CAT	COPD assessment test	慢性阻塞性肺病评估测试
CCQ	clinical COPD questionnaire	COPD临床问卷
CD	cluster of differentiation	分化簇
CDC	Centers for Disease Control	疾病控制中心
CLA	congenital lung anomalies	先天性肺异常
CLAD	chronic lung allograft dysfunction;	慢性肺移植物功能障碍
COPD	chronic obstruction pulmonary disease	慢性阻塞性肺疾病
CPAP	continuous positive airway pressure	持续气道正压
CVD	cardiovascular disease	心血管疾病
DLCO	diffusion capacity for carbon monoxide	一氧化碳弥散量
EBV	one-way endobronchial valves	支气管内单向活瓣技术
ECM	extracellular matrix	细胞外基质
ERS	European Respiratory Society	欧洲呼吸病学会

续表

英文缩略词	英文全称	中文全称
ETS	environmental tobacco smoke	环境烟草烟雾
FDA	Food and Drug Administration	美国食品和药物管理局
FEV1	forced expiratory volume in the first second	第一秒用力呼气容积
FFM	fat-free mass	去脂体重
FRC	functional residual capacity	功能残气量
FTND	fagerstorm test for nicotine dependence	尼古丁依赖检测量表
FVC	forced vital capacity	用力肺活量
GLIM	Global Leadership Initiative on Malnutrition	全球营养不良领导倡议
GOLD	Global Initiative for Chronic Obstructive Lung Disease	慢性阻塞性肺疾病全球倡议
HAP	hospital acquired pneumonia	医院获得性肺炎
HFNC	high flow nasal cannula	经鼻高流量湿化氧疗
HIF	hypoxia inducible factor	缺氧诱导因子
hMPV	human metapenumovirus	人偏肺病毒
HRCT	high resolution CT	高分辨率CT
ICAM1	inter-cellular adhesion molecule 1	细胞黏附分子1
ICGC	International COPD Genome Consortium	国际COPD遗传学联盟
ICS	inhaled corticosteroids	吸入性糖皮质激素
IHC	immunohistochemistry	免疫组织化学
IL	interleukin	白细胞介素
IPF	idiopathic pulmonary fibrosis	特发性肺纤维化
LABA	long-acting β_2 agonist	长效β_2受体激动剂
LAMA	long-acting muscarine anticholinergic	长效抗胆碱能药物
LRTI	lwer respiratory tract infection	下呼吸道感染
LTOT	long-term oxygen therapy	长期家庭氧疗
LVRC	lung volume reduction coil	肺减容弹簧圈
LVRS	lung volume reduction surgery	肺减容手术
mEPHX	microsomal epoxide hydrolase	微粒体环氧化物水解酶
MERS	middle east respiratory syndrome	中东呼吸综合征
MMP	matrix metalloproteinase	基质金属蛋白酶
mMRC	Modified British Medical Research Council	改良英国医学研究学会
MNA	mini nutritional assessment	微型营养评估

续表

英文缩略词	英文全称	中文全称
NAC	N-acetyl cysteine	N-乙酰半胱氨酸
NMES	neuromuscular electrical stimulation	神经肌肉电刺激
NNDSS	National Notifiable Diseases Surveillance System	国家法定传染病监测系统
NPPV	noninvasive positive pressure ventilation	无创正压通气
NTHi	nontypeable Haemophilus influenzae	不可分型流感嗜血杆菌
NT-proBNP	N-terminal pro-brain natriuretic peptide	N端脑钠肽前体
OSAHS	obstructive sleep apnea-hypopnea syndrome	阻塞性睡眠呼吸暂停低通气综合征
PCD	primary ciliary dyskinesia	原发性纤毛运动障碍
PEEP	positive end-expiratory pressure	呼气末正压
PEF	peak expiratory flow	呼气峰流速
PGE	prostaglandin E	前列腺素E
PLVR	polymeric lung volume reduction	聚合物肺减容术
PR	pulmonary rehabilitation	肺康复
PSG	polysomnography	多导睡眠监测
PSV	pressure support ventilation	压力支持通气
QIV	quadrivalent influenza vaccine	四价流感疫苗
QOL	quality of life	生活质量评分
RAAS	renin-angiotensin-aldosterone system	肾素-血管紧张素-醛固酮系统
RAR	rapidly adapting receptor	快速适应受体
SABA	short-acting β_2 agonist	短效β_2受体激动剂
ROS	reactive oxygen species	活性氧
SAMA	short-acting muscarine anticholinergic	短效抗胆碱能药物
SARS	severe acute respiratory syndrome	严重急性呼吸综合征
SAS	Self-rating Anxiety Scale	焦虑自评量表
SDS	Self-rating Depression Scale	抑郁自评量表
SGRQ	St George's Respiratory Questionnaire	圣乔治呼吸问卷
SLPI	secretory leukocyte peptidase inhibitor	分泌性白细胞蛋白酶抑制剂
SIMV	synchronized intermittent mandatory ventilation	同步间歇指令通气
SOD	superoxide dismutase	超氧化物歧化酶
TGF	transform growth factors	转化生长因子
TLC	total lung capacity	肺总量

续表

英文缩略词	英文全称	中文全称
TLCO	transfer factor of the lungs for carbon monoxide	一氧化碳转移因子
TNF	tumor necrosis factors	肿瘤坏死因子
HDAC	histone deacetylase	组蛋白去乙酰化酶
VAP	ventilator associated pneumonia	呼吸机相关肺炎
VC	vital capacity	肺活量
VEGR	vascular endothelial growth factor	血管内皮生长因子
VIP	vasoactive intestinal peptide	血管活性肠肽
WBVT	whole body vibration training	全身振动训练
WHO	World Health Organization	世界卫生组织